습관의 재발견

--------- 다이어트 ---------

체중감량을 위한 사소한 습관

MINI HABITS FOR WEIGHT LOSS: Stop Dieting. Form New Habits.
Change Your Lifestyle Without Suffering by Stephen Guise
Copyright©2016 Selective Entertainment, LLC.
Korean translation copyright©2017 Bookthink Pub.
All rights reserved.
This Korean edition published by arrangement with Selective Entertainment,
LLC through Shinwon Agency Co., Seoul.

이 책의 한국어판 저작권은 신원에이전시를
통해 저작권자와 독점계약한 북씽크에 있습니다.
저작권법에 의해 한국내에서 보호를 받는 저작물이므로
무단 전재 및 무단 복제를 금합니다.

습관의 재발견

스티븐 기즈 지음 · 최민정 옮김

다이어트

체중감량을 위한 사소한 습관

| 차례 |

프롤로그 · *006*

제1장 **체중감량과 다이어트의 불행한 결혼** : 다이어트를 하거나 클렌즈 스무디를 마시면 하면 살이 찐다. 잠깐만…뭐라고? · *017*

제2장 **몸이 변하기 전 뇌가 먼저 변한다** : 동기부여? 당장 꺼져라! · *039*

제3장 **체중감량 속도** : 반격에 주의하라. · *057*

제4장 **모두가 틀렸다** : 체중감량은 탄수화물, 지방, 칼로리에 관한 것이 아니다. · *071*

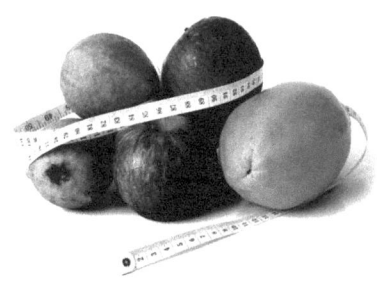

제2부

제5장 **일반 전략** : 만약 모든 것이 이해하기 쉽고 직관적이었다면, 우리는 모두 날씬한 몸매를 가진 백만장자가 되었을 것이다. · *107*

제6장 **음식 전략** : 여기 먹어야 할 음식과 피해야 할 음식의 목록이 있다. 농담이다. 이보다 좀 더 현명한 방법을 시도해보도록 하자. · *145*

제7장 **운동 전략** : 재미있게 만들자. · *187*

제8장 **사소한 습관 계획** : 결과를 경험하기 전까지는 모두가 코웃음을 친다. · *215*

제9장 **상황별 전략** : 규칙은 어길 수 있다. 하지만 전략은 영원하다. · *259*

제10장 **결론** : 다이어트는 이미 여러 번 시도해 보았을 당신, 한 번만 이것을 시도해 보라. · *305*

맺음말 · *324*
감사의 말 · *326*
주석 · *327*

Prologue

사소한 습관과 팔굽혀펴기 한개

> "성공하는 것은 간단하다.
> 옳은 일을 옳은 방식으로 적절한 시간에 하면 된다."
>
> 아놀드 H. 글라소(Arnold H. Glasow)

2012년 12월 28일

나는 인생을 살면서 쉽고 즐거운 일만 골라서 하는 것을 선호해왔다. 쉽고 즐거운 삶을 위해 건강한 삶을 저버리는 경우도 많았다. 하지만 나만 그런 것은 아닐 것이라 생각했다.

바람직한 일보다 즐겁고 쉬운 일만 추구해온 습관은 나의 이상적인 삶을 저해했다. 이 같은 생각은 나를 무척이나 괴롭혔다. 절대 드라마 같은 이야기를 하려는 것은 아니지만 2012년 12월 28일, 나의 인생이 완전히 바뀌는 계기가 찾아왔다.

새해까지 3일 남은 그날 나는 조용히 침대에 앉아 생각이 빠져있었다. 새해에는 변화한 삶을 살고 싶었다. 구체적으로 새해에는 꾸준히 운동을 하고 싶었다. 나는 매년 같은 다짐을 했지만 한 번도 성공한 적이 없었다. 고작 1주일 또는 2주일 정도 실천하고 그만 두는 것이 다반사였다. 그만두는 이유도 항상 달랐다. 핑계거리는 언제나 많았다.

새해 결심은 반드시 1월 1일부터 시행할 필요는 없다고 생각했다. 따라서 그날부터 집에서 운동을 30분씩 하기로 마음을 먹었다. 문제는 몸이 따라주지 않는다는 것이었다. 그날따라 몸이 무척이나 무거웠다. 모든 방법을 동원해도 도저히 동기부여가 되지 않자 최근에 읽었던 책의 조언을 따라보기로 했다.

나는 한 달 전쯤 마이클 미칼코(Michael Michalko)의 책 '창의적 자유인(Thinkertoys)'을 읽었다. 미칼코는 그의 책을 통해 다양한 문제를 해결할 수 있는 창의적인 방법들을 제시했다. 그 중 하나가 '관념의 가면(False Faces)'이었다. 이 기법은 매우 단순하다. 현재의 생각과 완전 반대의 것을 떠올리면 되는 것이었다. 예를 들어 수상공원을 짓는다고 가정해보자. 그 반대 생각으로 사막공원을 짓는 상상을 해보는 것이다. 이는 상반되는 상상 자체가 중요한 것이 아니라 어떤 일을 하는데 있어서 더 다양한 가능성들을 열어둘 수 있게 해주는 기법이다.

당시 나는 30분 동안 운동을 해야겠다는 생각을 하고 있었지만 동기라는 벽에 막혀있었기 때문에 미칼코의 '관념의 가면' 기법을 응용해 문제를 해결해보고자 했다. 운동은 어마어마한 노력을 필요로 한다는 생각이 들었기 때문에 그 반대의 상황을 떠올려보았다. 결론은 '팔굽혀펴기 한 개 하기'였다.

이 같이 부질 없는 생각이 스쳐 지나가자 헛웃음이 났다.

고마워요 미칼코씨!
조언해주신 단순한 기술은 전혀 도움이 안 되었어요!

팔굽혀펴기 한 개를 한다고? 나는 스스로 한심하다는 생각이 들었다. 정말 멋진 생각이야 스티븐, 30분 동안 운동을 못해서 팔굽혀펴기 한 개를 하겠다고? 이래서 성공할 수 있겠어?

나는 팔굽혀펴기를 하기 위해 몸을 앞으로 굽혔다. 팔을 굽히자 몸의 모든 관절에서 뚝 소리가 나는 것 같았다. 온 몸이 다시 소파로 돌아가라고 소리를 질렀지만 어차피 한 번만 하면 된다는 생각에 참았다. 인내의 결과 나의 인생은 완전히 바뀌었다.

팔굽혀펴기 자세를 취하는 동안에도 나는 여전히 팔굽혀펴기를 한 개만 한다는 생각이 우스웠다. 그래서 이왕 이렇게 된 거 몇 개 더 하기로 마음을 먹었다. 이쯤 되자 내가 가졌던 생각이 더 이상 우습게 느껴지지 않았다. 나는 이미 팔굽혀펴기 한 개의 목표를 초과 달성한 상태였고 덕분에 몸은 워밍업이 된 상태가 되었다. 나는 다시 몇 가지 작은 목표들을 세웠고 그 자리에서 50개의 팔굽혀펴기를 완수할 수 있었다. 그 다음 턱걸이용 운동기구를 꺼내 똑같이 했다. 20분 동안 운동을 하고 나니 새로운 난관에 봉착했다.

나는 10분 동안 복근 운동을 해야겠다는 계획을 세웠지만 뇌는 이 생각을 저격수 마냥 사살해버렸다. 운동은 충분히 했어 스티븐, 이정도면 됐으니 이제 그만하고 가서 게임이나 하자.

저항의 강도는 어마어마했다. 하지만 나는 새로 터득한 무기를 통해 무의식을 달래보기로 했다. 나의 생각의 흐름은 대충 다음과 같이 흘러갔다.

1. 오, 위대한 무의식이여, 복근 운동을 10분이나 할 생각은 없지만 운동 매트만 깔아도 되겠습니까?
2. 오, 위대한 뇌여, 매트가 깔렸으니 잠깐 앉아만 봐도 될까요?

3. 오, 정말 위대한 님이시여, 복근운동 영상을 검색해 재생 버튼만 눌러보겠나이다.

빙고. 전략은 성공적이었다. 10분 후 나의 복근은 강한 운동으로 인해 욱신거리고 있었다. 나는 물 한잔을 들고 침대에 앉아 생각에 빠졌다. **팔굽혀펴기 한 개의 결심이 전에는 하지 못했던 30분 운동으로 이어지다니.** 나의 뇌에서는 놀라움과 기쁨이 터져 나왔다. 이렇게 큰 저항을 한 번도 극복해낸 적이 없었다. 항상 같은 상황에서 항상 실패를 해온 나였지만 그 날은 성공이었다. 이는 내 미래에 대해 무엇을 말해주는 것일까?

그 날로부터 나는 매일 한 개의 팔굽혀펴기를 하겠다는 다짐을 했다. 그 후 6개월 동안 단 이틀을 빼고 그 목표를 수행했다. 어떤 날은 팔굽혀펴기 한 개에 그치지 않고 풀세트 운동을 했다. 다른 날에는 다섯 개 혹은 열 개의 팔굽혀펴기를 했다. 이따금씩은 팔굽혀펴기 하나로 요건을 충족했다.

놀라운 선물

팔굽혀펴기 한 개가 풀 세트의 운동을 유도한다는 사실만으로도 나는 만족스러웠지만, 이후 더 놀라운 사실을 발견했다. 운동에 대한 몸과 마음의 저항감이 현저히 낮아졌다는 것이었다. 운동을 해야겠다는 생각을 하면 더 이상 거부감이 느껴지지 않았다. 이런 일이 어떻게 나에게 일어날 수 있었을까? 운동은 이제 일상의 일부가 되어 있었다. 이젠 다음 단계를 밟을 때가 되었다는 것을 알았다.

매일 팔굽혀펴기 한 개를 목표로 운동을 시작한지 6개월이 지나자 나는 헬스장에 나가기 시작했다. 요즘 나는 몸이 아프거나 여행 중인 것이 아니라면 일주일에 여러 번 헬스장에 나가고 있다. 운동에 대한 저항감은 더 이상 장애물이 아니었다.

팔굽혀펴기 한 개가 풀 세트의 운동으로 이어지자 내 눈은 이미 커진 상태에서 볼링 볼처럼 더 커졌다(사진을 직접 봐야한다). 작은 단계들을 밟아 큰 변화를 이끌어 냈듯이 다른 삶의 영역들에도 이 컨셉을 적용해 삶을 개선시킬 수 있을 거라 믿었다. 나는 당장 매일 책 두 페이지를 읽기로 마음먹었다. 그리고 매일 50자의 글을 써보기로 했다. 그 결과 독서량과 글쓰기 활동량이 급격히 증가했다. 오랜 시간 작가생활을 해온 나는 당시 자기계발서의 주제를 놓고 고민하고 있었다. 이젠 주제가 확실했다!

매일 50자씩 쓰는 습관을 통해 나는 '습관의 재발견'이라는 주제로 자기계발 책을 썼다. 그렇다, 사소한 습관에 관한 책을 실제 사소한 습관의 실천을 통해 만든 것이다. 나는 영혼을 담아 이 책을 썼다. 나는 나의 발견을 사람들에게 얼른 알리고 싶은 마음에 신이 났지만 한편으로는 아무도 책을 읽지 않거나 그 누구도 나의 말을 믿어주지 않을 수도 있다는 생각에 두렵기도 했다.

'사소한 습관'이라는 개념은 처음 들었을 때 다소 황당할 수도 있다. 하지만 나에게는 믿음이 있었기에 깊이 있는 조사를 통해 보충을 했고, 그러자 어느 정도 개념이 정리되기 시작했다. 습관이 형성되는 과정, 의지와 동기 등에 관한 다양한 지식을 구한 결과 '하루에 팔굽혀펴기 한 개 하기'와 같은 사소한 목표가 과학적으로도 효과가 있다는 사실을 알아낼 수가 있었다. 내가 발견한 바가 어떻게 말이 되는지 설명을 해줄 수 있다는 생각에 나는 더욱 신이 났다. 그리고 2013년 12월 22일, 마침내 책이 출판되었다. 팔굽혀펴기 한 개로 삶이 완전히 바뀌고 거의 정확히 1년이 지난 후였다.

감사하게도 많은 사람들이 나의 책을 읽어주었다. '습관의 재발견'은 세계적인 베스트셀러가 되었고 첫 두 해 동안 12만 5천여 권이 12개가 넘는 언어로 번역이 되어 세계 각지로 팔려나갔다. 총 세 개 국가에서는 자기계발 서적 베스트셀러 순위 1위에도 올랐다. 책의 성공은 곧 독자들의 성공을 의미한다고 생각한다. 책을 통해 삶이 바뀐 사람들이 점점 늘면서 나의 책도 유명세를 타기 시작한 것이라고 믿기 때문이다.

이 책은 시중에 나와 있는 99.9%의 자기계발 서적과 확실히 다르다. 다른 무엇보다 '지속성'을 추구하기 때문이다. 그나마 '지속성'을 강조하는 소수의 책들도 구체적인 실천 방안을 가지고 있지 않는 경우가 더 많다. '습관의 재발견'은 말로만 '지속성'을 외치지 않는다. 전략이라는 천에 '지속성'이라는 이름의 바느질을 했다고 볼 수 있다.

사소한 습관과 체중감량은 무슨 상관관계가 있을까? 습관의 변화와 생리적 변화는 매우 유사한 방식으로 작용한다. 습관이 완전히 바뀌지 못하면 신체의 습성 역시 바뀌지 않는다. 예를 들어, 억지로 음식 섭취량을 줄여 단기간 동안 다이어트를 하면 반드시 살이 다시 찐다. 다이어트가 끝나면서 삶의 방식 역시 그대로 돌아오기 때문이다.

왜 체중감량인가?

뚱뚱한 것은 죄가 아니다. 뚱뚱하다고 인간의 가치가 떨어지는 것도 아니다. 하지만 살은 우리의 건강에 영향을 미칠 수 있다. 다양한 즐거운 활동들을 하는 데도 제약이 걸릴 수 있다. 자존감에도 문제가 생긴다. 뚱뚱한 몸은 삶의 모든 면에 영향을 미칠 수도 있다.

체중을 감량하고 싶다면 자기 자신을 위해 감량하라. 단지 사회가 날씬한 몸매를 선호한다거나 특정한 체질량지수(BMI)를 요구하기 때문이 아니길 바란다. 세상 어디에도 사람의 몸무게를 제한하는 법은 존재하지 않는다. 몸무게는 사람의 건강을 나타내는 하나의 척도에 불과하다. 몸에 근육이 특별히 많은 사람들 중에는 과체중이거나 비만인 사람으로 분류가 되는 경우도 있다.

체중을 감량하고 싶다는 것은 자녀와 더 오랜 시간 지치지 않고 놀아주고 싶다는 것을 의미한다. 또, 거울에 비친 나의 모습에 만족하며 누군가에게 깊은 인상을 남기고 싶다는 것을 의미한다. 그리고 오랫동안 건강한 삶을 살고 싶다는 것을 의미한다. 더 나아가, 삶의 질을 좀 더 개선하고 싶다는 것도 의미한다. 변화에 대한 의지가 자기 자신의 진심에서 나오는 것이라면 체중감량의 명분으로 충분하다.

이 책의 구성

이 책은 두 부분으로 나뉜다. 제1부에서는 시중에 나와 있는 인기 있는 다이어트 서적들에 관한 이야기이다. 그 책들이 왜 틀렸는지, 뇌와 몸은 어떻게 자연적으로 변화하는지, 체중감량은 어떻게 이루어지는지, 그리고 궁극적으로 어떤 접근법이 가장 올바른지 집고 넘어갈 것이다.

제2부에서는 제1부에서 언급한 결론에 근거한 구체적인 실천 방법들에 대해 다룰 것이다. 먼저, 체중감량을 위해 갖춰야 할 마음가짐에 대해 논의할 것이다. 체중감량으로 가는 긴 여정에 대해 우리는 어떤 자세를 가지고 있어야 할까? 음식과 운동에 대해서는 어떤 자세를 취해야 할까? 위와 같은 질문들에 대한 답을 도출할 수 있다면 체중을 감량하는데 필요한 심리 상태를 완벽하게 갖출 수 있을 것이다. 예를 들어, 체중 증량의 원인이 가공식품에 있다는 사실을 깨닫

는 한편, 가공식품을 직접적으로 지양해서는 안 된다는 사실도 알게 될 것이다.

이 단계에 도달하면 이제 원하는 사소한 습관을 계획적으로 형성할 수 있게 되며 각기 다른 삶의 방식에 알맞게 계획을 세울 수 있도록 가이드가 제공될 것이다. 다이어트와 달리 사소한 습관 전략은 유연하기 때문에 우리에게 꼭 맞게 적용할 수가 있다. 계획을 다 세웠다면 이제 예외적 상황들을 살펴볼 차례이다. 휴일, 간식, 유혹, 사회적 압력, 회식, 장보기 등과 같은 특수 환경들에 대해 이야기해보자.

어떤 책들은 각종 음식 조리법을 제공하기도 한다. 또, 어떤 책들은 반드시 먹어야 하는 또는 먹지 말아야 하는 식품 리스트를 만들어주기도 한다. 반면, 이 책은 영구적인 체중감량을 위해 삶의 방식을 교정하는 법에 대해서만 이야기한다. 이는 최고의 요리책 또는 리스트보다 더 가치 있는 것이다. 생활 방식을 바꿀 수만 있다면 항상 꿈꿔온 새로운 사람으로 다시 탄생할 수 있다.

이 책이 제시하는 기술들은 매우 강력하면서도 얼마든지 변형이 가능하다. 또한 누구나 체중감량에 성공할 수 있도록 쉽기까지 하다.

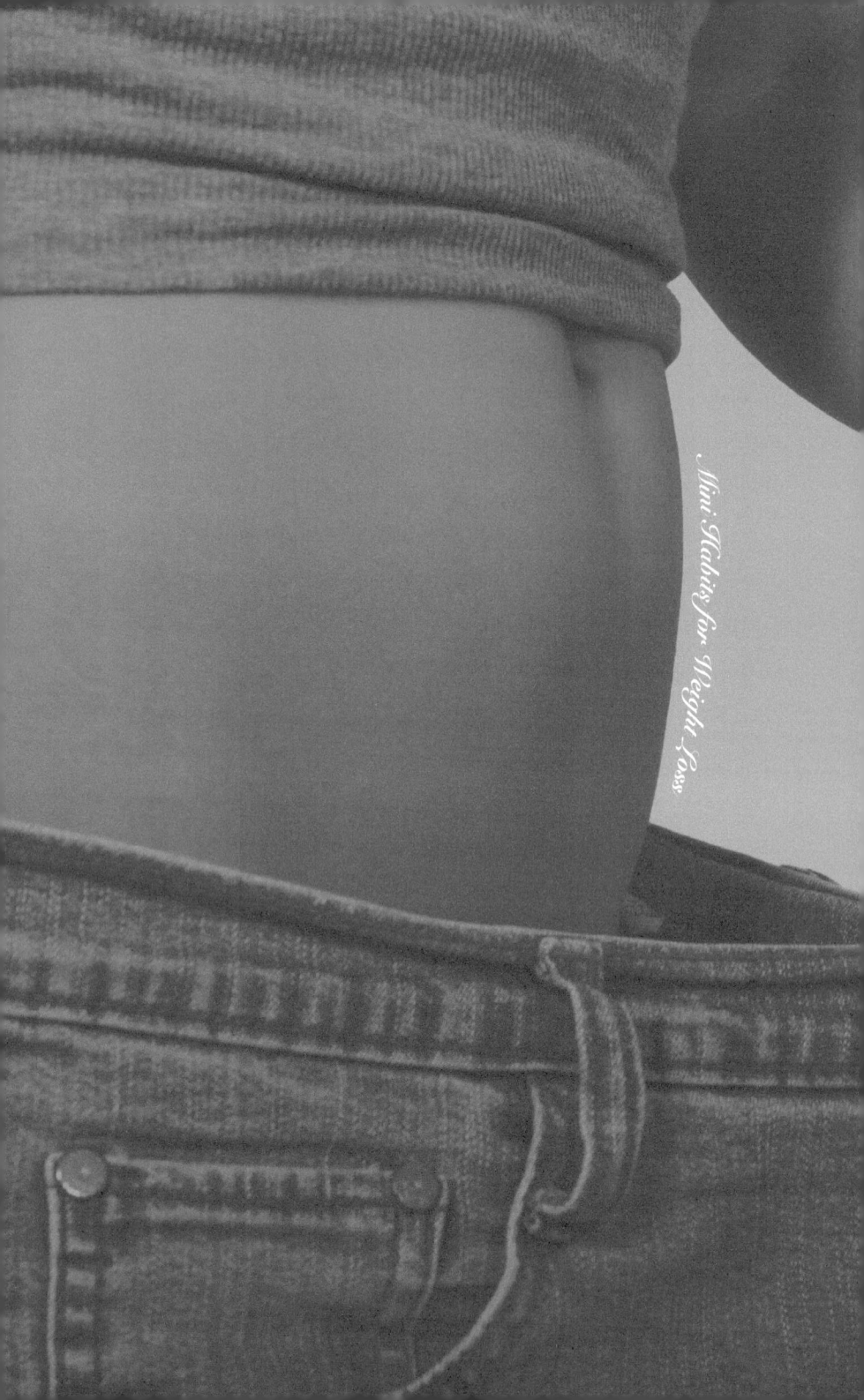

Mini Habits for Weight Loss

PART 1

다이어트의 2가지 정의

시작하기 전 오해를 막기 위해 다이어트의 두 가지 정의에 대해 집고 넘어가겠다. 우리가 흔히 쓰는 '다이어트'라는 단어는 다음과 같은 정의를 가지고 있다.

1. **다이어트 (명사)** 정기적으로 제공되거나 섭취하는 음식료. 즉, 식단.
2. **다이어트 (동사)** 체중감량을 목적으로 음식 섭취량을 줄이거나 특정한 음식만 섭취하는 것

모든 사람에게는 다이어트가 있지만 모든 사람들이 다이어트를 하는 것은 아니다. 두 번째 정의는 '다이어팅'이라고도 알려져 있다. 두 단어를 구별하는 가장 좋은 방법은 명사와 동사로 나누는 것이다. '다이어팅' 또는 '다이어트하기'라고 표현할 때는 의도적으로 음식의 양과 종류를 조절한다는 것을 의미한다. 한편, 명사로써의 '다이어트'는 선택과 무관하게 모든 사람들에게 해당되는 단어이다.

다이어트의 두 정의를 언급하는 이유는 내가 다이어트(동사)를 하지 말라고 권하면서 특정 다이어트(명사)를 추천하는 것이 결코 모순이 아니라는 점을 명확하게 하기 위함이다. '다이어트를 한다'라고 표현할 때는 체중감량을 목표로 평소 먹는 음식의 양과 종류에 변화를 주는 것을 의미한다. 이는 평소 다이어트(명사)에 변화를 주는 전략의 하나인 것이다. **어떤 특정한 다이어트가 체중감량에 이상적이라고 생각한다면 다이어트를 하는 것만이 그 목표를 이루는 유일한 법은 아니다.**

'체중감량을 위한 사소한 습관'은 다이어트를 하는 것을 힘들어하는 사람들을 위한 자전거 보조바퀴가 아니다. 사소한 습관은 다이어트를 하는 것과 완전히 다르며 훨씬 스마트한 방법일 뿐만 아니라 성공률도 더 높다. 다이어트는 단기간에 효과를 얻기 위한 반칙 수법이다. 이 책은 단기간이 아닌 지속적이고 실질적인 변화를 목표로 한다.

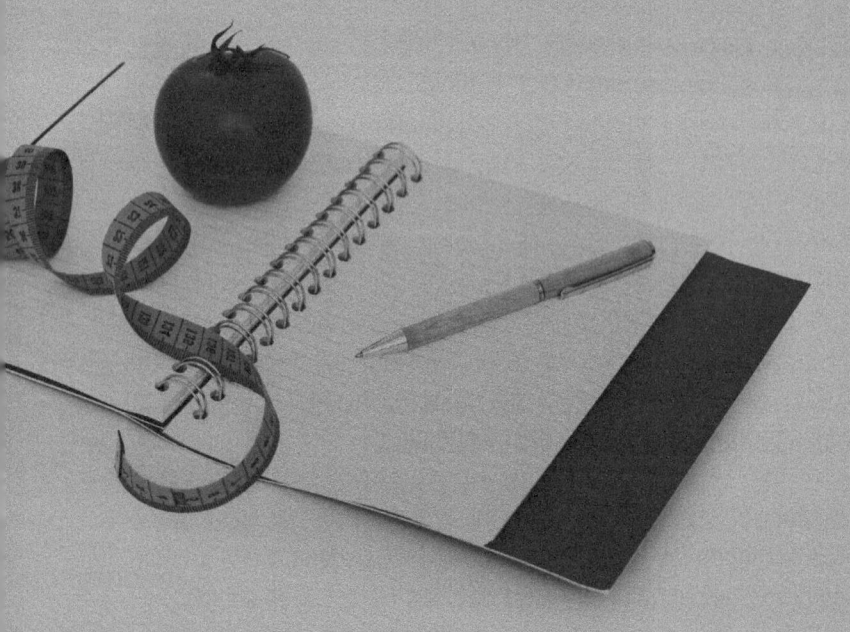

제 1 장

체중감량과 다이어트의 불행한 결혼

다이어트를 하거나 클렌즈 스무디를 마시기만 하면 살이 찐다. 잠깐만…뭐라고?

"그들이 못 찾는 것은 해결책이 아니라 문제점이다."
길버트 K. 체스터턴(Gilbert K. Chesterton)

Mini Habits for Weight Loss

우리를 더 뚱뚱하게 만드는 다이어트

자, 충격적인 이야기를 들려줄 테니 마음의 준비를 단단히 하라.

1986년, 한 무리의 과학자들이 다이어트의 요요현상이 신진대사에 미치는 영향을 연구하기 시작했다. 체중감량과 증량이 반복되는 인간의 행태를 재현하기 위해, 과학자들은 비만 쥐들의 칼로리 섭취량을 늘렸다, 줄였다를 반복했다. 쥐들에게서는 총 두 번의 '요요현상'이 나타났다.

과학자들은 쥐들의 체중이 131g까지 줄어들 때까지 쥐들이 평균적으로 섭취하던 음식량의 50%만을 제공했다. 그리고 다시 음식량을 늘려 쥐들의 체중이 원래대로 증가하면 또 다시 음식량을 줄여 쥐들의 체중을 감량시키려고 했는데, 이때 쥐들의 몸무게는 131g이 아닌 133g까지 줄었다. 131g과 133g은 언뜻 비슷하게 보일지 모른다. 하지만 얼마나 많은 체중을 줄였는가는 이 실험의 핵심이 아니었다. 과학자들은 두 차례의 체중감량에서 각각 얼마나 시간이 걸렸는지 관찰했고, 요요현상이 쥐들의 신진대사에 어떤 영향을 미쳤는지 궁금해 했다. 과연 쥐들의 체중감량(혹은 증량) 경향은 바뀌었을까? 결과는 놀라웠다.

처음 쥐들의 체중을 131g까지 감량시키는 데까지 걸린 시간은 총 21일이었다. 체중이 회복된 뒤 다시 133g까지 감량하는 데까지는 총 46일이 걸렸다. 감량하는데 두 배가 넘는 시간이 걸린 것이다. 체중이 느는 속도는 더 빨랐다. 첫 번째 감량 후 체중을 원상복귀까지 29일이 걸렸지만, 두 번째 감량 후에 체중이 다시 불어나는 데까지는 10일밖에 걸리지 않았다.

체중감량과 증량을 반복한 쥐들은,(동일한 식단에 대한 시간의 함수에 따라) **체중감량이 두 배는 더 어렵게 되었고, 반대로 살이 찌는 것은 세 배 가까이 더 쉽게 몸이 변했다.**[1]

체중감량 후에 다시 찌는 반복 사이클은 음식 에너지 효율성을 향상 시켰다. 다시 말해, 섭취한 에너지를 지방으로 최대한 보관하려는 습성을 키워주었다. 이는 체중을 감량하려는 사람(또는 쥐가)이 원했던 것의 정 반대 효과라고 할 수 있다. 하지만 이는 음식을 제대로 섭취하지 못한 사람이나 동물에게서 나타나는 흔한 현상이다. 식량 에너지를 몸에 축적하는 기능은 기근이 흔하던 시기에는 매우 유용했다. 하지만 음식이 넘쳐나서 음식량을 조절해야 하는 현대인들에겐 전혀 도움이 되지 않는다. 다음 식사가 언제 올지 모르니 신체는 본능적으로 칼로리를 소모하지 않고, 신진대사를 조금 더 느리게 하는 것이다.

이 연구는 쥐들의 다이어트의 요요현상이 그들의 몸무게를 유지하는 신진대사에 어떤 영향을 미치는지 관찰한 여러 연구들 중 하나에 불과하다. 다행히도 쥐들은 사람이 아니니 인간인 우리와는 전혀 무관하다? 땡. 틀렸다. 요요현상은 인간에게도 비슷한 영향을 끼친다.

다음 연구는 많은 사람들에게 알려지지 않은 연구이다. UCLA대학교의 연구진은 그들이 과거에 진행했던 다이어트 관련 31개의 연구들을 다시 열람해 보강하던 중 다음과 같은 공통점을 발견했다. 모든 연구에 참여했던 참가자들의 33%에서 66%까지가 다이어트로 감량했던 몸무게보다 결과적으로 더 많이 살이 찐 것으로 나타난 것이다. 33%에서 66%라는 범위가 너무 넓어 신빙성이 없다고 생각할 수도 있다. 하지만 실제 결과는 더 나쁘면 더 나빴지 더 좋지는 않았을 것이다. UCLA연구진은 31개 **연구들**에 참여했던 당시 참가자들에게 연락을 다시 취하는 방식으로 자료를 보강했는데, 모든 참가자들이 그들의 연락에 응한 것은 아니었다. 연락에 응하지 않은 사람들은 아무래도 체중이 많이 느 참가자들이었을 것이다.

기존의 연구들은 여러 방법론적 오류를 지니고 있다. 따라서 다이어트의 역효과를 제대로 보여주지 못한다. 대부분의 연구들은 주로 다이어트의 성공적인 사례들만 소개하기 때문이다.

9세에서 14세 사이에 속한 1만 5천명의 어린이들을 대상으로 3년에 걸쳐 진행한 한 연구에 의하면 과거에 다이어트를 경험했던 아이일수록 포식을 할 가능성이 높은 것으로 나타났다. 여성이든 남성이든, 다이어트를 해본 경험이 있는 사람은 연구가 진행되는 시기 동안 살이 더 쪘다. 벌써 다이어트에 대한 의문의 2패이다. (아니면 아직 4패밖에 안되었는가?)

쌍둥이들을 비교한 연구도 있다. 이 연구가 흥미로운 이유는 유전적인 요인을 배제할 수 있기 때문이다. 무려 4천명이 넘는 핀란드 출신의 쌍둥이들이 25년간 관찰 대상으로 이 연구에 참여했다. 연구에 의하면 쌍둥이 중 의도적으로 체중감량을 시도한 쪽은 오히려 체중이 불어날 확률이 높은 것으로 드러났다. 체중은 다이어트를 시도한 횟수에 비례해 더 늘어났다. 이는 다이어트로 인해 굶주린 배가 음식에 대한 열망을 키웠기 때문일 것이다.

1944년에 실시했던 '미네소타 기아 실험(Minnesota Starvation Experiment)'은 36명의 남자들을 24주간 반쯤 굶기는 실험이었다. 실험 중 가장 눈에 띈 부분은 대부분의 남자들이 우울증을 겪었다는 점이다. 그렇다고 해도 최소한 체중을 줄일 수 있지 않았을까? 물론 처음엔 그랬다.

24주 동안 남자들이 섭취한 칼로리는 하루당 1,600칼로리에 불과했다.(이는 성인 남성 평균 섭취량에 턱없이 부족한 칼로리 양이다). 남자들은 당연히 살이 많이 빠지기 시작했다. 하지만 곧이어 칼로리가 부족할 때 나타나는 신체현상이 남자들에게서 나타나기 시작했다. 그 결과 체중감량의 속도는 점점 더뎌졌다. 실제로 남자들의 몸무게는 첫 12주 동안 일주일에 평균 450g씩 빠졌다. 하지만 그 다음 12주 동안에는 일주일에 평균 113g씩 빠졌다. 24주간 똑같은 환경이 지속되었음에도 불구하고 나온 결과였다.(살을 빼고자 하는 입장에서는 안 좋은 소식이지만 이러한 현상은 사실 꽤나 획기적인 인간의 생존법이기도 하다.)

연구가 끝나갈 무렵 남자들에게는 회복기간이 주어졌다. 이 시기 동안 어떤 참가자는 하루에 1만 칼로리가 넘은 음식을 먹어 치우기도 했다. 이처럼 갑자기 음식섭취량이 늘었을 때 신체는 어떻게 반응을 할까? 만약 우리의 뇌에 입이 달렸다면 이렇게 외쳤을 것이다. "기근이다! 에너지를 최대한 절약하고 음식물이 보이면 다음 기근에 대비해 지방에 보관하라!" 불 보듯 뻔한 결과였다. 남성들의 몸무게는 빠르게 불어났고 연구가 시작되기 전보다 평균 50%에 달하는 지방이 체내에 쌓였다. 이런!

'도전! FAT 제로(The Biggest Loser)'는 수백만 명의 시청자를 둔 미국의 성공적인 리얼리티 쇼 프로이다. 쇼의 주제는 쇼가 진행되는 동안 누가 가장 체중감량에 성공할지이다.

단기간에 한 자리 수, 심지어 두 자리 수에 달하는 몸무게를 줄이기 위해 참가자들이 택한 방법은 무엇일까? 방금 우리가 배운 내용의 또 반복이다. 그들이 택한 방법은 매일 수 시간씩 운동을 하고 칼로리의 양을 급격히 줄이는 법이었을 것이다. 그렇다, 그러면 반드시 체중이 빠질 것이다! 자, 이제 우리가 방금 배운 내용을 다시 떠올려보자. 쇼가 끝난 이후, 참가자들의 몸에는 어떤 변화가 있었을지 상상해보라.

쇼가 진행되는 동안 대부분의 참가자들은 엄청난 양의 몸무게를 감량했다. 몇몇 참가자들은 45kg 넘게 살을 빼기도 했다. 그 다음에는 무슨 일이 벌어졌을까?

한 연구는 6년 동안 '도전! FAT 제로'에 참가했던 14명의 참가자들을 관찰했다. 그 결과 단 한 명의 참가자를 제외한 모든 참가자들이 다시 원래의 몸무게로 돌아간 것으로 나타났다. 네 명의 참가자는 심지어 더 뚱뚱해졌다. 더 안 좋은 소식은 대부분의 참가자들이 쇼에 참여한 이후 신진대사가 비정상적으로 기존보다 저하되었다는 것이다. 신진대사가 저하되면 체중감량은 더욱 어려워지며 반대로 체중이 늘어나는 것은 훨씬 수월해진다.

'도전! FAT 제로'에 관한 이 연구가 2016년 5월 즈음 결과를 발표했을 때, 나는 '굿모닝 아메리카(Good Morning America)'에서 이에 대한 내용을 다루는 것을 보았다. 당시 토크쇼에 나왔던 참가자들은 이 같은 연구 결과가 놀랍다는 표정을 지었다. 하지만 나는 오히려 그들을 이해할 수 없었다.

우리는 이미 30년 전, 쥐들을 대상으로 한 실험을 두 눈으로 직접 확인했다. 그 연구가 있기 무려 40년 전에는 '미네소타 기아 실험(1944년)'을 통해 같은 결과를 얻을 수가 있었다. 음식을 충분히 섭취하지 않는 행위는 신진대사를 늦추고 굶주림을 재촉하며, 최대한 많은 에너지를 지방으로 저장하게 만든다는 사실을 우리는 이미 익히 알고 있었다. 이는 기본 상식이기 전에 과학 상식이기 때문이다.

오늘날 더 문제가 되는 것은 체중감량을 위한 모든 수단 자체가 부질없다는 비관적인 시각이 팽배해졌다는 것이다. 하지만 이는 그동안 체중감량에 대한 우리의 인식이 너무 비좁았기 때문에 나타난 결과이다. 이는 마치 모든 불장난이 무조건 산불로 이어질 것이라고 생각하는 것과 같다.(그동안 우리는 불장난을 산속에서만 해왔기 때문이다). 잘못된 방법을 사용하면 매번 안 좋은 결과를 얻기 마련이다.

만약 지금보다 더 뚱뚱해지고 싶다면 다이어트를 하라. 그리고 '며칠 안에 몇몇 kg 감량!'과 같은 제목이 적힌 책을 사라. 과학적 지식에 의하면 이러한 책들이 추천하는 다이어트 방식은 오히려 살이 더 찌게 되는 결과를 가져올 것이다. 뭐라고? 체중 증량이 아닌 감량을 원한다고? 아하. 그렇다면 완전히 다른 전략이 필요하다.

다이어트 연구를 위해 사용되었던 쥐가 되어보자. 누군가가 10일 동안 7kg의 살을 뺄 수 있는 방법을 소개하며 적게 먹을 것을 권한다면 어떻게 대답할 것인가? 이번에는 '미네소타 기아 실험'에 참가했던 남자가 되어보라. 칼로리 섭취량을 줄이면 살을 뺄 수 있다고 한다면? 아인슈타인이 남긴 명언 중에 같은 행동을 취하고 다른 결과를 기대하는 것만큼 바보 같은 일은 없다는 말이 있지 않은가? 몸이 겪는 고통을 떠나 몇 달간의 고통 끝에 주체할 수 없을 정도로 급격하게 살이 불어난 참가자들의 심리적 충격은 이루 말할 수 없이 컸을 것이다! 당신도 같은 경험을 했을 수도 있다. 하지만 체중이 다시 늘어난 원인을 다이어트 자체에서 찾은 사람은 거의 없을 것이다. 살을 뺄 수 있는 방법은 다이어트가 유일하다는 믿음에서 비롯된 일이다.

위 사실들을 천천히 곱씹어보라. 다이어트를 선언하는 모든 이들은 결국 실패를 맛볼 가능성이 높다. 이는 나의 주관적인 생각이 아닌 그동안의 연구들이 증명한 사실이다. 단기 체중감량의 비용은 시간과 노력 그리고 고통에 그치지 않는다. 결국에는 살이 다시 더 찌게 되는 비용이 또 있다. 앞서 언급한 연구들의 대상이었던 사람과 동물들은 모두 이상적인 다이어트 시나리오를 따랐음에도 불구하고 체중이 모두 늘어나는 결과를 얻었다. 다시 한 번 강조하지만 모두 늘었다. 그럼에도 불구하고 신사 숙녀 여러분, 음식의 양을 줄여 다이어트를 하는 것이 오늘날 가장 흔한 다이어트 법이다. 한숨이 절로 나올 수밖에 없다.

이러한 다이어트 법은 더 큰 문제의 일부분에 불과하다. 사실, 시중에는 지속적인 체중감량을 가능하게 한다는 '건강한 다이어트 법'도 많이 존재한다. 그럼에도 불구하고 비만율은 계속 높아지는 이유는 무엇일까?

이유는 간단하다. 체중감량에 있어 가장 중요한 것은 블루베리를 먹느냐 포도를 먹느냐의 문제가 아니다. 저칼로리, 팔레오 또는 지중해식 다이어트를 하느냐 마느냐의 문제도 아니다. 30일 동안 완벽한 식단을 섭취하느냐 마냐의 문제도 역시 아니다. 체중감량의 핵심은 건강한 라이프스타일을 오랜 기간 유지할 수 있는지 여부에 달려 있다. 그렇지 못한다면 시간을 낭비할 뿐만 아니라 몸의 신진대사까지 망치고 건강한 음식에 대한 그릇된 인식까지 키울 수가 있다.(이미 늦었다면 올바른 전략을 통해 되돌릴 수 있다. 우리의 신체는 스스로를 치유하는 힘을 지니고 있기 때문이다.)

지금부터 문제의 뿌리부터 집어보자.

다이어트가 실패할 수밖에 없는 이유

다이어트 관련 서적을 검색하면 다음과 같은 익숙한 제목들이 눈에 띌 것이다.

- XX다이어트 법
- 새로운 XX 다이어트
- 30일 안에 살 빼는 법!
- XX 연예인의 다이어트 비밀

시중에는 **다이어트** 관련 서적들로 넘쳐난다. 아마존 웹사이트에는 심지어 '체중감량과 다이어트'라는 항목이 존재하는데 이는 마치 체중감량이 다이어트와 사랑에 빠져, 결혼을 약속했고 다른 짝꿍을 찾는 것은 이미 너무 늦었다는 생각을 하게 한다.

이 결혼에 반대할 자가 있는가? 바로 나. 나는 이 결혼을 격하게 반대한다.

체중감량과 다이어트의 결혼은 매우 슬픈 일이다. 왜냐하면 다이어트의 개념은 이미 무너졌기 때문이다. 서로 잘 맞지 않는 배우자들은 분명 존재한다. 체중감량을 위한 책에서 관계에 관한 조언을 주는 것이 우습지만, 건강한 관계는 두 배우자 모두에게 득이 되어야만 한다. 하지만 체중감량과 다이어트의 관계는 그렇지 못하다. 다이어트 산업은 수십억 달러의 수익을 매년 올리는 것에 비해 소비자들에게 선사하는 체중감량 효과는 적다. 애초에 다이어트 개념 자체가 잘못되었기 때문에 살을 빼는 것이 불가능하다고 하면 누가 믿겠는가? 이 망한 결혼으로 인해 좌절감을 느낀 사람들이 참 많다.

다이어트를 장기간 지속해도 실패 확률이 높을까?

많은 과학자들은 살을 빼는 '유일한' 방법이 다이어트라고 믿기 때문에 단기적으로 이루어진 연구들이 다양한 형태의 다이어트들의 효과를 모두 증명하는데 무분별하게 적용이 되곤 한다. 아메리칸 사이콜로지스트(American Psychologist)에 자넷 토미야마(Janet Tomiyama)가 기고한 글에 의하면 '장기적인 다이어트의 효과를 증명하고 있는 대부분의 연구들이 사실은 1년 혹은 6개월, 심지어는 더 짧은 기간 동안 진행되었다'고 보고하고 있다.

다이어트에 관한 단기 연구들은 넘쳐나는 반면, 장기적으로 진행된 연구들은 턱없이 부족하다. 왜냐하면 우리는 긴 시간에 걸쳐 드러나는 다이어트의 결과를 믿고 싶지 않기 때문이다. 7년 반에 걸쳐 진행된 한 연구에 의하면 일정 기간 동안 저지방 다이어트를 한 여성은 같은 기간 동안 일반적인 식단을 매일 섭취한 사람보다 고작 454g 더 가벼운 것으로 나타났다. 각종 연구들에 의하면 어떤 방식의 다이어트 법을 실행하든 그 효과는 기간이 짧을수록 좋은 것으로 드러났다. 하지만 설계가 탄탄하지 못한 만큼 그 효과가 장기간 지속되는 경우는 드물었다.

우리는 단기간에 극대화된 효과를 바라는 고질적인 병을 앓고 있다. 한 동료가 2주 동안 스무디만 먹으며 5kg을 감량하는 것을 보며 우리는 인생의 중요한 결단들을 내리곤 한다. 이제는 제정신을 차릴 때다!

체중을 감량하는 **가장 빠르고 유일한 방법**은 하루 종일 아무것도 먹지 않고 매일 두 시간씩 운동을 하는 것이다. 아마 살면서 감량해본 몸무게 보다 더 많은 살을 단번에 뺄 수 있을 것이다! 이 최신의 '음식이 절대 필요 없는' 다이어트는 살이 워낙 빨리 빠지게 하여 심지어 위험에 빠지게 할 것이다. 사람들은 웃기는 아이디어라고 하면서 본인들이 이미 같은 방식의 다이어트를 하고 있다는 것을 모를 것이다. (예시 : 칼로리 제한 다이어트 또는 이와 비슷한 위세척법)

단기간에 몸무게를 줄이는 다이어트는 우리 집 강아지 실도우를 위해 뒷마당에 설치했던 울타리가 무용지물이었던 것처럼(실도우는 우리가 설치했던 2미터에 달하는 울타리를 뛰어넘어 근처 호수에서 수영을 즐기곤 했다) 실제 체중감량에 전혀 도움이 되지 않는다. 일주일이 걸리든 한 달이 걸리든, 혹은 완전히 굶든, 적은 양의 음식을 조금이라도 섭취하든, 그 효과는 지속적이지 않을 확률이 높다. 체중감량을 위한 계획은 지속 가능하거나 지속 가능하지 않거나 반드시 둘 중 하나이다. 그리고 대부분의 다이어트는 지속적이지 않고 피상적이며 시간 낭비인 경우가 많다.

빗나간 초점

다이어트 업계에서 사용하는 변수는 딱 두 가지이다. 바로 우리가 섭취하는 음식의 종류, 그리고 양이다. 수많은 다이어트 관련 서적은 체중이 느는 원인으로 탄수화물, 고기, 칼로리, 그리고 밀가루 등을 번갈아 가며 탓한다.

다음은 시중의 다이어트 서적들이 흔히 따르는 공식이다.

1. 새로운 다이어트 서적이 시중에 나온다.
2. 새로 나온 책은 기존의 다이어트 방식들이 잘못된 점들을 지적한다.

3. 새로 나온 책은 그 다음 '이상적인 다이어트'에 대한 새로운 이론을 제시한다.

이 공식을 따르는 것 자체는 문제가 되지 않는다. 이상적인 몸무게를 갖기 위해 기존의 방식에 의문을 가지고 새로운 시도를 제안하는 것은 이해해 줄 수 있다. 하지만 이는 초점을 잘못 잡은 것이다. 우리는 이상적인 다이어트 공식을 필요로 하지 않는다. 우리에게 필요한 것은 세상에 없는 이상적인 다이어트를 대신할 대안이다. 다이어트 이외의 체중감량 법을 소개하는 책들도 심지어는 기존의 다이어트 이론을 응용하고 있는 경우가 많다. 이들은 흔히, 먹어도 되는 음식과 먹어서는 안 되는 음식의 리스트를 제공한 뒤 지키기 어려운 다이어트 계획을 짜주곤 한다(운이 좋다면 먹고 싶은 만큼 먹을 수 있는 날을 하루정도 주기도 한다).

우리는 다이어트(명사) 자체가 문제라고 잘못 인지하고 있다. 우리는 너무도 간단한 진실(자연식품의 섭취를 통해 충분히 살을 뺄 수 있다는 사실)을 복잡하게 만들어 버렸다. 백 가지의 다이어트(명사)가 있다면 모두 올바른 음식을 추천해 준다. 틀린 것은 다이어트(동사) 전략이다.

우리가 다이어트를 할 때 흔히 저지르는 실수는,(항상은 아니지만) 자주 제한된 시간 안에 지나치게 빨리 식습관을 바꾸려고 한다는 것이다.

평생의 계획이든 10일~30일 동안의 계획이든 시중의 다이어트 방법들은 이렇게 말하고 있다. 이 식단을 따르면 살이 빠질 것이다. 자, 그럼 열심히 해보아라! 시작이 반이다! 행운을 빈다!

이제는 식상하다. 그리고 이런 다이어트는 실패하기 마련이다. 실패를 면하기 위해 우리는 모든 수를 써봤다.

어떤 이들은 특별한 규칙 없이 건강한 음식만을 섭취하는 다이어트 법을 선택하기도 한다. 이는 그나마 유연하기 때문에 제대로 된 다이어트 법에 가깝지만 습관을 완전히 바꿔줄 정도로 체계적이거나 전략적이지 못하다.

아예 음식에 대한 결정권을 포기하고 주어진 식단에 의지하는 경우도 있다. 이러한 방식은 초반에 효과가 있을 수는 있겠지만 결국 오래가지 못한다. 스스로 선택의 자유를 박탈하는 것은 언제든 그 선택권을 다시 가져올 수 있기 때문에 효과적이지 않다. 차라리 선택을 하는 방식을 아예 바꾸는 것이 낫다.

어떤 사람들은 칼로리에 목을 맨다. 하지만 칼로리를 측정하는 것은 꾸준히 유지하는 것이 어려울 뿐만 아니라 측정하는 것조차도 매우 어렵고 정확하지가 않다. 게다가 몸에 제대로 된 영양을 공급해주지 못하는 경우가 많아 장기적으로 오히려 체중을 늘리는데 한 몫을 하기도 한다. 조나단 베일러(Jonathan Bailor)는 그의 책 '칼로리의 거짓말(The Calorie Myth)'에서 칼로리를 재는 다이어트 법이 지닌 문제에 대해 다음과 같은 의견을 제기한다. "인류는 1970년대 후반부터 오늘날까지 칼로리 섭취량이 서서히 늘어 현재 하루에 570 칼로리를 추가적으로 더 섭취하고 있다. 그러나 최근 몇 십 년 동안을 살펴보자면 한 사람 당 보통 하루에 300 칼로리를 더 먹은 셈이 된다. 전통적인 칼로리 계산법에 의하면 미국인은 1977년부터 2006년까지 평균적으로 411kg의 지방이 더 생성되었어야 한다." 하지만 그런 일은 일어나지 않았다. 인간의 신체는 계산기가 아니다. 단순히 칼로리가 들어오고 나가고의 문제가 아닌 것이다. 신체 안에 들어오는 칼로리는 각종 생리적 반응을 일으킨 다음에 신체 밖으로 방출되게 되어 있다.

다이어트에 실패한 경험이 있다면 너무 엄격하다거나, 너무 복잡하다거나, 너무 재미가 없다는 식의 이유를 스스로에게 댔을 것이다. 아마 맞는 얘기였을 것이다. 하지만 이 모든 생각 아래에 깔린 잘못된 전제는 아직 나에게 완벽한 다이어트를 찾지 못했다는 믿음이다. 진실을 말해주자면 다음에 유행할 다이어트 서적 역시 기존 서적들보다 더 나을 리 없다. 여러 번 강조하지만 다이어트는 지속 가능하지 않기 때문이다.

시중에 가장 인기가 좋은 책들은 죄다 이렇게 말하고 있다. '가공식품은 몸에 좋지 않고 유기농 식품이 건강과 날씬한 몸매에 좋다'고 말이다. 모두 같은 말인데 이를 좀 더 창의적이게, 또는 좀 더 달라 보이게 표현하기 위해 애를 쓴다. 중요한 것은 전략이다. 성공의 핵심은 급격한 변화가 아닌 천천히 바꾸는 것이다.

메타분석에 기반한 연구(meta-analyses)

메타분석 연구는 방대한 과학적 데이터에 기반을 두기 때문에 매우 유용하다. 일반적인 연구는 관점에 따라 결과가 바뀌기 쉽다. 하지만 한 주제에 대해 이루어진 다양한 연구들을 한데 취합해 가설을 입증한 결과는 꽤 정확하고 진실일 가능성이 높다.

다이어트에 관한 메타분석 연구도 물론 존재한다. 그것은 여러 다이어트들 중 가장 효과가 좋은 것을 찾아내는 연구였다. 하지만 연구 결과 큰 문제가 드러났다. **어떤 다이어트 방식이든 장기적으로 꾸준히 다이어트에 임하는 사람은 그리 많지 않다는 것이었다.**

메타분석을 위해 취합된 다양한 연구들 중에는 참가자가 다이어트의 70%밖에 완수하지 못한 경우가 절반에 달하는 것으로 알려졌다. 70%라고 하면 꽤나 좋은 성적이라고 생각할 수도 있다. 하지만 연구 대상이었던 대부분의 다이어트들은 애초에 장기 프로젝트가 아니었다. 참가자들에게는 의미 있는 연구에 끝까지 참여할 의무도 있었다. 그들의 역할은 아주 짧은 기간 동안 주어진 방법에 따라 다이어트에 성실히 임하는 것뿐이었다. 그럼에도 불구하고 많은 참가자들이 중도 포기를 한 것이다. 자신의 의지만으로 다이어트를 해야 하는 일반인들의 다이어트 실패율은 당연히 더 높을 수밖에 없다.

총 68,128명에 이르는 성인들을 대상으로 한 53개 연구들을 취합한 메타분석 연구를 주도한 케빈 홀(Kevin Hall) 박사는 어떤 다이어트 방식을 채택하든 장기적으로 다이어트를 하는 것은 매우 어렵다는 결론을 냈다. 신체의 요요현상을 피해가는 사람들조차도 영양가 있는 다이어트를 유지하는데 어려움을 보였다. 습관을 완전히 바꾸지 못했기 때문이다.

비만 문제가 여전히 해소될 기미가 보이지 않는 가운데 인간은 왜 자꾸 같은 실패를 반복하는 것일까? 바로 잘못된 원인을 탓하고 있기 때문이다. 우리가 맹신하는 시중의 다이어트들은 서로를 깎아내리고 비난할 뿐이다. 저칼로리 다이어트는 저지방 다이어트가 잘못되었다고 하고 저지방 다이어트는 팔레오 다이어트에 문제가 있다고 지적한다. 이는 테니스채를 뚫고 나온 공을 탓하는 행위나 다름없다. 찢어진 테니스채를 튼튼하게 고쳐 공이 뚫고 나올 걱정이 없도록 하는 게 먼저일 것이다.

다이어트 업계의 문제는 우리가 먹는 다이어트(명사)에 있기보다 다이어트(동사)라는 전략에 있다. 만약 중도포기 없이 다이어트를 지속한다면 우리는 어느 정도 효과를 볼 수 있을 것이다. 하지만 억지로 한다고 해서 끝까지 다이어트를 지속할 수 있는 게 아니다. 근본적인 습관과 생리적 시스템을 제대로 바꿀 수 있는 스마트한 전략이 필요하다. 여기서 또 다른 문제가 발생한다. 습관 형성에 관한 기존의 조언들도 효과적이지가 않다는 것이다.(이는 제2장에서 논의를 하겠다). 기존의 조언에 따른 습관 형성법은 체중감량을 위한 해결책과 제대로 통합이 된다 하더라도(물론 그럴 리는 없지만) 제대로 작동하지는 못할 것이다.

앞으로 남은 과제

체중감량을 시도하는 것 자체를 하지 말라는 것이 교훈인가? 만약 다이어트를 통해 체중감량을 시도하는 것이라면 그렇다. 차라리 안 하는 것이 낫기 때문이다. 만약 다이어트를 시도했던 경험이 있다면 다른 형태의 다이어트를 또 시도하는 것은 더 나은 결과를 가져오지 못할 것이다. 하지만 이 책은 다이어트 서적이 아니다. 따라서 앞서 확인한 다이어트에 관한 부정적인 결론은 이 책에 적용되지 않는다. 작지만 지속적인 습관의 변화가 체중에 미치는 영향에 관한 연구는 그리 많지 않다. 나는 어렵게 몇 개를 찾을 수 있었다.

한 연구는 세 유형의 그룹을 관찰했다. 결론부터 얘기하자면, 전통적인 다이어트들을 시행한 그룹보다 사소한 습관의 변화를 유도한 그룹이 훨씬 더 많은 몸무게를 감량했다. 아쉬운 점은 연구가 세달 밖에 지속되지 않았다는 것이다. 만약 좀 더 긴 시간에 걸쳐 연구가 진행되었다면 훨씬 유용했을 것이다.

잘 알려지지 않은 또 다른 연구는 꾸준한 다이어트와 성공적인 체중감량 사이에는 깊은 상관관계가 존재한다는 것을 밝혀냈다. 연구진은 미국체중조절등록연구소(National Weight Control Registry)에 등록된 사람들 중 다이어트에 성공한 이들을 관찰했다. 그 결과 주말을 포함한 일주일 동안 꾸준히 다이어트를 한 이들이 주중에만 다이어트 더 엄격하게 시도한 사람들보다 몸무게의 변화를 2kg 안팎으로 유지하는 경우가 1.5배 높은 것으로 나타났다.

지속적이고 반복적인 행동은 습관을 변화시킬 수 있는 핵심 요인이기도 하지만 습관이 변화하고 있다는 증거이기도 하다. 다이어트를 위해 특정한 식단을 억지로 차용하는 사람들은 결국 그 식단을 깨고 먹고 싶은 것을 마음대로 먹는 '반칙 날'을 가지게 되는 경우가 많았다. 하지만 체중감량에 성공하는 사람들은 습관 형성의 힘을 사용해 선호하는 음식 자체를 바꾼다.

이젠 접근 방식을 바꿀 때가 되었다. 이 책의 제목대로 '사소한 습관'을 위한 시간이 온 것이다. 인류가 직면한 비만이라는 거대한 문제를 해결하기 위해 이제부터 아주 작은 변화들 하나씩 일으킬 것이다. 이를 통해 체중감량을 위한 완전히 다른 접근 방식을 경험하게 것이다. 어느 음식을 섭취하라는 따위의 조언이 아닌 식습관을 근본적으로 변화시킬 수 있는 전략을 배우게 될 것이다.

이 책은 나의 처음이자 마지막 체중감량에 관한 책이 될 것이다.(패러디를 쓰지 않는 이상) 익스트림 스무디 지방 폭파 슬림 디톡스 다이어트 20 : 14일 만에 체중감량하기! 따위의 후속편은 없다. 그러니 독자들을 속일 생각은 없다. 나의 가장 큰 인센티브는 많은 이들의 몸과 마음을 자연스럽게 변화시키는 것이다.

체중감량과 사소한 습관들의 연결고리

성공적인 체중감량을 위해서는 완전히 새로운 습관들이 필요하다. 지금 우리의 몸무게는 모든 습관들의 산물이다. 따라서 지금부터 새로운 습관을 도입하면 또 다른 결과가 나타날 것이다. (이상적으로 체중감량이라는 결과가 어느 정도 나타나길 바란다).

사소한 습관은 건강한 삶을 위한 틀을 만들어 줄 것이다. 하지만 새로운 습관을 길들인다고 무조건 살이 다시 안 찐다는 보장은 없다. **체중이 증가하는 것으로부터 완전한 면역력을 가진 사람은 없다.** 마찬가지로, 시간이 흐름에 따라 과거의 습관으로 회기하지 않을 것이란 법도 없다. 시금치를 좋아하는 습관이 생겨도 건강에 좋지 못한 음식들의 맛에 여전히 끌릴 수 있기 때문이다. 체중감량을 위해 새로운 습관들을 터득하는 것은 성벽을 세우는 일과 같다. 공격을 받으면 상처를 입는 성벽처럼 체중감량을 위한 습관들도 각종 문제들의 공격으로부터 완전히 자유로울 수는 없다. 하지만 사소한 습관들로 만들어진 성벽은 다른 어떤 성벽보다 강한 것은 사실이다.

지속적인 변화를 위한 단 한 가지 조건

지속적인 변화를 위한 조건은 딱 한 가지다. 바로 꾸준한 노력이다. 이 책은 이 요구사항이 충족된다는 전제를 두고 디자인되었다. 그 이상, 그 이하도 아니다. 꾸준한 노력은 습관을 바꾸는 가장 단순하면서도 중요한 수단이다. 꾸준한 노력의 힘을 보여주기 위해 나의 실제 경험들을 얘기해주고자 한다. (이 책을 쓰고 있는 지금도 나는 다음 습관들을 2년 넘게 유지해 오고 있다).

- 지난 2년 동안 꾸준히 헬스장에 가는 버릇을 유지했고 현재 나의 몸은 최상의 상태를 유지하고 있다.
- 지난 2년 동안 한 주도 빠짐없이 블로그에 글을 게재했고 그 결과 두 권의 세계적인 베스트셀러 책을 출판할 수 있었다.

- 현재 나는 1년에 12권에서 20권 정도의 책을 읽는다. 2년 전에는 1년에 1권 정도만 읽었다.

나의 과거에 비하면 엄청난 변화들이다. 이를 위해 나는 다음과 같은 규칙을 만들어 실시했다.

- 운동을 위한 사소한 습관 : 하루에 최소 윗몸 일이키기 한 개
- 글쓰기를 위한 사소한 습관 : 하루에 최소 50개 단어 쓰기
- 독서를 위한 사소한 습관 : 하루에 최소 2페이지 읽기

위 3가지 습관들을 꾸준히 실천한 결과 나는 인생의 가장 의미 있는 변화를 이룰 수 있었다. 놀랍게도 위 습관들은 실천하는 데는 하루에 5분도 채 걸리지 않았다. 이것이 바로 사소한 습관이다. 작고 사소한 습관들을 통해 나는 나보다도 큰 인생의 변화를 경험하는 사람들을 것을 보았다. 이 책이 시중에 나오기 전부터 이미 사소한 습관들의 비밀을 알았던 이들도 분명 있을 것이다. 나는 그것이 참 대단하다고 생각한다. 브라보!

사소한 습관들이 모여 엄청난 결과를 만들어내기까지의 과정은 어떻게 이루어질까? 다음 주제는 누적의 힘이다.

누적의 힘

31일 동안 매일 곱빼기가 되는 1원과 단번에 손에 넣을 수 있는 500만원 중 선택을 할 수 있다고 상상해보자. 이론적으로 따졌을 때는 매일 곱빼기가 되는 1원을 선택하는 것이 옳다. 왜냐면 31일이 지나면 1원은 1000만원이 되어 있을 테니 말이다. (예시를 제공한 '누적 효과

(The Compound Effect)'의 저자 다렌 하디(Darren Hardy)에게 감사함을 표한다. 이 안에 인생의 문제와 답이 모두 들어 있다.

인생의 모든 문제의 해결책은 작은 선택들을 누적하여 원하는 삶의 방향으로 나아가는 것이다. 문제는 이 같은 해결책이 평소에는 잘 보이지 않는다는 것이다. 우리는 눈앞에 보이는 500만원에 쉽게 집착을 하게 되는 반면, 작지만(반대로) 강력하고 누적 가능한 변화들에는 매력을 덜 느끼게 된다.

이를 몸무게에 대입을 해 보자. 매달 1kg씩 찐다고 하면 1년 동안 12kg이 찌게 될 것이다. 반대로 한 달에 1kg씩 빠진다면 똑같이 12kg이 빠질 것이다. 작은 1kg이지만 결과는 24kg이나 차이가 나는 것이다. 1kg의 변화는 하루만에도 일어날 수도 있다는 점을 감안하면 어마어마한 변화를 예상해 볼 수 있다.

1kg의 증량 혹은 감량은 직선상의 움직임이다. 그 직선상에서 앞으로 나아간다는 것은 그날의 기분 또는 축적된 노하우 등에 의해 기하급수적으로 진행되는 경우가 많다. 지금보다 12kg 더 가벼워진 몸을 상상해보라. 어떤 기분이 들까? 그 기분은 신체 에너지에 어떤 영향을 미칠까? 자존감에는 어떤 영향이 있을까? 앞으로 나아가는데 필요한 동기부여와 의지력에는 어떤 영향을 미칠까? 직선상에서 진전을 하느냐 후퇴를 하느냐에 따라 매달 1g의 감량 혹은 증량은 1년 후, 육체적으로나 심리적으로 어마어마한 차이를 만들어낼 것이다.

음식과 운동에 관한 우리의 선택은 매달 늘거나 줄어드는 1kg보다도 더 큰 변화를 만들어낼 것이다. **1kg의 변화가 이처럼 커다란 결과를 만들어낼 수도 있다는 사실은 매 식사 또한 매우 중요하다는 것을 시사한다.** 가장 사소한 선택들이 모여 가장 큰 변화를 만들어낸다.

한 달에 무조건 1kg씩 빼라는 얘기가 아니니 오해하지 않길 바란다. 우선 이를 목표로 삼기에는 기준이 애매하다. 누적을 통해 큰 결과를 얻는 것은 좋지만 이를 이루기 위해서는 명확한 시작점이 있어야 한다. 1원을 매일 곱해서 저축을 하면 31일이면 1000만원이 된다. 만약 0원을 매일 곱빼기로 저축을 하면 결과도 0원일 것이다. 그 작은 1원은 그냥 중요한 1원이 아니다. 전부이다.

영구적 변화

만약 이 책이 제안하는 사소한 습관들을 섭렵한다면 완전히 새로운 사람으로 태어나게 될 수 있다. 당연히 그리고 자연스럽게 당신은 좀 더 건강한 버전의 삶을 살 수 있게 될 것이다.

이 내적 변화는 실제 체중감량 보다도 중요하다. 현명한 사람들은 이미 다 알겠지만 외모보다 중요한 것은 내면이다. 세월을 이길 수 있는 사람은 없다. 그러니 외모만 신경 쓸 생각이라면 이미 패배한 싸움이다. 우리 모두가 원하는 꿈의 바디를 위해 아예 노력하지 말라는 얘기가 아니다. 내면보다 외면을 더 중시하는 접근 방식은 실패할 확률이 높다는 얘기다.

다이어트 약이나 수술 또는 단식 등으로 살을 빼는 사람은 단기간에 나타나는 결과를 보고 금방 신이 날 수도 있다. 하지만 몸무게가 금세 되돌아오면 큰 좌절감을 느끼게 된다. 인생을 실질적으로, 근본적으로 변화시키면 내면의 성장이 가져오는 행복감이 얼마나 큰지 깨닫게 될 것이다. 이를 통해 우리는 **자아실현**을 할 수 있다. 지금은 이 말을 믿지 못할 수도 있다. 하지만 저울에 나타나는 숫자보다 이 책의 메시지에 귀를 더 기울여주길 바란다.

다음 장에서는 변화가 일어나는 과정에 대해 논의를 할 것이다. 구체적인 체중감량 법에 대해 알아보기 전에 우리는 습관과 변화에 관한 철학을 먼저 이해를 할 필요가 있다. 습관의 변화가 없다면 세세한 계획을 짜는 것은 무의미하다. 그러니 필요한 순서부터 차근차근 살펴보도록 하자.

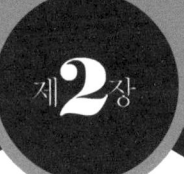

제**2**장

몸이 변하기 전 뇌가 먼저 변한다

동기부여라고? 당장 꺼져라!

"이성보다 강한 것은 습관이다."
조르가 산타야나(Georga Santayana)

변화가 일어나지 않는 이유

이 책은 다음과 같은 내용들은 다루지 않는다.

- 세상에 단 하나뿐인 다이어트식 조리법
- 가장 완벽한 칼로리 계산법
- 모든 다이어트를 눌러버릴 최고의 다이어트 법
- 비만의 주적은 탄수화물이라는 고리타분한 시각

다른 다이어트 서적들과 달리 '아하!'를 외치게 하는 이 책의 요인은 따로 있다. 바로 **지속적인** 변화를 위한 실질적이고 바로 실천할 수 있는 전략들을 제시해 준다는 점이다. 특정 음식들의 효과와 영양에 대해서도 간간히 얘기를 하긴 하겠지만 강요하지는 않는다. 만약 잘 맞는 다이어트(명사)가 있다면 여기서 제시한 전략들과 얼마든지 융합해 보길 권한다. (그들이 제시하는 전략은 버리고 사소한 습관을 기르도록 하라.) 체중감량을 위한 기본적인 상식들을 아는 것보다 중요한 것은 평소의 습관을 얼마나 완전하게 바꿀 수 있는가이다.

30일 이내에 성과를 얻을 수 있다고?

어떤 다이어트 서적에 'XX일 안에 XX킬로그램 빼기'라는 문구를 본다면 당장 태워 버리도록 해라.(혹은, 온라인에서 같은 내용을 발견한다면 째려보아라). 제발 7일, 10일, 21일, 혹은 30일이라는 숫자에 현혹되지 않길 바란다. 30일 안에 살을 빼기 가장 적합 때는 살 수 있는 날이 30일밖에 되지 않을 때이다. 평균 28,000여 일을 살면서 고작 30일로 변화를 꾀한다는 것은 말이 안 된다.

30일 동안 다이어트를 함으로써 새로운 습관을 만들고 동기부여가 이어지면 다이어트가 끝난 이후에도 일궈낸 변화를 유지할 수 있을 것이라는 이론이 이해는 간다. 하지만 습관이라는 것은 30일 또는 21일[2] 안에 만들어지는 것이 아니다. 그러하다고 과학적으로 증명이 된 것도 아니다. 2009년 한 연구에 의하면 하나의 새로운 습관을 형성하는 데는 최소 18일에서 최대 254일이라는 넓은 범위의 시간이 걸리는 것으로 나타났다. 평균적으로는 66일 정도가 걸리는 것으로 드러났다. 이는 두 가지 시사점이 있다. 뇌는 아주 천천히 움직인다는 것, 그리고 그 움직이는 속도는 사람마다 가지각색이라는 것이다. 따라서 30일 안에 새로운 습관이 생긴다는 것은 어불성설이다.

더 나아가, 사람들은 30일 간의 도전을 일부러 강도를 높이는 경향이 있다. 정해진 짧은 기간 동안만 고생을 하면 되니 그런 것이다. 이는 습관의 형성을 더욱 어렵게 만든다. 위에 언급된 같은 연구에 의하면 습관이 형성되는 시간은 그 습관을 시행하는 것의 난이도에 크게 영향을 받는 것으로 나타났다. 우리의 뇌는 매일 물을 한 잔씩 마시는 것과 같이 비교적 수월한 습관은 쉽게 습득한다.(연구에 의하면 물 마시는 습관은 20일이면 형성이 된다.) 하지만 매일 저녁 식사 후 두 시간 가량 거꾸로 선 쿵푸 자세를 연습하는 것처럼 어려운 과제는 몸이 쉽게 익히지 못한다.

중국 춘추시대의 전설적인 무인이었던 손자는 이런 말을 한 적이 있다. "전쟁의 승자는 이미 승리를 한 상태로 전투에 나가고 전쟁의 패자는 전투에 나간 뒤에야 이길 생각을 한다." 변화라는 것은 고작 30일간의 고통을 감내한다고 일어나는 것이 아니다. 전투가 시작되기 전 미리 이길 수 있는 전략을 세울 줄 알아야만 승리라는 성과를 얻을 수 있다. 이를 인간인 우리에게 적용해 보자. **체중을 감량하기 위해서는 몸보다 뇌를 먼저 바꿔야 한다.**

뇌가 변하는 과정

현재 몸의 상태가 뇌 상태의 결과라면 뇌는 어떻게 변화해야 하는가?

우리의 잠재의식을 조정하는 뇌는 우리 몸의 리더이다. 우리는 뇌를 이길 수가 없다. 따라서 뇌의 특성을 잘 이용하며 변화를 주는 전략을 쓰는 것이다. '더 간절해야만 이루어진다.'와 같은 모호한 문화적, 사회적 욕구로는 부족하다.

뇌의 본성은 무엇일까? 인간의 뇌는 천천히 움직이는 기계와 같다. 이는 좋은 일이다. 우리의 뇌가 하루 밤 사이에 완전히 변하는 습성이 있다면 인간은 **매우 불안정적일 것이다**. 아침에 일어나 커피를 마시며 신문을 읽고 베이글을 하나 먹은 뒤 강아지를 산책시킨 다음 뉴스를 보는 것이 당신의 통상적인 하루 일과라고 생각해보자. 그러다 어느 날, 새벽 3시에 긴급한 전화를 받고 이웃집의 상황을 살피러 집

밖으로 나가야하는 상황이 벌어졌다고 상상해보라. 만약 당신의 뇌가 이 새로운 루틴에 순식간에 적응하여 매일 새벽 3시에 깨는 버릇이 생긴다면? 아무도 이런 습관이 형성되는 것은 원하지 않을 것이다. 그러니 뇌가 하나의 습관에 익숙해지기 위해선 이보다 많은 반복 절차가 있어야한다는 것은 어찌 보면 다행한 일이다. 뇌가 천천히 변함으로써 안정적인 삶을 유지할 수 있음에 감사해야 한다.

실제 뇌의 변화 속도는 매우 느리기 때문에 본인도 못 느낄 수가 있다. 이 역시도 좋은 일이다. 변화가 눈에 잘 띨수록 - 예를 들어, 햄버거와 감자튀김을 주식으로 먹다가 갑자기 '오직 초록 주스만' 먹는 식단으로 바꾸었을 때 - 뇌는 그 변화를 막기 위해 더 강하게 반응을 할 것이기 때문이다. (좀 더 명확하게 설명하자면, 정기적으로 섭취하는 식단에 야채 주스를 더하는 것은 추천할 만한 일이다. 하루 이틀 주스만 먹는 것도 어느 정도 건강에 좋은 효과를 얻을 수 있다. 하지만 체중감량을 위한 지속적인 방법으로는 절대 추천하지 않는다.)

'동기'라는 이름의 폭군

이제 인류의 어두운 비밀을 하나 알려주고자 한다. 대부분의 사람들은 최악이다. 말을 끝까지 마칠 수 있게 기회를 달라. 목표를 이루는 데 최악이다. 예를 들어, 신년 계획이라는 것은 92%의 실패율을 자랑하는 것으로 알려져 있다.

변화라는 것은 원래 실패할 확률이 높다. 그리고 실패를 했을 때 사람들은 흔히 그 사람의 게으름을 탓하곤 한다. 하지만 대부분의 계획들이 실패를 하는 이유는 뇌가 변화하는 속도에 맞게 계획이 제대로 설계되지 못했기 때문이다. 무리한 계획을 뇌에 강요를 하는 것은 마치 날아오는 총알을 입으로 잡으라고 하는 것과 같다. (슈퍼맨이 아닌 이상 이는 불가능하다.) **어떤 해결책의 진정한 가치는 그것의 실행 가능성에 있다. '세상에서 가장 좋은 아이디어'도 실현을 시킬 수 없는 것이라면 쓸모가 없듯이 말이다.**(예를 들면, 순간이동 등이 있다.)

몸을 변화시키기 전에 뇌를 먼저 변화시켜야만 변화가 오래도록 지속될 수 있다. 뇌는 반복되는 행동에 의해 변하기 때문에 다음과 같은 질문이 나올 수 있다. 어떻게 하면 지속적으로 같은 행동을 반복할 수 있을까? 지금까지 배운 내용을 토대로 답은 쉽게 나온다.

의지와 동기는 행동을 의식적으로 취하게 하는 원동력이다.(여기서 행동은 습관을 말하는 것이 아니다). 동기는 어떤 행동을 하고자 하는 욕구이고 의지는 감정과 무관한 일종의 결단이다. 시중에 존재하는 거의 대부분의 자기계발 서적(다이어트 서적 포함)은 최대한의 동기를 끌어 모아보고 그것이 부족하다면 의지력으로 버티라고 가리킨다. 하지만 동기에 먼저 의지하는 것은 그다지 좋은 생각이 아니다.

동기부여의 허황된 인기

남에게 동기부여를 하는 것을 업으로 하는 강연자들은 많이 보았을 것이다. 정말 궁금해서 그런데, 인간의 절제력과 의지력에 대해 강연을 하는 사람의 수를 세어보았는가? 시중의 수많은 자기계발 서적, 웹사이트 그리고 팟케스트까지 모두 동기부여 이외의 주제를 논하는 경우는 거의 없다.3)

한 가지 분명히 할 것이 있다. 동기부여라는 개념이 인기가 있는 이유는 그것의 실제 효과가 아닌 기대 효과로 가치가 매겨지기 때문이다. 하나의 성공적인 사례 뒤에는 실패 사례가 수없이 많이 숨겨져 있다. 만약 한 전략이 2%의 성공률을 가지고 있는 어떤 아이디어가 있다고 하자. 만약 2%를 제외한 나머지 98%의 실패율을 무시하면 그 아이디어가 가진 효과에 대한 인식은 크게 달라질 것이다.(실제로도 그래왔다.) 세상은 실패에 관한 이야기를 쓰는 것을 싫어한다. 하지만 당신을 위해 실패에 관한 이야기를 하나 들려주기 위해 내 얘기를 하겠다. 나는 지난 10년 동안 '동기 부여'를 얻기 위해 노력했음에도 그만한 성과를 거두지 못했다.

우리를 기만하는 성공률은 한 사람 단위로 측정되는 것이 아니다. 사람들은 그들의 삶 속에서 미시적으로 같은 현상을 경험하게 된다. **어떤 특별한 동기를 느껴 목표를 달성한 날 우리는 흔히 '동기가 실천의 열쇠구나!'라고 착각하기 마련이다.**

한 번 성공했던 수단에 눈길이 계속 가는 것은 자연스러운 일이다. 살을 빼야겠다는 동기를 부여받은 뒤 건강한 식사를 섭취했다면 자연스럽게 부여받았던 동기에 그(건강한 식사를 한)공을 돌리게 될 것이다. 과거에 성공을 했다고 느꼈던 경험이 있다면 그것을 최대한 모방하고자 할 것이다. 그렇지 않은가? 그렇다. 하지만 이것이 실제로 효과가 있으려면 (하나의 성공 사례만을 보는 것이 아니라) 전체 기록을 살펴볼 필요가 있다.

하나의 사례를 보고 그것을 일반화하는 행위는 매우 위험하다. 예를 들어 룰렛을 돌려 20이라는 숫자가 나올 경우에 5달러 내기를 했다고 하자. 실제로 20이라는 숫자가 걸려 175달러를 탔다고 해서 그 다음 룰렛 게임에서도 20이라는 숫자가 또 걸릴 것이라고 생각하는가? 혹은 20이라는 숫자가 다른 숫자보다 더 자주 걸린다고 결론을 내릴 수 있는가? 만약 그렇게 생각한다면 라스베가스에 놀러갔다가 파산에 이를 수 있다. 마찬가지로 20일의 아침들 중 단 하루만 '동기가 생겨' 건강한 아침식사를 했는데 그 전략이 성공적이었다고 할 수 없는 것이다. 20일 중 10일을 건강하게 먹었다고 해도 마찬가지다.

어떻게 전략이 성공적이었다고 할 수 있겠는가? 단지 마땅히 먹을 다른 음식이 없었거나 동기부여라는 스스로의 능력을 과대평가 했거나 둘 중 하나였을 가능성이 높다.

좀 더 정확하게 말하자면 나는 동기부여 자체를 부정하는 것은 아니다. 나 역시도 이 책을 쓰면서 끊임이 동기를 부여받는다. 동기를 느끼는 것은 우리에게 매우 좋은 것이다. 다만 습관을 변화시키는 기반으로써는 적절하지 않다는 얘기다. 기반이라는 것은 믿음직스러워야 한다. 하지만 동기라는 것은 쉽게 믿을 수 있는 것이 아니다. 그렇다면 우리는 왜 동기에 그렇게 의존을 많이 하는 것일까?

익숙함이라는 이름의 사기꾼

풀리쳐 상 수상자인 다니엘 카너먼(Daniel Kahneman)은 그의 책 '생각에 관한 생각(Thinking, Fast and Slow)'에서 다음과 같이 말하고 있다. "사람들로 하여금 거짓말을 믿게 하는 좋은 방법은 자주 반복하는 것이다. 왜냐하면 익숙함은 진실과 구분이 어렵기 때문이다." 어떤 아이디어가 많은 인기를 얻기 시작하면 곧 이어 사람들은 그것이 진실이라고 믿게 된다. 변화를 이끌어내는 수단으로 동기부여를 하는 방법이 끊임 없이 언급되는 이유가 여기에 있다(인류는 한때 지구가 납작하다고 믿었지만 이는 반증하기가 훨씬 쉬운 주장이었다).

어떤 동기를 느낀 뒤 목표 성취를 한 경험이 있는 사람들은 그 동기의 몫을 크게 살 것이다. 하지만 진실은? 좋은 습관을 통해 얻은 성취감이 더 큰 동기를 부여해주는 경우가 그 반대의 경우보다 더 많다.

충분히 간절한가?

동기의 힘을 철썩 같이 믿는 메이저 이론들은 우리가 '간절하기만 하면' 뭐든지 바꿀 수 있다고 주장한다. 목표를 이루지 못한다면 그만큼 간절하지 못했기 때문이다. 비만과의 전쟁을 선포한 현대 사회의 실태를 보면 우리는 분명 충분히 간절하지 않은 것이다. 우리 스스로의 생명과 삶의 질을 위해 충분한 동기를 얻지 못하는 현실은 너무나 안타깝다. 그런데 잠깐… 2014년 다이어트 산업은 640억 달러의 수입을 벌어들였다. 그 정도 돈이라면 그들에게 공익은 더 이상 없다고 봐야한다.

 슬픈 사실이지만 지금 이 순간에도 수많은 사람들이 실패 앞에서 스스로를 탓하며 좌절을 하고 있을 것이다. 하지만 그들은 잘못이 없다! 그들은 체중을 줄이기 위해 의지를 가지고 고통을 감내했으며 돈까지 지불했다. 그럼에도 여전히 동기가 부족했다고 할 것인가?4) 사람들은 충분한 동기를 가지고 있다. 단지 불가능한 것을 요구하지 않는 스마트한 전략이 없을 뿐인 것이다.

 동기라는 것을 이해하기 위해서는 2가지 개념을 구분할 필요가 있다.

2가지 종류의 동기

다음 문장들을 한번 살펴보라. 나는 지금 **금연**을 할 것이다. 나는 지금 이 담배를 피울 것이다.

 이 두 문장은 서로 목표가 상반된다는 것 외에도 차이점이 또 있다. 바로 동기의 유형이 서로 다르다는 것이다. 금연을 하겠다는 동기가 '일반 동기'라면 담배를 당장 피우겠다는 의지는 '순간 동기'이다. 예를 들어, 도넛을 먹느냐 마느냐에 대한 선택은 다음과 같은 동기들의 영향을 받을 수 있다.

 • 건강하고 싶다면 먹지 말아야 한다!

- 항상 맛있는 걸 먹자, 먹어라!
- 맛있는 것을 먹으면 기분이 좋아질 것이다, 먹자!
- 다른 친구들도 도넛을 먹을 것이다, 그들과 어울리려면 먹어야 한다!
- 체중이 느는 것을 막고 싶은가? 그럼 먹으면 안 된다!
- 여름이 다가오고 있다, 반드시 후회할 것이다!

스트레스와 내적 갈등, 정서 상태 등도 동기에 영향을 주는 요인이 될 수 있다. 과거의 경험을 생각해보라. 기분이 별로인 날 긍정적인 동기에는 어떤 일이 벌어지던가? 줄어든다. 기분이 좋은 날에는 반대로 하기 싫었던 일도 기꺼이 할 것이다. 가끔 아무 이유도 동기 부여가 되지 않는 경험을 한 적이 있는가? 나도 그랬던 적이 있다. 순간의 동기는 감정의 영향을 많이 받기 때문이다. 이처럼 변수가 많은 순간의 동기는 어지러우며 복잡하고 예상하기가 어렵다.

반면 일반적인 동기는 놀라울 정도로 간단하며 안정적인 성향을 지닌다. 도넛을 먹겠다는 순간의 결정은 어떤 **특정한 상황** 속에서 벌어지는 한편, 일반적인 동기는 평소 도넛에 대한 우리의 생각이 반영이 된다. 즉, 그 **특정한 상황** 밖에서 벌어지게 되는 것이다. '일반 동기'는 이론에 기반을 둔다. 나는 이론적으로 도넛을 포함한 건강에 좋지 않은 음식은 되도록이면 먹지 말자라고 굳게 믿고 있다. 하지만 만약 누군가 도넛 하나를 먹는데 5천 달러를 준다고 하면 나는 하나도 아니고 두 개나 집어먹을 의사가 있다. '일반의지'는 어디까지나 이론적인 것이기 때문이다.

이상 실현에 실패했을 때

맥락을 이해하지 못하는 고립된 상황에 놓인 것이 아니라면 우리는 언제나 일반적인 동기에 기반해 선택을 할 것이다. 하지만 그 강하고 완벽하다고 생각했던 이상적인 '일반 동기'가 실제로 실현이 되려면 '상황'이라는 다리를 먼저 통과를 해야 하는데, 이는 쉬운 일이 아니다.

맛있는 도넛이 눈앞에 놓여 있다고 상상해보자. 나의 내적 갈등을 아는지 모르는지 옆에 있던 친구들이 하나 둘 도넛을 집어 먹기 시작한다. 그 순간 배에서는 꼬르륵 소리가 난다. 도넛을 먹지 않기로 한 '일반 동기'가 당면한 상황에 의해 무너지는 순간이다. 상황이라는 것은 우리의 '일반 동기'를 쉽게 꺾을 수 있는 힘을 가졌다. 사람의 동기에 기반을 둔 전략들이 모두 실패할 수밖에 없는 이유가 여기에 있다.

우리의 '일반 동기'는 우리의 가치관과 삶의 목표에 묶여 있다. '일반 동기'는 우리가 원하는 라이프스타일을 추구하는 이유와도 같다. 따라서 그것을 변화시키는 것은 매우 어렵다. 문제는 이거다. 사람들은 흔히 '건강에 안 좋은 케이크를 먹지 않겠다는 (일반)동기가 나로 하여금 눈앞에 놓인 케이크를 먹지 않도록 (순간)동기를 제공할 것'이라고 생각한다. 이론적으로는 말이 된다. 하지만 '일반 동기'가 '순간 동기'보다 항상 강한 것이 아니다. 삶의 질을 높이는 첫 번째 법칙은 스스로 제어할 수 있는 일들에 집중을 하는 것이다. 따라서 스스로 제어가 가능한 것 (일반 동기)와 제어가 잘 되지 않는 것 (순간 동기)를 **분리**를 해서 생각하는 것이 좋다.

'동기가 있는 삶을 살아라!'라고 외치는 것은 너무나도 많은 변수들을 제어하려는 무모한 행위나 다름없다. 그들은 맥락의 다리를 충분히 건너 이상을 실현할 수 있다고 믿는다. 이런 무모한 생각을 가진 사람이 세상엔 생각보다 많다는 사실은 관점에 따라 매우 슬픈 일일 수도, 아주 웃긴 일일 수도 있다. 키우던 반려견이 갑자기 죽었을 때, 몸과 마음이 아프거나 지친 상태일 때, 유혹을 당했을 때, 또는 '그냥 하기 싫을 때,' 우리의 동기는 패배를 하기 십상이다. 심지어 패배를 하기도 전에 애초부터 존재하지 않았을 수도 있다.

여러 다이어트 이론들이 이처럼 강한 동기를 가지기 위해 강한 동기를 키워라! 라고 주장한다는 점은 참 흥미롭지 않은가? 강한 동기가 생기지 않을 경우에는 도대체 어떻게 해야 하는가? 그저 생기지 않는 동기를 만들기 위해 동기를 또 부여받아야 하는 것인가? 이보다 나은 방법은 틀림없이 존재한다. 하지만 그 방법을 찾기 전에 그 과정을 밟으려는 이유를 이해하는 것이 중요하다.

의지보다 동기를 선호하는 이유

다음 사항을 이해하는 것은 매우 중요하다. 동기라는 것은 '이미 무언가를 원한다'는 뜻을 내포하고 있기 때문에 실천하는 것이 훨씬 수월하다. 이미 원하는 만큼 억지로 무언가를 해야만 하는 고통이 덜하기 때문이다. 동기에 기반을 두고 무언가를 한다는 것은 (심지어 그것이 틀렸을 때도) 언제나 옳다는 느낌이 드는 이유가 여기에 있다.

하지만 사람은 무언가를 하는데 있어 **항상** 동기가 있을 수 없다. 따라서 동기에 의해 항상 행동을 취한다면 여기서 문제가 발생하는 것이다. 올림픽 선수가 동기를 느낄 때만 연습을 했다면 어떻게 되겠는가? 사람들이 원할 때만 세금을 낸다면 또 어떻게 될까? 선수는 시합에서 질 것이고 세금을 내지 않는 국민들은 벌금을 내게 될 것이다. 따라서 동기에 의존하는 것은 결국 실패로 돌아가게 되어 있다. 이 책이 '동기부여'에 강점을 두지 않는 이유가 여기에 있다.

사람들은 어떤 일이든 그것을 행하기 위해서는 동기부여가 필요하다고 말한다. 심지어 손가락을 들 때도 동기가 필요하다고 한다. 이 때문에 우리는 '동기'라는 것을 두 가지로 나누어 구분할 필요가 있다. 어떤 일을 행할 때는 반드시 이유가 있어야 한다. 이는 매우 중요하며 논쟁의 여지가 없는 사실이다. 만약 지금 17번의 점핑 잭을 해야 한다면 이유가 있어야 할 것 아닌가? 하지만 이유가 있다고 그것이 동기보다 항상 강하다는 것은 절대 아니다. 어떤 행동을 취하는 데 아주 합당한 이유가 있어도 하기 싫을 수도 있다. **무언가를 해야 하는 좋은 이유가 있음에도 불구하고 그 일이 하기 싫을 때에도 충분히 그 일을 행할 수는 있다.**

'순간 동기'는 오토바이 엔진과도 같다. 엔진이 돌아가면 즐겁고 기분이 좋지만 이를 주 연료로 쓰면 금방 동이 난다. 동기가 아니라면 무엇에 의존을 해야 할까? 바로 의지이다.

의지

한 가지 실험을 해보자. 만약 누군가가 우리에게 코를 만져보라고 부탁을 한다면 우리는 손을 기꺼이 올려 코를 만져줄 것이다. 코를 만지는 것을 원하지 않더라도 누군가가 부탁을 했다는 이유만으로도 코를 만질 수 있다. 즉, 어떤 행동을 취하는데 무조건 동기가 필요한 것은 아니다.

동기가 없는 상황에서는 우리는 의지를 사용하게 된다. 의지는 동기보다 나은 행동 유도법이다. 왜냐하면 동기가 부족한 경우에도 의지가 있다면 다리를 건널 수 있기 때문이다. 의지가 있다는 말은 다리가 무너지는 상황에 대해서도 준비가 되어 있다는 말이다. 하지만 만약 코를 100번 혹은 1,000번 만지라고 하면 만지겠는가? 30,000번은 어떤가? 아마 그렇진 못할 것이다. 거기까지가 의지의 한계인 것이다.

변화(특히 체중감량과 같은 어려운 도전을 위한 변화)를 위한 전략은 이상적인 조건에서뿐만 아니라 악조건에서도 성공을 할 수 있어야 한다. 의지는 동기가 완전히 없거나 다소 부족한 상황에서도 작용을 한다. 하지만 의지를 우리 전략의 핵심으로 가지고 가려면 그것이 가진 약점도 살펴볼 필요가 있다.

플로리다 주립대의 로이 F. 바우마이스터(Roy F. Baumeister)는 의지라는 개념을 정리한 사람이다. 바우마이스터는 의지력과 관련한 많은 실험들을 개척하며 의지를 이용해 무언가를 하면 다른 일을 시행하기 위한 에너지를 일부 잃는다는 사실을 알아냈다. 의지라는 것은 인간의 근육처럼 훈련을 시킬수록 강해지고 무리하게 많이 사용할수록 약해진다. 이 같은 '고갈 모델'은 지난 수십 년간 가장 지배적인 학설이었다. 이를 증명하기 위해 200여 건이 넘는 다른 연구들이 진행되기도 했다.

자주 인용이 되는 2010년 의지의 '고갈 모델'에 관한 메타분석 결과에 의하면 어떤 특정한 행위에 들어가는 노력, 행위의 난이도, 그 행위로 인한 부작용, 피로, 혈당 레벨 등과 같은 요인들은 의지력에 큰 영향을 가지는 것으로 나타났다. 위 다섯 가지 요인들은 의지력 저하시켰다. 이 요인들이 바로 의지에 기반을 둔 전략을 유지하는 것을 어렵게 하는 장애물들이다. 이 책에서 나는 사소한 습관 전략을 통해 위 다섯 가지 장애물을 넘는 방법을 제시하고자 한다.

물론 의지의 '고갈 이론'에 대해 모든 연구자들이 동의를 하는 것은 아니다.5) 하지만 '의지력은 무한하지 않다'라는 논지와 '의지력도 고갈 된다'는 논지는 엄연히 다르다. 습관을 변화시키는 전략은 모든 악조건에서도 성공을 해야 하므로 의지가 낮은 상태를 전제로 전략을 짜는 것이 좋다.

의지력은 상대적이다.

의지는 액션에 따라 상대적 강도를 가진다. 코를 만지는 행위는 싫어도 수십 번은 억지로 할 수 있겠지만 450쪽 짜리 소설을 한 번에 수십 권을 쓰라고 하면 할 수 있겠는가? 비교적 수월한 미션을 수행할 때 우리는 스스로의 의지가 충분하다고 느낄 것이다. 반면, 어려운 미션일수록 의지가 약해지는 것을 느낄 수 있다.

사람들은 '의지 저장소'의 개념에 초점을 두는 경향이 있다. 마치 어떤 일의 승패가 이 '의지 저장소에 보관된 의지의 양'에 달려 있다고 믿는 것이다. 이 생각이 얼마나 어처구니가 없는 생각인지 보이는가? 하지만 이는 상상력에 불과하다. 의지의 한계선은 우리가 가진 목표보다 훨씬 덜 중요하다. **우리는 우리 스스로 의지의 강도를 정할 수 없다. 하지만 목표는 우리 스스로 정할 수 있다. 그리고 선택한 목표에 따라 의지는** 상대적인 힘을 가지게 된다.

의지가 어떻게 고갈되는지, 언제 고갈이 되는지, 또, 고갈 될 수 있다는 사실 자체에 대해 걱정할 필요가 없다. 대신 사소한 습관들을 통해 모든 조건에서도 성공할 수 있는 전략을 세워보자. 사소한 습관들은 동기와 의지가 둘 다 적은 상태에서도 얼마든지 실천할 수 있다.

사소한 습관은 성공 가능성을 높여준다.

인간에게 가장 중요한 두 가지 시나리오는 의지가 낮은 상황이거나 동기가 아주 많이 부여된 상황이다. 의지력이 낮을 때는 지는 것을 피하는 것이 좋다. 동기가 높은 상황에서는 앞으로 진전할 수 있는 기회를 극대화시키는 것이 좋다. 이 두 상황에도 사소한 습관들이 도움이 된다.

　사소한 습관이란 '억지로 하는 행동'이지만 저항 강도가 매우 낮아 의지나 동기가 없어도 충분히 완수 할 수 있는 습관들을 말한다. '엄청난 행동'을 행하기 위한 '엄청난 결의'를 요하는 동기부여 시스템과 달리 사소한 습관은 어떤 상황에든 수행하거나 어떻게든 **끼워 넣**을 수 있다. (단순히 달성하는 것이 아닌 **끼워 넣**을 수 있다.) 이 같은 사실이 가진 힘이 얼마나 막강한지 생각해보라. 기분이 최악인 날에도 앞으로 나아갈 수 있다면, 우리를 막을 수 있는 장애물이 무엇이 있겠는가? 소행성이 지구에 떨어져도 멈추지 않고 할 수 있는 것이 바로 사소한 습관이다.

　동기가 최고조로 부여된 날에 수행하는 사소한 습관에는 한계가 없다. 이런 날은 사소한 습관을 여러 번 반복(보너스 랩)할 수 있는 여력이 있는 날이다. 예를 들어, 1분 동안 명상을 하는 것이 당신의 사소한 습관이라면 이런 날에는 두 시간 넘게, 원하는 만큼 명상을 해도 상관이 없다.

　원하는 변화를 충분히 이룰 수 있을 것 같다는 기분을 상상해보라. 대부분의 조언들은 목표를 높이는 것에 중점을 두기 때문에 이같은 상상은 대부분의 사람들이 경험하는 것과 다른 느낌일 것이다. 대부분의 조언은 목표를 겨우 이루기 위해 더 위대해져야 한다고 말한다. 하지만 모든 사람에게는 기운이 도무지 안 나는 그런 날들이 있다. 혹은, 키우던 앵무새가 죽는 그런 날도 있을 것이다. 그런 날들에는 목표를 생각하고 마주하는 것만으로도 벅찰 것이다. 사소한 습관은 다르다. 사소한 습관을 실천하면 언제나 성공할 수 있으며 언제나 강할 수 있고 언제나 앞으로 나아갈 수 있다. 체중감량에 있어 이보다 중요한 동력은 없다.

'더 간절하라.'고 요구하는 책들은 이제 믿지 말자. 어떤 목표를 실현시키기 위해 책까지 구입한 독자에게 더 노력하라고 말하는 것은 예의가 아니지 않는가? 나는 그렇게 생각한다. 좀 더 건강하고 좀 더 아름다워지고 싶어 하는 당신의 열망을 나는 의심하지 않는다. 많은 사람들은 이미 체중감량을 간절히 원하고 있다. 이를 이루지 못하는 이유는 충분히 간절하지 않아서가 아니다. 그들이 채택 하는 시중의 전략이 잘못되었기 때문이다. 사소한 습관과 스마트한 전략, 그리고 조금의 의지만 있다면 얼마든지 목표를 이룰 수 있을 것이다.

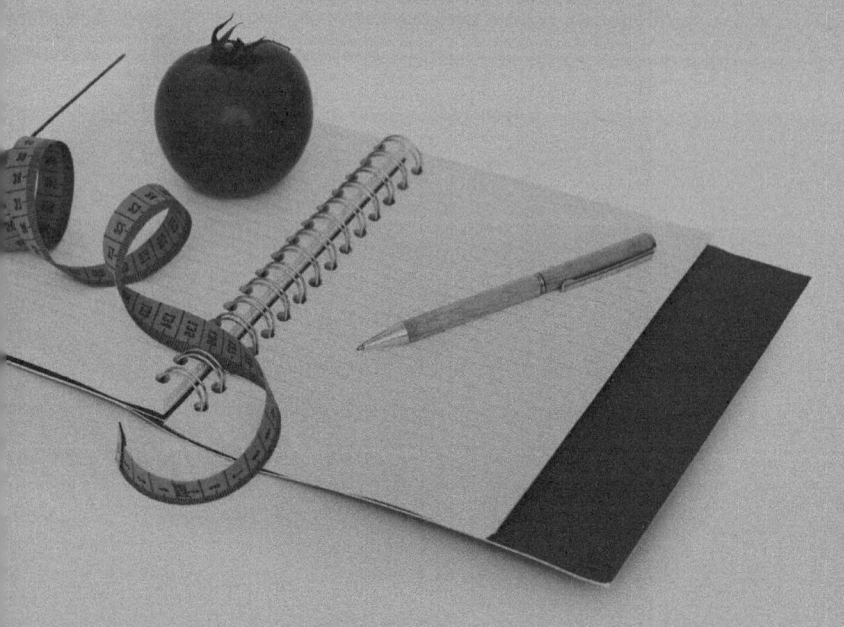

제**3**장

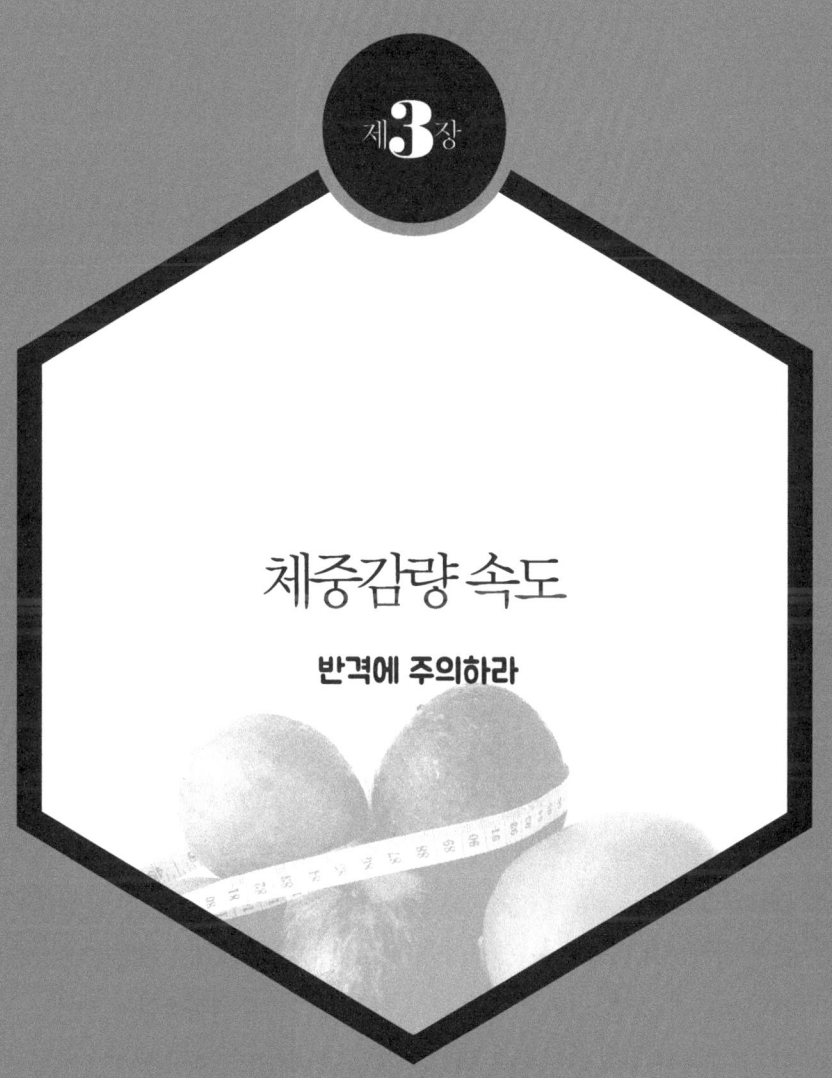

체중감량 속도

반격에 주의하라

"건강에 관한 책을 읽을 때는 조심하라.
오타 하나가 사람을 죽일 수도 있다."
마크 트웨인(Mark Twain)

Mini Habits for Weight Loss

체중증가의 비밀

이 책을 읽고 있다는 사실에 비추어봤을 때 당신은 틀림없이 체중감량을 원하고 있을 것이다. 하지만 그런 전제를 무시하고 흥미로운 시사점을 던져보겠다. 만약 우리 모두 체중이 증가하길 원하고 있다면 상황은 어떻게 달라질까? 헛소리 같겠지만 한 번 잘 들어보길 바란다. 왜냐하면 지금부터 체중감량에 대한 당신의 생각이 완전히 바뀔 것이기 때문이다.

나는 지금 근본적인 변화에 관한 이야기를 하고자 하고 있다. 왜냐하면 체중을 늘어나는 것과 체중이 줄어드는 것은 똑같은 몸의 변화를 의미하기 때문이다. 목표는 상반되지만 이 두 과정은 같은 근본적인 요인을 갖추고 있다. 바로 몸이 기존과 다르게 변화한다는 점이다. 그렇다면 사람들은 주로 어떤 과정을 통해 살이 찌고 비만이 되는 것일까?

그들은 1월 1일 주먹을 쥐고 일어나 '그래, 올해는 35g을 더 찌우겠어!'라고 다짐을 할까?

페이스북에 다음과 같은 장황한 글을 남길까? '안녕하세요? 제가 지금부터 조금 진지한 얘기를 하려고 합니다. 오늘부터 밀크셰이크 다이어트를 시작해 매주 5kg씩 찔 생각입니다. 모두 응원해주세요!'

갑자기 강한 의지를 느껴 자다가 일어나 치즈버거와 감자튀김을 섭취할까?

소파에서 다시는 일어나지 않을 것이라고 다짐을 할까?

그렇지 않다. 살이 찌는 것은 모두 자연스럽게 일어난다. 천천히 조금씩, 조금씩 눈에 보이지 않게 몸의 변화가 나타나는 것이다.

사람들은 살이 빠지는 방식과 동일한 방식으로 살이 찐다. 작고 사소한 라이프스타일 상의 선택들이 시간이 지나면서 커다란 신체의 변화로 이어진다. 수많은 '단기 체중감량' 서적들이 말하는 진짜 변화는 갑작스러운 행동양식의 변화에서 비롯되는 것이 아니다. 작은 변화들이 천천히 모여 우리의 몸은 변화한다.(이는 우리가 의도한 것이 아닐 수도 있다.) 우리의 현재는 과거부터 오늘까지 이어진 습관들의 결과이다. 습관의 힘을 빌려 잘만 다루면 미래의 긍정적인 변화도 얼마든지 일궈낼 수 있다.

우리의 몸은 변화를 원하지 않는다.

2006년 듀크 대학교의 연구에 의하면 습관의 45%를 인간의 잠재의식이 조정하는 것으로 나타났다. 이미 앞에서 언급했지만 인간의 잠재의식은 반복적으로 돌아가는 기계와도 같다. 즉, 변화를 싫어하며 이에 저항하는 습성을 가졌다. 이는 목표 달성을 무척 힘들게 한다. 왜냐하면 모든 목표는 변화를 필수로 하기 때문이다.

잠재의식의 저항 이외에도 극복해야 하는 것이 하나 더 있다. 바로 생리적 저항이다. 체중감량 전문가들은 이를 두고 '지방 설정 값(set point)'라고 부른다. 이 설정 값은 몸이 유지하고자 하는 현재의 지방 양을 의미한다.

시중에서 파는 책들은 이 설정 값과 싸워 이길 것을 우리에게 요구한다. 다만, 그리 현명하지 않은 방법으로 말이다! 앞서 언급했던 칼로리 제한법이나 요요 다이어트 법과 같은 방식들은 굶주림에 대해 신체의 반응을 유발함으로써 이 설정 값을 더 **높이는** 역할을 한다. 지방의 설정 값은 매우 끈질기기 때문에 수술로도 바꿀 수 있는 것이 아니다.

지방흡입은 소용이 없다.

지방흡입술을 수술을 통해 몸에서 지방을 제거하는 의료 행위를 가리킨다. 하지만 이 역시 지방의 설정 값 때문에 효과가 없다. 콜로라도 대학교에서 진행한 한 연구에 의하면 지방흡입술을 받은 사람들의 몸무게가 수술 1년 후, 제어 집단의 몸무게와 다를 바가 없다는 사실을 알아냈다. 비만을 연구하는 이들에게는 전혀 놀라운 결과가 아니었다. 몸에 지방이 축적되는 것은 중추 신경계의 관할이라는 사실이 증명된 오늘 날에는 더욱 그렇다.

오히려 더 놀라운 것은 지방흡입술의 인기가 여전히 높다는 사실이다. 2014년에는 미국인들 사이에서 가슴확대 수술과 코 성형수술 다음으로 지방흡입술이 가장 인기가 좋은 것으로 나타났다. 게다가 가장 인기가 좋은 다섯 가지 수술 중, 전년도 보다 건수가 늘어난 유일한 수술이기도 했다.

지방을 인위적으로 제거한 다음에도 다시 살이 찌는 이유는 음식 섭취량의 증가라는 단순한 원인에 있다. 쥐를 대상으로 한 연구(쥐 실험에 대해 더 듣고 싶은가? 그럼 그렇지!)에 의하면 지방을 제거한 쥐들은 수술 이후 먹는 양이 수술을 받지 않은 쥐들에 비해 많이 느는 것으로 나타났다. 지방 조직의 변화와 먹이의 섭취량에는 명확한 역전관계가 있었다. 어떤 사람들은 이 사실을 보고 칼로리를 제한하면 되지 않겠냐고 말할 것이다. 하지만 이는 핵심을 완전히 벗어난 생각이다. 이는 칼로리를 제한하는 다이어트 방식에 대한 또 하나의 경고가 아닐 수 없다.

수년 간 비만 연구를 해온 마운트 시나이 약학 대학교의 살란스(Salans) 박사는 "몸무게에 대한 몸의 규칙은 너무나도 복잡하여 외부 어떤 요인으로 인해 변화가 생기면 이를 무효화시키기 위해 또 다른 변화가 이루어진다."고 말했다.

인간의 몸은 균형을 요구한다.

이제부터는 한 발짝 떨어져서 '균형'이라는 더 넓고 포괄전인 개념에 대해 살펴볼 차례이다. 우리의 몸은 균형을 유지하기 위해 다음과 같은 방식으로 변화에 맞서 싸운다. 다음 사실들이 기반을 둔 개념들을 익히고 과거에 행했던 극단적인 다이어트 법들에 대해 다시금 생각해보라.

- 설탕 혹은 탄수화물을 섭취했을 때 우리의 몸은 지방을 포도당으로 전환시켜 몸에 보관한다. 이는 적절한 에너지와 몸의 기능을 유지하기 위해서다. 이를 우리는 케토시스(Ketosis)라고 한다.
- 설탕 혹은 탄수화물을 섭취할 때 우리의 몸은 적절한 양의 인슐린을 분비하여 포도당의 에너지를 세포가 활용할 수 있도록 한다. 이는 혈당치를 정상화 시키는 역할을 한다.

- 콜레스테롤을 많이 섭취한 날, 간은 콜레스테롤을 덜 만든다. 반대로 콜레스테롤을 적게 섭취한 날에는 간이 이를 보충한다. 콜레스테롤이 많이 함유된 계란과 같은 음식이(콜레스테롤 수치를 높이지 않으면서) 건강에 좋은 식품에 속하는 이유가 여기에 있다.
- 피를 뽑은 날 몸은 혈액의 양이 정상으로 돌아올 때까지 더 많은 적혈구와 백혈구, 그리고 혈소판을 생산한다.
- 운동(에너지의 방출)을 열심히 하면 배가 더 고파진다(에너지의 보충).
- 살짝 굶게 되면 우리의 호르몬은 음식을 섭취할 때까지 배고픔을 더 느끼게 한다. 이는 과식의 원인이 되기도 한다.
- 굶어서 살을 급격히 빼게 되면 우리의 몸은 칼로리를 더 느리게 태운다(에너지 효율성).
- 섭취한 음식이 지방으로 저장이 되면 우리의 지방 세포는 체내 지방 용해를 돕는 랩틴이라는 호르몬을 분비하는데 이는 배가 부른 느낌을 준다. 세포에 얼마나 많은 양의 지방이 저장되었는지에 따라 분비되는 랩틴의 양이 달라진다. 따라서 지방이 많으면 많을수록 랩틴이 많이 분비가 되고(랩틴에 대한 면역을 키우지 않는 이상) 우리는 배가 부른 느낌을 받게 된다. 이를 식욕조절이라고 한다.

우리의 몸은 균형을 귀신같이 맞춘다. 인간의 몸은 스스로 균형을 찾아가는 성향을 타고났다. 체중을 감량하는 일이 흥미로운 과제인 이유는 변화를 싫어하는 대상을 빠르게 변화시키려는 시도이기 때문이다.

체중이 늘었다면 우리의 신체는 늘어난 몸무게를 유지하기 위해 열심히 방어를 것이다. 몸이 변화하는 것을 거부한다면 차라리 '충격요법'을 시도해보는 것은 어떨까? 한 동안 음식 섭취를 완전히 차단한다면 몸이 우리가 원하는 바를 알아듣지는 않을까? 물론 절대 아니다. 이 같은 수법은 위험한 동물을 궁지에 몰아넣는 것과 같은 행위이다. 우리의 몸을 이러한 방식으로 궁지에 몰아넣게 되면 결국 역습을 받게 될 것이다. 우리의 몸은 어떻게든 원래의 몸무게로 돌아가기 위해 악을 쓸 것이다. 그 결과 요요가 발생하고 심지어는 더 많은 양의 체중을 얻게 될 것이다. 마치 은행이 비정상적인 움직임을 감지했을 때 우리를 '보호하기 위해' 계좌를 차단하는 것과 같다. 짜증이 나겠지만 은행이나 우리의 몸은 주어진 업무를 했을 뿐인 것이다.

느리지만 쉽게. 몰래 변화를 받아들이는 법

평생 담배를 입에 물고 살아온 어떤 사람은 매일 '딱 한 개만 더 피자'라는 말을 습관처럼 했을 것이다. 감자튀김과 맥주를 세트로 구매하면 50센트가 더 싸다는 사실을 깨달은 어떤 사람은 이 '유익한 거래'를 한 번도 놓치지 않은 결과 2년 만에 15kg이 더 쪘다고 한다. 이들의 습관이 형성된 과정을 똑같이 응용해 좋은 습관을 만들 수만 있다면! 사실, 전혀 불가능한 일이 아니다.

나쁜 습관이 잘 형성되는 이유는 보상이 크고 실천하기가 매우 쉽기 때문이다. 반대로 좋은 습관이 잘 형성되지 않는 이유는 보상이 늦게 오고 실천하기가 어렵기 때문이다. 이론적인 접근법은 나쁜 습관을 실천하기 어렵게 만들고 좋은 습관을 실천하기 쉽게 만드는 것이다.

더 쉽게

에어컨의 실내 온도를 놓고 누군가와 싸워본 적이 있는가? 더워서

에어컨의 온도를 낮추면 누군가는 추위를 타게 되기 마련이다. 얼마 지나지 않아 그 누군가는 에어컨으로 다가와 온도를 높인다. 그리고 같은 일이 몇 번 반복될 것이다. 에어컨 전쟁의 베테랑이라면 온도를 조금씩 낮추는 방법으로 주변 사람들이 느끼는 충격을 완화시키는 방법을 택했을 것이다. 이를 통해 추위에 약한 사람들의 반발을 덜 살 수 있다.

변화는 작을수록 신체의 거부반응을 덜 일으킨다. 사소한 습관들은 강력한 힘에 비해 신체의 거부감이 적다는 점(혹은 적어도 덜하다는 점)을 나는 앞서 언급한 바 있다. 식단과 운동습관 등에 아주 작은 변화를 주면 역시 생리적 거부반응을 최소화 할 수 있다. 사소한 습관이 일반적인 행동의 변화 뿐 아니라 체중감량에도 효과적인 이유가 여기 있다.

더 은밀하게

다행인지 불행인지, 우리의 몸은 주어진 환경에 따라 알맞게 생존을 할 수 있도록 설계가 되었다. 칼로리 섭취를 갑자기 제한을 하게 되면 몸은 반드시 생존을 위해 반응을 하게 된다. 먹는 양보다 많은 양의 지방을 신체가 저장하게 되는 이유다.6)

살을 빼는 과정 역시 몸이 알지 못하게 가능한 은밀하게 할수록 성공적일 가능성이 높다. 우리가 원하는 변화는 온갖 보안 장치들이 설치된 건물 한 가운데에 놓인 다이아몬드와 같다. 이 비유에서 우리의 신체는 보안 장치가 설치된 건물이 되고, 제거하고 싶은 살이 다이아몬드가 된다. 시중에 널린 책들은 그 다이아몬드를 향해 무작정, 최대한 빨리 달려갈 것을 권한다. 결과는? 당연히 아주 빠르게 다이아몬드에 도달할 수 있을 것이다. 하지만 이게 뭐지? 시끄러운 17개의 알람이 울리기 시작한다. 건물을 벗어날 수 있는 모든 통로는 차단이 되고 밖에는 경찰이 출동해 있을 것이다. 급격한 체중감량을 시도했을 때 몸이 나타내는 반응과 흡사한 결과이다.

이와 같은 상황을 벗어나기 위해서는 다이아몬드(체중감량)를 어서 제자리에 놓고(체중증량) 어떻게든 자리를 빨리 뜨는 방법 밖에 없을 것이다.

이는 과장된 말이 아니다. 신체가 급격한 변화를 맞게 되었을 때도 마찬가지다. 우리의 몸 안에는 변화를 방지하기 위한 항상성 '알람'이 내장되어 있다. 알람은 '망가진 것이 아니라면 함부로(감히) 고치려고 하지 말라.'는 기준에 따라 반응을 한다. 변화를 맞은 우리의 신체는 이미 '칼로리 비상! 칼로리 비상! 배고픔 4단계를 발동하라!'라고 외치고 있는지도 모른다.

우리의 실패는 다이아몬드(체중감량)를 취득하지 못한 것에서 그치지 않는다. 바로 미션 실패 이후 실패를 만회할 수 있는 출구 전략(지속적인 신체의 변화)이 전혀 존재하지 않다는 것이다. 이 역시도 오늘날의 다이어트 업계 실태를 보여주고 있다는 점을 알겠는가? 그들은 살을 뺄 수 있는 가장 빠른 방법을 제시한 뒤 그 이후 벌어지는 문제에 대해서는 책임을 지지 않는다. 어떤 사람들은 빠르게 체중을 감량한 뒤 요요현상 없이 원래의 라이프스타일로 돌아갈 수 있을 거라고 믿는다. 나도 그렇게 믿고 싶다. 하지만 수많은 연구들에 의하면 그렇지가 않다. 어떤 이들은 빠른 체중감량 자체가 큰 동력을 제공해준다고 생각한다. 하지만 마라톤을 초반부터 너무 빨리 달리면 나중에 힘이 부치듯이, 극단적인 시작은 피곤한 결말을 낳기 마련이다.

다이아몬드를 향해 무작정 달려가는 사람보다 똑똑한 사람이라면 범행 계획을 차근차근 세울 것이다. 그 계획은 어떤 모습이었을까? 일단 범행이 이루어지기 좋은 시간대는 밤일 테니 저녁 이후 시간대로 계획 시간을 잡을 것이다. 그리고 천천히, 조심스럽게, 차분하게, 그리고 보이지 않게 움직일 수 있는 동선을 짤 것이다. 센서가 있는 위치를 미리 파악하고 피해갈 수 있도록 준비할 것이다. 그 다음 아무도 알지 못하게 다이아몬드를 낚아채고 탈출했을 것이다. 아무도 그가 그 자리에 있었다는 사실조차 모를 것이다.

몸이 변화를 인지하지 못할 정도로 몰래 체중을 감량한다면 체중계에 더 적은 숫자가 찍히는 것은 물론, 행동양식 또한 완전히 바뀌어 변화한 몸무게와 건강한 몸을 영구적으로 유지할 수 있게 될 것이다. 이는 다이아몬드보다도 가치 있는 결과이다.

이 접근법을 통한다면 우리는 앞서 서론에서 언급했던 누적 효과도 누릴 수 있다. 앞서 배운 것들을 모두 모아 한꺼번에 시행한다면 체중을 감량하는 믿을 만한 수단을 가지게 될 것이다. 이에 따라, 자존감과 행복, 희망과 용기 또한 회복할 수 있을 것이다. 이 전략은 체중감량을 위한 최선의 방법이 아닌 유일한 방법이다. 이제 이론적인 이야기는 접고 사소한 습관들을 형성하는 전략을 구체적으로 배워보자.

사소한 습관 전략

우리의 뇌와 몸이 변하려면 자연스럽고 느린 과정을 밟아야 한다는 사실을 알았으니 이제부터 사소한 습관 전략에 대한 상세한 설명을 하고자 한다.

사소한 습관이란 정확히 무엇인가?

사소한 습관은 '아무 생각 없이' 매일 할 수 있는 행동을 일컫는다. '아무 생각 없이'라고 표현하는 이유는 하루에 1분도 안 되는 시간동안 수행할 수 있을 정도로 쉬운 것이 바로 사소한 습관이기 때문이다.

- 하루에 윗몸일으키기 한번 하기
- 하루에 책 2페이지 읽기
- 하루에 1분 동안 원하는 구역 청소하기
- 하루에 노래 한곡 부르기 혹은 연주하기
- 하루에 한번 스트레칭하기
- 하루에 한번 1인분의 싱싱한 야채 섭취하기
- 하루에 한번 치실로 입 청소하기

사소한 습관은 종이에 적혀있을 땐 별로 유익해 보이지 않는다. 우리의 본능은 '그거 보다는 잘할 수 있다'라고 외칠 것이다. 그리고 물론, 우리는 대체로 그거보다 잘할 수 있다. 하지만 이 전략의 핵심은 행동의 요건을 최대한 낮춰 정말로 매일 할 수 있도록 하는 것이다. 어떤 일을 대체로 할 수 있다는 것은 언제든 멈출 수 있다는 점을 시사한다. 이는 지속적인 변화를 이끌어내기엔 부족하다. 행동 요건의 기준은 기분이 가장 안 좋은 날에도 행동을 수행할 수 있는 여부를 보면 된다. 최악인 날(들)에도 충분히 수행할 수 있는 습관이라면 실패할 일이 없다.

매일 사소한 습관을 수행하다 보면 '보너스 랩(Rep)'이라는 것을 할 수도 있다. '보너스 랩'이란 사소한 습관을 반복하는 행위이다. 예를 들어 하루 한곡에 맞춰 춤추기라면 기분이 좋은 날에는 두 곡 혹은 세 곡에 맞춰 춤을 추는 것이다. 만약 사소한 습관이 점심시간마다 싱싱한 야채를 먹는 것이라면 어떤 날에는 싱싱한 야채를 조금 더 먹는 것이다. 스스로 정한 사소한 습관 이상으로 하는 모든 것을 '보너스 랩'이라고 한다. 따라서 '보너스 랩'이 많고 적고는 전혀 신경 쓸 필요가 없다. 나는 매일 50자씩 글을 쓰는 것을 사소한 습관으로 두고 어떤 날에는 100자, 또 어떤 날에는 5,000자를 쓰곤 했다. '보너스 랩'은 조금 하던 많이 하던 모두 보너스이다. 보너스는 언제나 좋은 것이다!

'보너스 랩'은 옵션이지 필수사항이 아니다. 매일 사소한 습관 하나만 수행하고 거기서 멈추어도 괜찮다. 57일 동안 하루도 빠짐없이 '보너스 랩'을 했다고 해도 58일 째부터는 안 해도 괜찮다. 부담감을 줄이는 것이야말로 지속적인 행동과 무한한 잠재력을 유지하는 방법이다.

  이 전략의 핵심은 사소한 습관이다. 이는 새로운 습관을 형성할 수 있게 해준다. (그리고 이는 평생의 이득이 될 것이다.) '보너스 랩'은 동기가 유난히 높은 날 또는 여유가 많은 날 적용하면 좋다. 이 전략은 시스템을 우리의 일상에 적응 시킨다.

  시중에서 우리가 흔히 마주치는 다른 모든 다이어트 전략들은 단순히 높기만 한 목표를 제시할 것이다. 예를 들어, 영양 섭취에 기반을 둔 다이어트는 먹어도 되는 음식과 먹지 말아야하는 음식을 나열한 목록을 항상 포함하고 있다. 운이 좋다면, 하루 정도는 먹고 싶은 것을 마음껏 먹을 수 있게 해준다. 하지만 만약 그런 날이 필요가 없다면 어떻게 해야 하는가? 혹은 하루가 아닌 이틀이 필요하다면? 어쩔 수 없다, 우리가 적응을 할 수 밖에.

기존의 다이어트 프로그램들은 매일 우리로 하여금 도전을 하게 만든다. 그리고 그 도전을 수행할 수 없는 날이면 우리는 패배를 한 기분이 들 것이다. 다이어트는 아마 어떤 목표보다도 높은 실패율을 자랑할 거다. 이는 다이어트에 대해 많은 것을 알려주지만 이를 시도하는 수많은 사람들에 대해서는 조금밖에 얘기해주지 못한다.

　기존의 목표 수행 과정을 보면 의지가 가장 높은 시기는 처음 목표에 첫 한발을 내딛었을 때이다. 의욕은 점차 사라져 첫 번째 실패를 맛볼 즈음이면 거의 없어지게 된다. 사소한 습관 전략은 그 반대이다. 사소한 습관을 형성하는 전략은 매일 성공을 할 수 있도록 설계가 되어 있다. 매일 성공을 한다면 우리는 자존감과 의욕을 점차 잃을 일이 없다. 오히려 점차 상승하게 될 것이다.

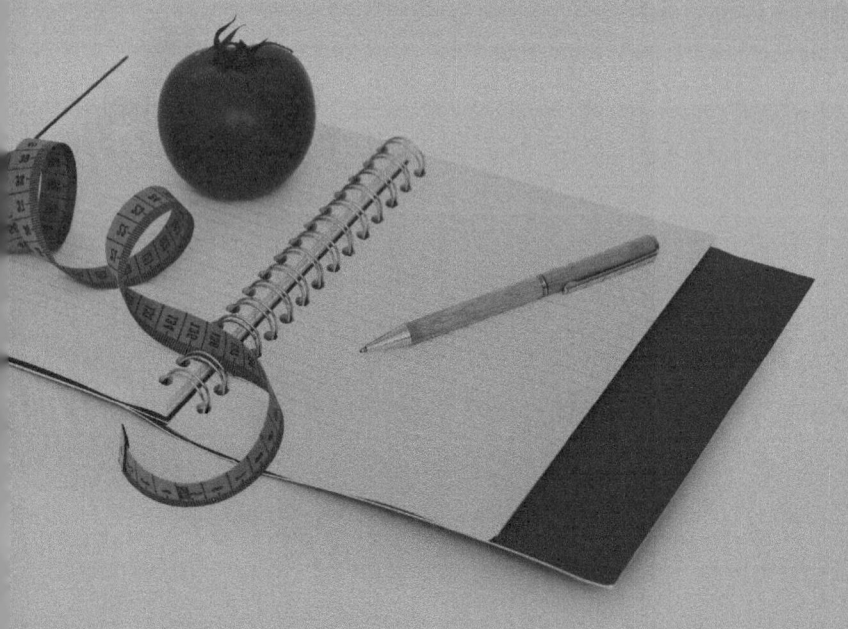

제4장

모두가 틀렸다

체중감량은 탄수화물, 지방, 칼로리에 관한 것이 아니다.

"어떤 음식을 섭취하느냐에 따라 에너지를 사용하는 방식이 달라진다. 에너지를 사용하는 방식에 따라 어떤 음식을(어떻게) 섭취하는지 또한 달라진다. 즉, 우리가 먹는 음식은 앞으로 우리가 먹은 음식에 영향을 미친다. 체중의 증량(또는 감량)은 에너지를 사용하는 방식에도 영향을 미친다."

피터 에티아(Peter Attia) 의사

개념 정의하기

지금까지 뇌와 몸의 변화에 대해 이야기를 했으니 이제부터는 영양에 관한 논의를 해보고자 한다. 이 영역은 체중이 줄어드는 과정의 과학적 내용을 다루는 구간이다. '체중을 감량할 수 있는 가장 좋은 방법은 무엇일까?' 이 문제의 답을 물색하기 전에 몇 가지 정의할 것이 있다.

모든 발언이 추천 사안인 것은 아니다.

나는 앞으로 체중이 감량되는 방법에 대해 많은 이야기를 할 것이다. 그 과정에서 나는 '가공식품은 체중증량의 원인이다' 취지의 발언을 할 수 있다. 대부분의 사람들(그리고 작가들)은 이 발언을 두고 '가공식품을 절대 먹지 말라'로 이해할 것이다. 이는 바람직하지 않다.

우리의 무기는 전략 자체이다. 특정한 무언가를 아예 지양하는 것은 체중감량이라는 목표를 달성하기 위한 **수많은** 전략 수단들 중 하나에 불과하다. 특정한 음식을 지양하는 것은 우리의 취약점을 건드

리기 때문에 가장 바보 같은 전략이다.(그 이유에 대해서는 나중에 부연설명을 하겠다.)

울트라 가공식품

나는 이 챕터에서 가공식품에 대해 자주 언급할 것이다. 사실 모든 음식은 어느 정도 이미 가공식품이라고 봐야한다. 과일과 야채도 판매가 되기 전에 씻기는 과정을 밟는데 이 역시도 식품 가공에 속한다. 육류 또한 다양한 방식으로 가공이 된다.(로티세리 닭고기는 핫도그에 비해 가공의 정도가 훨씬 낮다.) 이 책에서 가공식품을 언급할 때는 '울트라 가공식품'을 의미한다. 이 개념은 칼로스 몬테이로(Charlos Monteiro) 박사가 개발한 것이기도 하다.

울트라 가공이란 자연식품에서 추출한, 혹은 자연식품을 전혀 사용하지 않은 여러 성분들을 섞어 새로운 식품을 만드는 것을 의미한다. 성분과 제품을 만들어가는 과정에는 여러 가지 기술들이 사용되는데, 이 과정에서 많은 인공 재료가 사용되게 된다. 이 인공 재료는 포장 제품에 들어가며 음식의 식감을 올려주고 유통기한을 늘려주는 역할을 한다. 가공식품은 이윤을 많이 남겨주기 때문에 시장은 이들을 열심히 유통한다. 가공식품은 여러 단계의 가공 단계들의 최종 제품이다.

음식 비교하기

앞으로의 모든 비교를 단순하게 하기 위해 앞으로 언급되는 모든 음식은 100g을 기준으로 할 것이다. 음식의 중량과 음식의 칼로리와의 관계는 매우 흥미롭다. 과일과 야채를 먹는 것이 칼로리를 줄이는데 왜 도움이 되는지 비로소 깨닫게 될 것이다. 수치를 보면 충격을 받을지도 모른다.

가능한 한 간단하게. 하지만 너무 지나쳐서는

"모든 것은 간단해야 하지만 지나치게 간단해서는 안 된다."

앨버트 아인슈타인 (Albert Einstein)

다이어트 시장의 가장 큰 문제 중 하나는 지나치게 단순화된 논리이다. 다음 사항들은 특정한 상황에서는 사실로 통할 수 있지만 절대적인 진실은 아니다.

- 탄수화물은 살이 찌는 원인이다.
- 칼로리를 섭취하면 그만큼 살이 찐다.
- 지방은 몸에 좋지 않다.

인간의 체중과 관련된 위와 같은 전제들은 단순하다. 하지만 필요 이상으로 지나치게 단순하여 아인슈타인이 위 명언에 어긋난다. 몸무게가 유지되고 말고의 생리적 시스템은 매우 복잡하다. 이를 단순화 시키는 것은 좋지만 그것이 지나치다면 사실을 왜곡하게 된다.

문제의 핵심을 완전하게 이해를 해야만 가장 단순하고 진정하며 효과적인 솔루션에 도달할 수 있다. 이 책이 '살을 빼려면 사소한 습관을 기르시오!'라는 한 문장으로 끝나지 않는 이유도 여기에 있다. 이 책을 완성하기 위해서는 깊이 있는 연구와 분석이 필요했다.

효과적이고 간단한 솔루션에 도달하는 방법

도전 과제를 완벽하게 이해를 하지 못했다면 복잡한 해결책이 나오게 되어 있다. 이 같은 상황을 파스칼은 다음과 같이 아름답게 표현했다.

"편지를 더 짧게 썼을 테지만, 나에겐 시간이 없었소."

블레이스 파스칼(Blaise Pascal)

간단하고 정확하며 효과적인 해결책은 더 긴 시간이 걸린다. 이를 설명해주기 위한 예시로 가장 적합한 예시가 바로 컴퓨터이다. 한 때 컴퓨터는 방 하나를 차지할 정도로 거대했다! 컴퓨터의 프로그래밍은 '펀치카드 시스템'으로 시작되었다. 방 하나만한 컴퓨터에게 지시를 내리려면 여러 카드에 표시를 한 다음 컴퓨터에 삽입을 해야만 했다. 이처럼 컴퓨터 프로그래밍이 복잡했던 이유는 컴퓨터에 필요한 기술을 인류가 완벽하게 마스터하지 못했기 때문이었다.

컴퓨터 개발에 필요한 기술들에 대한 이해도가 높아지면서 컴퓨터 또한 고도화되었다. 컴퓨터는 점점 작아졌고 강력해졌으며 사용하기도 쉽고 편리하게 되었다.

어떤 대상에 대한 우리의 이해도가 높아질수록 문제의 해결책은 아인슈타인의 '최대한 단순하게' 명언과 가까워진다. 하지만 애초에 이해를 잘못한 경우에는 **지나치게 단순화된, 즉, 그릇된** 결과가 나오기 마련이다. 체중감량이라는 분야도 마찬가지이다. 우리는 그동안 수많은 돈을 들여 많은 연구들을 진행했음에도 불구하고 비만 문제를 여전히 해결하지 못했다. 비만 수치는 오히려 올라가고 있다. 이는 문제에 대한 이해도가 그 동안 부족했기 때문이다.

탄수화물은 살이 찌는 원인이 된다?

탄수화물이 우리를 살찌게 한다면 탄수화물이 많이 함유된 음식을 두 달간 섭취하며 12kg를 감량했다는 전설의 하버드대 교수(일명 '트윈키 다이어트')의 사례는 무엇이 되는가? 여전히 많은 사회에서 탄수화물 다이어트는 금기시 되고 있는 이유는 무엇인가? 이 같은 생각을 버리는 데는 많은 것이 필요하지 않다. 인간은 지난 수천 년 동안 비만 문제와 무관하게 탄수화물을 섭취해 왔다는 사실만 봐도 충분하다.

탄수화물을 지양하는 것은 (물론, 그것이 지켜졌을 때) 단기적으로는 체중감량에 효과적인 듯 해 보인다. 정말 탄수화물은 몸무게에 영향을 줄까? 이는 잘못된 질문이다. '탄수화물은 살이 찌는 원인이다'라는 개념 자체가 지나치게 단순화된 것이기 때문이다.

칼로리를 섭취하면 그만큼 살이 찐다?

칼로리를 정확하게 재는 것이 정답이라면 왜 전통적인 칼로리 계산법은 현재 우리의 몸무게를 408kg로 측정하는가? 장기간에 걸쳐 음식의 섭취를 중성화시키는 호르몬의 과학적 역할은 무엇이 되는가? 100칼로리 간식이 아닌 중앙 신경 체계에 의해 조절되는 지방 설정값은 어떻게 되는가?

모든 비만 관련 문제가 칼로리 때문이라면 왜 (서장에서부터 지금까지 다뤄왔듯이) 이렇게 많은 연구들이 칼로리 제한이 오히려 체중증량의 원인이라고 제시하고 있는가? 칼로리를 제한하는 것은 몸의 신진대사를 떨어트려 오히려 지방을 축적하도록 한다.

물론 칼로리를 관리하는 것은 몸무게를 관리하는 것과 어느 정도 관련이 있는 것은 사실이다. 하지만 칼로리를 많이 섭취했다고 살이 찌고 칼로리를 덜 섭취했다고 살이 빠지는가? 이는 잘못된 질문이다. '칼로리를 섭취한 만큼 살이 찐다'는 논리는 지나치게 단순화된 논리이다.

지방은 몸에 좋지 않다?

지방이 몸에 좋지 않다면(엄청난 양의 지방, 그것도 포화지방을 함유하고 있는) 코코넛 오일은 어떻게 설명할 수 있는가? 코코넛 오일은 체내에 축적된 지방을 빼주고 체중감량을 돕는 것으로 알려져 있다. 꽤 많은 고지방 식단들이 체중감량으로 이어지는 것도 어떻게 설명할 것인가? 지방이 체중증량의 원인이었다면 고지방 식단을 통한 체중감량은 불가능한 것이어야 한다. 하지만 많은 경우, 반대의 결과가 나타나는 것으로 보인다.

지방은 g당 칼로리 양이 높고 포만감도 덜하지만, 탄수화물이나 단백질 보다 더 많은 양을 섭취하는 것이 괜찮다. 지방은 우리를 더 뚱뚱하게 만드는가? 이 역시 잘못된 질문이다. 지방이 체중증량의 원인이라는 논리는 지나치게 단순화된 논리이기 때문이다.

위 사례들만 가지고는 큰 그림을 그리는데 한계가 있다. 단기간에 살을 뺄 수 있는 방법은 많다.(트윈키 다이어트를 보라). 심지어 최악의 다이어트 법들도 단기간에 시행한다면 성공할 수 있다. 하지만 트윈키 다이어트는 칼로리가 중요하다는 사실을 증명하지 못했다. 그저 두 달간 아무것도 먹지 않으면 살을 뺄 수 있다는 사실만 증명한 것뿐이다. 이는 우리가 이미 알고 있었던 사실이기도 하다. 당장 다가오는 여름에 대비하는 것이 아니라면 가장 중요한 것은 지속성이다.

저칼로리 체중감량 요인들

몸무게에 영향을 주는 요인들에는 음식에 포함된 영양분, 칼로리 농도, 인슐린 저항, 렙틴 저항, 염증, 유전요인, 포만감, 그리고 만족감(예컨대, 쾌락 시스템) 등이 있다. 그렇다고 문제의 해결책까지 복잡해야 할 필요는 없다. 이 책의 목적도 쉽게 실천 가능한 사소한 습관을 알리기 위함이라는 점을 잊지 마라. 다만 지적하는 것은 칼로리를 제한하는 다이어트 법이 오로지 칼로리에만 강점을 두기 때문에 틀렸다는 것이다. 우리가 섭취하는 칼로리는 당연히 중요하다. 하지만 유일하게 중요한 것도 아닐뿐더러 가장 중요한 요인도 아니다.

 에너지는 어떤 형태의 물건이든 전이가 되며 새로 생성이 되거나 파괴되지 않는다는 법칙이 있다. 이를 우리 몸에도 적용을 해보자. 섭취한 에너지에 비해 방출한 에너지가 적다면 당연히 몸무게는 늘어날 것이다. 한 방에 강아지 무리가 있는데 그 몇 마리가 다른 방으로 이동을 하면 기존 방에 있던 강아지의 수가 줄어드는 것과 같이 상식적인 것이다. 몸무게와의 전쟁에서 핵심적으로 물어야할 질문은 "어떤 전략이 우리의 지방으로 하여금 '방을 완전히 떠나도록' 하는가?"이다.

 칼로리를 최대한 적게 섭취하는 한편 최대한 많이 태우려고 하는 사람들의 행동은 어쩌면 당연한 사고의 결과일 수도 있다. 이는 단기간에는 효과적일 수는 있으나, 배를 굶기면서 신진대사를 망치는 방법은 지속적인 해결책이 될 수 없지 않은가? 살이 찌느니 차라리 굶겠다면 그것은 엄청난 참을성을 요할 것이다. 그것은 인간이 아닌 슈퍼히어로만이 극복할 수 있는 일이다.

 칼로리를 조절하는 행위는 배고픔만 유발하는 것이 아니다. 우리는 앞서 쥐와 인간의 **체중증량**을 야기한 칼로리 제한 연구 사례들을 살펴보았다.(만약 주변에 아는 쥐들이 있다면 이들 연구들에 대해 좀 알려주길 바란다.) '미네소타 기아 실험'에서 가장 두드러지게 나타났던 현상은 지나치게 적은 음식 섭취로 인한 우울증이었다. 우리의 신체는 이런 식으로 빠르게 바뀌지 않으며, 급격한 변화에 대한 반응을 보이게 되어 있다. 우리의 목표는 음식을 더 적게 먹을 수 있는 방법(칼로리 제한)을 찾는 것이 아니다. 우리의 목표는 음식을 왜 섭취하는지에 대해 생리적, 감정적 이해를 하고 그것을 유지하는 방법을 찾는 것이다.

체중감량에 관한 진실

음식에는 총 세 개의 식품군이 존재한다. 유기농 식품, 울트라 가공식품, 그리고 이 두 식품군 사이에 낀 나머지가 있다. 최대한 단순화 시킨(하지만 지나치게 단순화하지 않은) 체중감량의 진실은 다음과 같다. 우리가 살이 찌고 체중감량에 흔하게 실패하는 주요 원인은 울트라 가공식품에 있다는 것이다.

 울트라 가공식품은 더 나아가 탄수화물, 지방, 그리고 칼로리로 나뉜다. 하지만 이들 중 하나만으로는 살이 찌지 않는다. 살이 찌려면 이 모든 요인이 다 필요하다. 여기에 영양결핍, 염증을 유발하는 성분, 부족한 포만감이 더해지면 금상첨화이다. 따라서 우리가 이를 수 있는 가장 단순화 된 결론은 '살이 찌는 원인은 울트라 가공식품이다'와 '가공이 되지 않은 자연식품은 체중감량에 도움이 된다,' 이다. 가공식품에 들어 있는 칼로리와 다량 영양 성분들을 보고(많은 이들이 그러하듯) 지나치게 일반화된 결론을 내려버리면 건강하고 체중감량에 도움이 되지만 공교롭게도 지방과 칼로리 그리고 탄수화물이 많이 들어간 음식들까지 식단에서 제외시켜 버리게 되고 만다.

당신의 식단은 얼마나 건강한가?

        체중감량에 긍정적이거나 부정적인 다양한 음식들에 대해 논의를 했으니 이제는 우리의 실제 식습관을 들여다볼 차례이다. 많은 사람들은 건강한 식습관에 이미 한번 도전을 했다 실패를 했다고 생각을 하는 경우가 많은데 현실은 한번도 시도해 본 적이 없는 경우가 많다. '건강한 식습관'의 범주가 애초부터 틀려버리면 우리는 옳은 일을 한다고 생각하는 와중에 살이 찌는 낭패를 보게 될 것이다.

'건강한 음식'은 많은 사람들이 생각하는 것보다 매우 좁은 개념이다. 건강한 체중감량을 위한 음식은 저지방 요거트, 오가닉 그래놀라 바, 무설탕 식품, 오가닉 토틸라 칩스, 오가닉 사탕, 저칼로리 다이어트식, 100% 과일 주스, 오가닉 가공식품, 기본적으로 설탕이 첨가된 모든 음식료(마트에서 팔고 있는 제품의 75%), 고과당 옥수수 시럽 샐러드, 그리고 대두유 따위를 **포함하지 않는다.**

1,234명의 소비자들을 대상으로 한 '소비자 리포트(Consumer Reports)' 설문조사에 의하면 89.7%의 미국인들이 '나름 건강한' 식단을 섭취하고 있다고 스스로 믿고 있는 것으로 나타났다. 하지만 같은 응답자들 중 43%는 탄산음료 한 캔, 프라푸치노 또는 버블티 한 컵을 매일 사먹는 것으로 드러났다. 매일 이 같은 음식을 섭취한다는 것은 절대 '나름 건강한' 식단이 아니다.

주변에 탄산음료를 매일 세 캔씩 마시는 친구가 있다면 매일 한 캔의 탄산음료를 섭취하는 것이 오히려 적다고 생각할 수 있다. 이미 어마어마한 양의 인슐린을 내뿜고 있을 췌장에게 '친구 지미의 췌장은 세 배 더하다'라고 위로해라. 아니면, 인공 감미료의 경우, 도파민이 분비되는 통로에 대고 '지미의 것은 완전히 망가졌으니 우린 아직 괜찮다'라고 말해라.

부엌을 한번 들여다보자. 냉장고 안에는 싱싱한 과일과 야채들이 들어 있는가? 매일이 아니더라도 주로 과일과 야채들로 채워져 있다고 할 수 있는가? 그렇지 않다면 당신의 식단은 그리 건강하지 않을 가능성이 높다.

90%가 넘는 미국인들이 스스로 '건강한 식단'을 섭취하고 있다고 생각하고 있다면 이는 매우 심각한 문제가 아닐 수 없다. 미국이 국가차원에서 진행하고 지난 2016년 3월에 발표한 연구 결과에 따르면 미국인들이 섭취하는 에너지의 57.9%가 울트라 가공식품인 것으로 나타났다. 이상적으로 0%에 가깝게 섭취해야할 음식을 가장 많이 섭취하고 있는 것이다.

건강한 음식의 체계

음식의 건강도는 재료의 제조 과정에 달려있다. 대체적으로, 가공 처리가 많아질수록 음식의 칼로리는 높아지고 영양도는 떨어지 때문에 칼로리당 포만감이 줄어든다. 많이들 가공식품을 줄이는 것이 체중을 감량하는데 효과적이라고 하는데, 이는 포도 대신 복숭아를 먹으라는 것이 아니다. 즉, 가공식품과 비교해 비가공식품을 얼마나 섭취하느냐가 중요하다. 분명한 사실은 가공식품은 체중을 증대시킨다. 가공 절차를 최소한으로 줄인 식품은 비만인 사람에게는 체중을 감량시키고, 반대로 체중이 필요한 사람에게는 건강한 살을 불린다.

죽은 음식

식물의 잎은 생명을 유지하고 세포를 건강하고 만드는 엽록소나 산화 방지제와 같은 성분들을 포함하고 있다. 식물을 먹으면 이러한 성분들이 활발할 때 그대로 섭취하게 되는데, 이 성분들은 인간의 몸에서도 비슷하게 작용한다. 혹시 아보카도를 숙성시킬 때 갈색으로 변하는 것을 본 적 있는가? 그것은 산화 반응에 의한 결과이다. 산화는 세포들의 기능을 죽이거나 손상시킨다. 지방 산화는 지방 세포들이 에너지 생성의 과정에서 파괴되는 현상을 일컫는데, 이처럼 산화는 지방에 있어서는 유익할 수 있지만 우리 몸의 모든 다른 세포들에는 모두 해로운 것이다.

음식 등급

사람들은 채소를 제외한 모든 음식을 기본적으로 체중과 연관시켜 생각한다. 모든 일에는 전반적인 것과 디테일에 집중해 할 때로 나뉘는데, 이 경우에는 큰 그림을 봐야 한다. 전 세계의 비만도는 농장이 아닌 공장에서 생산되고 소비되는 식품이 생겨남과 동시에 급격히 증가했다. 즉, 과잉 가공식품의 소비는 칼로리의 소비와 비만도의 증가와 비례한다.

많은 다이어트 서적의 저자들은 식습관에 대한 확고한 신념이나 태도가 필요하다고 믿지만, 이는 체중감량에 있어 굳이 필요한 것은 아니다. 가장 기본적으로 비가공식품을 섭취하면서 단순한 식단을 추구하고, 과체중을 불러오는 고칼로리 음식을 과잉섭취만 하지 않는다면 체중감량은 자연스럽게 따라올 것이다.

감자, 고구마, 호밀, 유제품 등 논란의 여지가 있는 음식을 섭취하는 것을 두려워하지 않아도 된다. 위에 언급된 음식들은 몇 십 년 동안 인간의 식탁에 꾸준히 등장해왔지만, 체중에 대한 문제를 제기한 적이 없다. 이 음식들로 인해 체중계의 바늘이 아주 미세하게 움직일 수는 있지만, 익힌 감자를 먹는 것이 탄산음료나 크루아상처럼 체중에 악영향을 끼치지 않는다. 건강한 식습관을 유지한다면 가끔 유제품이나 호밀빵을 맛보는 것도 괜찮다. 다이어트라는 문화는 패스트푸드를 매일 먹으면서 오히려 호밀빵을 먹는 것에 대한 두려워하는 모순적인 강박을 만들었다. 신선한 과일과 채소를 먹는다면, 그것으로도 충분히 건강한 식습관의 가장 기본을 통달한 것이다. 위와 같은 논란의 음식들을 먹는 것은 그 후에 생각하면 된다. 그전까지는 다른 모든 생각들을 제쳐두고 오로지 좋은 음식을 섭취한다는 것에만 집중해도 된다. 다이어트란 해로운 식품에서 멀어지는 것보다 건강한 식습관에 가까워지는 것이라고 할 수 있다.

아래의 정보들은 다이어트에 대한 조언이 아니다. 다양한 식품들을 체중관리와 연관시켜 부분적으로 다루어 보겠다. 어떤 종류의 식품이 체중감량에 도움이 되는지 아는 것은 중요하지만, 이를 위주로 식습관을 한 번에 완전히 바꾸는 오류를 범하지 않도록 조심해야 한다. 식품들의 기본적인 가치들을 이해하는데 의미를 두자.

1. 건강한 식품 : 체중감량에 도움 되는 주식
나머지 모든 항목들을 읽고 난 후 다시 이 항목으로 돌아오길 바란다. 이 항목은 모든 것의 핵심이 된다. 건강한 식습관의 열쇠는 무엇을 피하냐의 문제가 아니라, 무엇을 섭취하느냐의 문제이다. 모든 과일과 채소가 이 항목에 해당되는데, 다소 단순해 보이지만 사실 그렇지 않다. 토마토만 해도 그의 종류가 4000가지가 넘는다. 맛, 식감, 용도에 따라 과일과 채소의 수는 셀 수도 없이 많아진다.
　대체적으로 생식품에 포함된 설탕, 소금, 칼로리, 지방은 인간의 몸에 해를 끼치지 않는 수준이다. 예를 들면, 아보카도는 82%가 지방으로 이루어져 있지만, 이는 비만을 일으키지는 않으면서 훌륭한

포만감을 준다. 한 실험에 따르면 26명의 건강한 과체중 성인들은 아보카도 반개를 점심 식사 때 함께 섭취하게 했을 때 배고픔을 덜 느끼고 식욕이 억제되었으며 다른 통제된 식사에 비해 더 큰 포만감을 느꼈다.

- 물(체중감량에 있어 가장 과소평가되는 수단이다. 이에 대해서는 밑에서 더 자세하게 얘기하겠다)
- 모든 과일주스
- 거의 모든 채소
- 씨, 콩, 견과류
- 생선(튀김류 제외)
- 겨자
- 식초
- 계란
- 모든 향신료
- 모든 허브(향신료와 허브는 음식에 풍미를 더함과 동시에 우리 몸에도 유익한 역할을 하는 불공평할 정도로 훌륭한 식품이다)
- 발효식품(100% 요거트, 김치, 사우어크라우트(독일식 김치), 다시마 차 등)
- 올리브오일
- 코코넛오일

코코넛 오일은 MCTs(중간사슬지방)을 다량 함유하고 있는데, 이는 몸에 빠르게 흡수된 후 지방으로 저장되지 않고 바로 에너지 자원으로 사용되기 때문에 체중감량에 탁월한 효과가 있다. 요리할 때 코코넛 오일, 올리브오일, 버터 등 다른 특별한 것을 더할 이유가 없다. 코코넛 오일 그 자체로 다양하고 맛있고 건강한 음식을 탄생 시킬 수 있다. 올리브오일은 차갑게 찍어 먹는 소스나 드레싱으로도 사용 가능하다.

그루트벨드(Grootveld) 교수의 '진짜 세계'라는 기발한 실험에는 항목에서 제외된 다른 조리용 오일에 대한 연구가 담겨있다. 그루트벨드 교수는 해바라기씨유나 옥수수유가 세계보건기구의 알데히드(aldehydes) 권장량의 20배 이상을 생성한다고 밝혔다. 반면, 올리브유나 유채씨유는 버터나 거위 지방보다 훨씬 적은 양을 만들었다. 알데히드는 산화된 알코올 성분으로 우리 몸에 독소를 쌓고 다양한 질병을 일으키는 원인이 된다. 이 모든 기름을 통틀어 코코넛 오일이 조리 중에 가장 적은 양의 알데히드를 생성했다.

참고 : 채소로만 이루어진 그린 주스나 스무디는 영양 공급에 가장 효과적인 식품이다. 이들의 소염 효과와 영양 흡수능력은 당신의 건강한 식습관에 '플러스'가 될 것이다. 하지만 '플러스'라는 점을 기억하자. 다른 식품을 일체 먹지 않고 주스나 스무디만 먹으면서 굶는 것은 금물이다. 이는 트렌드에는 맞지만 지속 가능한 식습관은 아니다.

2. 건강한 식품 : 체중감량에 적당히 도움을 주는 음식
통밀 : 현미, 통밀 파스타, 퀴노아, 보리, 수수, 귀리와 같은 건강한 곡물(다른 가공된 재료도 함께 포함된 크래커나 빵은 불포함)
가공이 최소화된 육류 : 다이어트 논란의 중심에는 항상 육류가 있다. 하지만 인간은 아주 오랫동안 비만 없이 육류를 잘 섭취해 왔다. 그리고 완전한 채식주의 식습관을 유지하는 것은 매우 힘든 일이다.

즉, 채식주의 식습관이 가능하다면 그보다 더 힘든 것도 할 수 있다!

3. 논란의 식품

시판되는 통밀빵에는 통밀 외에 추가적인 재료들을 포함하고 있다. 건강한 식습관을 위해 통밀을 선택한다면 온전히 통밀로만 제조된 파스타를 구입하라. 파스타 소스는 설탕이 들어가 있으니 올리브오일을 선택하는 것이 현명하고, 그 위에 치즈를 얹어 풍미를 더하는 것을 추천한다. 건강하지만 맛있는 파스타를 즐길 수 있다. 당신만을 위한 파스타 소스도 쉽게 제조할 수 있다.

완전 지방(100%)유제품 : 유제품은 칼로리가 높은 식품이지만 이는 건강한 포만감을 주는 양질의 칼로리이다. 한 연구에 따르면 칼로리 제한한 다이어트를 실행 한 실험자들 중 유제품을 포함한 실험자들은 나머지 실험자와 비교해 70% 이상 더 많은 체중을 감소했다. 칼슘을 포함한 실험자들은 26% 더 많은 체중 감소를 경험했다. 당신이 유제품을 좋아한다면, 첫 번째 항목인 슈퍼 헬시푸드(매우 건강한 식품)를 주식으로 하면서 적당한 양의 유제품을 즐겨도 체중에 관한 걱정은 없을 것이다.

다시말해 유제품에 있어 지방의 함유량은 주된 문제가 아니다. 우유, 사워크림, 버터, 요거트 등 다른 유제품들은 지방을 완전히 포함한다.

- 한 연구에 따르면 전유(지방분을 제거하지 않은 온전한 우유)를 더 많이 섭취하는 여성들의 BMI(신체비만지수)는 그렇지 않은 여성들의 수치보다 낮았다. 18,000명의 여성을 대상으로 한 연구에서는

저지방보다 고지방 유제품을 많이 섭취하는 여성들이 체중감량에 있어 더욱 밀접한 연관성을 보였다.
- 1,700명의 남성을 대상으로 한 연구에서 또한 정확히 같은 결론이 나왔다. 완전 지방 유제품은 12년 후 비만의 확률을 낮추고, 저지방은 반대로 비만도를 높였다.
- 2~4살 어린이를 대상으로 한 연구에서 1% 지방이나 탈지 우유를 마시는 어린이들은 2%나 전유를 마신 어린이들과 비교해 가장 높은 BMI 수치를 보였다.

즉, 무지방이나 저지방 우유가 전유와 비교해 더 우수하다는 연구를 그 어디에서도 찾을 수가 없었다. 반대로 그것들이 전유보다 오히려 더 해롭다는 연구가 더 많다. 오리건 주립 농대가 1930년에 발표한 '사육용 돼지 살찌우기'는 '탈지 우유는 돼지를 사육하는 최고의 보충제이자 돼지들을 살찌우는 도구'라고 보고했다. 이와 같이 우리가 흔히 알고 있는 체중감량에 관한 정보들은 퇴행되었다. 돼지들을 살찌우는데 사용하는 탈지 우유를 우리는 반대로 살을 빼는데 이용하고 있는 것이다.

이와 같은 데이터는 위에서 언급한 이론에 타당한 근거를 제공한다. 동시에, 칼로리나 지방을 혐오하는 사람들, 또는 이들과 같이 식품의 오직 한 부분에만 치중하는 사람들을 깜짝 놀라게 할 것이다. 이 연구내용을 기억하고 다음 문장이 내포하는 의미를 다시 한 번 생각해보길 바란다 : **전유는 무지방 우유와 비교해 2배가 넘는 칼로리 가지고 있다.**

그렇다면 당신은 현존하는 다이어트 이론들을(사실상 비만도를 높이는데 주력한 이론들) 계속해서 믿을 것인가? 아니면 실측적 과학을 가장 잘 대변하는 다른 후보들을 고려해볼 것인가? 여기에 새로운 이론이 있다. 전유는 무지방 우유보다 체중감량에 더 도움이 된다 : 전유는 자연에서 온 생우유에 가깝다. 반면에 탈지 우유는 더 많은 가공 절차를 거친다. 이 자체로는 꽤 강력한 주장이 되긴 어렵지만, '가공은 나쁜 것이다'라는 전제조건을 세운다면 이 주장은 다음과 같이 이어진다. 무지방이나 저지방 우유를 섭취할 때 1칼로리당 포만감은 전유와 비교해서 낮다. 약 113g의 전유를 먹는 것이 약226g의 탈지 우유를 먹는 것보다 큰 포만감을 줄 것이다. 빈 통에 두 가지 우유를 넣어 비교했을 때 탈지 우유의 총 칼로리와 그에 따른 체중 증가는 전유에 비해 낮을 것이다. 하지만 음식이란 이후에 먹는 음식의 종류나 양에 영향을 미친다는 점을 고려해야 한다. 또한, 우유에 포함된 지방은 유당을 소화속도를 늦추는 효과가 있다.

'같은 양의 우유에 칼로리는 반으로 준다니!' 당신의 머리는 그렇게 생각했을지 몰라도 당신의 몸은 동의하지 않는다. 인간의 몸은 속일 수는 없다. 당신이 체중을 감소시키고 싶다면 유제품을 즐겨라. 내 조언을 받아들이는 건 당신의 자유이다. 하지만 이미 증명된 데이터를 다시 한 번 보길 바란다. 날것 그대로의 우유는 마트에 판매되는 저온살균이나 균질화 과정을 거친 시판용 우유보다 우수하다. 그 어떠한 가공을 거치지 않은 살아있는 그대로의 상태이기 때문이다. 생우유는 위의 가공 처리에서 파괴되는 유익한 효소들을 포함하고 있기 때문에 영양소는 높지만 쉽게 구할 수 없다는 단점을 가지고 있다. 미국에서는 개인적인 소비를 위해 생우유를 파는 것이 불법화

되어있다. 물론 애완동물은 예외이다. 생우유는 박테리아 감염 살모넬라나 리스테리아균의 감염의 위험이 있어 마신다면 이를 감수해야 한다.

단백질 파우더 : 단백질 셰이크를 만들어 먹는다면 오전이나 아침식사 대용으로 먹는 것을 추천한다. 그리고 되도록이면 추가적인 성분이 제한된 제품들을 구입하길 바란다.(나는 프로 믹스나 솔가를 이용한다) 나는 오로지 프로틴 성분만 남은 유장 프로틴을 선호한다. 이는 가공식품에 속하지만 성분만 잘 고른다면 생식품보다 더 우수할 수 있다. 단백질은 높은 포만감을 주고 근육을 생성하는데 도움을 준다. 따라서 훌륭한 단백질 파우더는 같은 체중을 지방에서 근육으로 전환하는데 도움을 줄 수 있다. 이는 운동할 때 탁월한 효과가 있다는 뜻이다. 하지만 아침식사로 단백질 셰이크보다 더 좋은 것은 생과일, 야채, 계란, 가공이 최소화된 육류, 또는 요거트이다.

스프 : 좋은 선택이다, 수분 함량이 많기 때문이다. 하지만 어떻게 무엇으로 만들어졌는지 잘 따져봐야 한다.

고탄수화물 야채 : 감자, 완두 콩, 옥수수가 이 항목에 해당하는 이유는 위에 소개된 24년 동안 진행된 연구 때문이다. 감자는 특히 다이어트에 최대의 적으로 취급되는데, 연구에서는 매우 훌륭한 식자재로 소개된다. 감자는 가장 포만감이 큰 식품 중 하나로 항산화를 돕고, 비타민과 미네랄을 다량 포함하고 있다. 감자는 역사적으로 많은 나라의 주식이 되기도 했다. 다시 말하지만, 비만이나 과체중은 현대사회의 문제로 인해 초래된 전례 없는 새로운 현상이다. 이는 감자를

배가 터질 듯 먹어도 살이 안 찐다는 말이 아니다. 하지만 감자를 먹는 것을 두려워할 필요는 없다. 감자를 좋아한다면 감자를 먹고 싶은 만큼 먹어라, 이보다 해로운 건 더 많다.

흰쌀밥 : 이 또한 최악의 음식이 아니다. 흰쌀밥이 과도하게 가공된 식품들 보다 낫다. 또한, 다양한 문화권에 속한 민족들은 흰쌀밥을 주식으로 살아왔지만 몸을 건강하고 얇게 유지했다. 현미로 바꿀 수 있다면 바꿔라! 흰쌀은 세균과 쌀겨를 벗겨내는 가공을 거치기 때문에 현미보다 섬유질과 영양소가 낮다. 하지만 흰쌀과 흰 빵을 고민한다면 흰쌀밥의 압도적인 승리이다. 흰 빵은 그 외에 열 개도 넘는 다른 추가 재료가 들어가기 때문이다. 흰쌀밥은 한 성분에 의한 식품이라는 점에서 큰 장점이 있다. 하지만, 식당에서 조리한 흰쌀밥은 기름이나 소금이 첨가되어 있으니 유의하자.

4. 해로운 식품 : 체중을 증가시킬 수 있는 음식
저지방, 무지방 유제품 : 유익한 지방이 빠진 유제품은 전유 유제품보다 포만감이 덜하고, 오히려 전유 제품보다 체중을 증가시킨다는 연구도 있다. 기억하라, 탈지 우유는 1930년대에 돼지들을 살찌우는데 사용하였다.

과일 스무디 : 프랜차이즈 카페에서 판매하는 과일 스무디는 생과일 대신 과일 시럽이나 설탕을 첨가한다. 집에서 스무디를 만들어도 과일을 믹서에 가는 과정을 거치면서 우리몸에서 섬유질이 소화되는 방식을 완전히 바꾸어버린다. 결국 살찌는 과일 주스와 다를 것이 없다.

5. 해로운 식품 : 살을 찌우는 음식

가공이 많이 된 음식 : 감자 칩스, 크래커, 쿠키, 파이, 케이크, 아이스크림, 팬케이크, 와플, 흰 파스타, 피자, 흰 빵, 과일 주스(100% 과일 주스), 탄산음료, 라테, 캔디 등. 이 항목들을 읽으면서 입에 침이 고였다 해도 걱정하지 말아라, 건강한 식품 중에서도 당신의 식욕을 불러일으킬 것들이 충분히 많다.

모든 튀긴 음식이나 식용유로 조리된 음식 : 콩기름이나 다른 모든 식용유는 체중 증가에 기여한다. 특히 미국에서는 이러한 음식을 피하기 힘들다.

가짜 건강식품 : 유기농 그래놀라 바는 설탕이 첨가되어있고, 말린 유기농 과일은 유익한 수분을 줄이고 설탕을 입힌다. 요거트 또한 단맛이나 향을 내는 인공 감미료가 첨가되고 유기농 시리얼 또한 설탕이 들어가 있다.

시판용 소스와 드레싱 : 콩기름, 설탕, 소금이 다량 함유된 시판용 소스와 드레싱은 체중을 불린다. 거의 모든 샐러드드레싱은 콩기름을 사용한다.

가공된 육류 : 볼로냐 핫도그 같은 육류들은 그것들을 육류로 표기되는게 불편할 정도로 과도한 가공을 거친다.

참고 : 통조림 식품도 피할 수 있다면 피하라. 인공 화합물들이 함유되어 있는 통조림은 비만뿐 아니라 암이나 인슐린저항성을 키운다. 아나 소토 박사는 '동물실험에 따르면 BPA는 유방암과 전립선암의

확률을 높인다'라고 발표했다. 이는 통조림 용기에 들어있는 BPA가 음식 안으로 침출되기 때문이다. 하버드 대학교가 실행한 실험에서 통조림 스프를 먹은 실험자들은 직접 만든 스프를 먹은 실험자들보다 소변의 BPA 수치가 1,222%가량 높은 것으로 밝혀졌다. 이것은 반박할 수 없는 사실이다. 감사하게도 많은 기업들이 BPA가 없는 용기를 사용하기 시작했다. 하지만 여전히 생식품을 먹는 것을 추천한다. 그리고 통조림을 피할 수 없다면 BPA-FREE 마크를 확인하기를 바란다. 만일 통조림이 채소를 섭취할 수 있는 유일한 방법이거나 BPA-FREE 통조림 또한 찾을 수 없다면, 그렇게라도 채소를 먹는 것이 안 먹는 것보다는 좋은 방법이다.

건강한 물 마시기

가장 효과적인 체중감량 방법은 너무 당연해서 가끔 놓치기도 한다. 물을 마셔라! 0칼로리의 물은 식욕을 억제하는 효과도 있다. 같은 0칼로리의 다이어트 음료는 신진대사를 개선하는 물과 달리 신진대사를 악화시킨다.

물을 습관적으로 마시게 되면 허리둘레에 놀라운 변화를 경험하게 될 것이다. 탄산음료, 과일주스, 술과 같이 설탕이 들어간 커피나 차를 마시는 것은 체중감량의 목표와 멀어지는 길이다. 우유는 당신의 판단에 맡기겠다.

한 실험에서 48명의 실험자들을 두 그룹으로 나누었다. 두 그룹 모두 저칼로리 식단을 소비했는데, 한 그룹은 매 식사 전에 약 226g의 물을 두 컵 마시게 했다. 12주 후, 물을 마신 그룹은 총 7kg의 체중을 감량하였고 다른 그룹은 5kg에 미쳤다. 칼로리 제한이나 짧은 실험기간의 오류를 감안한다 해도 물을 마신 그룹의 완전한 승리였다. 칼로리를 장기간 제한하게 되면 우리 몸은 더 많은 지방을 저장시키려고 한다. 반면에, 물을 많이 마시게 되면 이것과 정반대의 결과가 일어난다. 7명의 남자와 여자를 실험한 결과, 500밀리리터의 물을 마시게 되면 40분 만에 신진대사가 30%가 올라갔다. 짧은 기간 동안 관찰된 결과이지만 이는 여전히 우리 몸에 유익한 것이다. 가장 중요한 것은, 저칼로리 식단은 결국 신진대사를 떨어트린다는 것이다. 단기간으로 봤을 때 음식은 우리 몸을 살찌우지만, 장기간으로는 신진대사를 높이고 이는 체중감량에 도움이 된다. 반면, 짧은 기간 안에 극단적인 체중감량을 가능하게 하는 저칼로리 식단은 신진대사를 파괴하고 궁극적으로 체중을 더 늘린다. 물론 이론에 불과하지만, 물을 많이 마시는 것은 당장 또는 나중에 우리 몸을 건강하고 가볍게 만든다는 것은 확실하다.

물 외에도 집중할 만한 음료가 있다. 녹차가 가진 항산화 성분은 체중을 감량하는데 효과적이다. 연구들에 따르면 녹차는 복부의 내장지방을 태우는 것으로 밝혀졌다. 많은 사람들이 복부지방을 제거하기를 원하는데, 이것은 우리 몸에 가장 해로운 지방이기도 하다. 녹차의 지방 연소 효과는 카테킨이라는 강력한 항산화 성분으로부터 온다. 내 연구에 따르면 항산화 성분은 코코아, 블랙베리, 레드와인, 녹차 등 카테킨이 많은 식품에 다량 함유되어있다.

커피나 다른 차는 어떨까? 카페인은 적당량을 섭취하면 신진대사를 일시적으로 높이는데 효과적이다. 운동 전 보충제로도 사용되는 카페인은 운동효과를 향상시키는 것이 분명하다. 하지만 에너지 자원으로 카페인을 이용하게 되면 이에 대한 의존도가 높아지기 때문에 바람직한 방법은 아니다.

건강과 체중이 고민이라면 커피와 차를 마실 때 설탕의 함유량을 잘 따져봐야 한다. 감미료가 꼭 필요하다면 꿀이나 정제되지 않은 흑설탕, 또는 스테비아를 선택하라. 개인적으로는 꿀이 가장 현명한 선택이다. 한가지 확실 한 것은 일반 커피나 차가 달콤한 라테나 카페에서 파는 '시그니처' 음료보다 훨씬 건강하다. 일반 커피와 캐러멜 라테가 있다면 일반 커피에 압도적 승리를 주겠다.

이러한 달콤한 음료와 거리가 멀다면 이미 당신은 체중감량의 반은 성공했다고 할 수 있다. 모든 것은 길들이기 나름이다. 항상 탄산음료를 마셔 온 사람은 물을 단조롭게 느낄 것이고, 물을 마시던 사람은 탄산음료가 지나치게 달게 느껴질 것이다.

음료는 목마름을 해소시켜 주지만 기본적으로 포만감을 주는 효과도 있다. 모든 음료의 베이스는 물이기 때문에 물 마시는 것을 습관화하고 이를 즐긴다면, 지금 당장 물을 좋아하지 않아도 우리의 필요를 충족시켜주는 일을 즐기는 방법을 찾을 것이다.

술

건강과 체중 관리하는데 술을 포기할 수 없다면 레드 와인을 추천한다. 와인을 적당히 섭취하게 되면 와인을 마시지 않는 사람이나 다른 종류의 술을 마시는 사람들보다 수명이 길어진다. 와인과 수명은 J 형태의 그래프로 설명할 수 있는데, 적당한 양을 마시면 건강에 유익하지만 그 수치를 넘는 순간 건강에 악영향을 끼치는 악마로 변할 것이다.

와인이나 다른 술이 체중을 감량시킨다는 확실한 증거는 없다. 하버드 대학이 13년 동안 19,200명의 여성을 연구한 결과 술을 마신 여성들은 그렇지 않은 여성들보다 살이 덜 쪘지만, 그렇다고 살이 안 찌지도 않았다. 그중 레드와인이 과체중과 비만에 반대적인 영향을 끼쳤다.

레드와인은 건강과 체중관리에 도움이 되는 항산화 레스베라트롤을 포함하고 있다. 하지만 이 성분은 블루베리, 포도, 딸기, 라즈베리, 사과에 더 많이 함유되어 있다는 것을 잊지 말자. 굳이 술을 마셔야 된다면 레드와인을 마셔라. 그리고 한 병이 아닌 한 잔 정도가 좋겠다.

당신이 몰랐던 운동의 다양한 효과

음식에 대해 많은 얘기를 했다. 하지만 운동은 어떠한가? 운동은 정말 체중감량에 도움이 되는 것인가? 운동이 체중감량과 무관하다고 주장하는 책들은 다음의 4가지 오류를 범한다.

1. 그들은 꾸준한 운동이 신진대사에 미치는 장기적 영향을 간과한다 (대부분 단기적인 영향에만 집중한다).
2. 그들은 운동과 식단 조절을 병행하는 것을 지나치게 힘든 것이라고 가정한다. 그래서 식단 조절만 강조하는 경향이 있는데, 이는 당신의 목표가 건강이 아닌 살 빼는 것일 때만 해당된다.
3. 그들은 운동하는 것과 활동적인 생활의 차이를 언급하지 않는다.
4. 그들은 운동의 스트레스를 감소시키고 정서적 섭식을 자제시키며 코르티솔 수치를 낮추고 숙면을 도와주는 다양한 효과를 고려하지 않는다.

운동이 체중감량에 미치는 영향은 아이러니하게 논란의 요소가 되었다. 단기 연구에 따르면 다이어트 운동은 체중감량에 도움이 되지 않지만 장기 연구에 따르면 운동과 활동을 성공적이고 지속 가능한 체중감량의 열쇠로 꼽힌다. 선택은 우리의 가치에 달려있다. 당신이 단기적인 체중감량이 목표라면 운동을 하지 않아도 되지만 지속 가능한 진정한 변화를 원한다면 운동을 무시해선 안 된다. 극단적인 예를 들자면 하루에 곰돌이 젤리만 먹는다면 실질적으로 2kg를 감량할 수 있다.

대부분 단기적 전략은 장기적인 목표와 상충되는 경향이 있다. 10일간 단기 다이어트 프로젝트가 영원하지 않다는 것은 당연한 것이다. '10일간'이라는 짧은 기간에 맞추어진 프로젝트이기 때문이다. 잠수함이 하늘을 날지 못하는 것처럼 단기 프로젝트에 맞춰진 전략은 장기적 목표에 적용될 수 없다.

운동의 목적은 "칼로리 연소"가 아니다

단기 연구가 보여주듯 운동은 체중감량에 효과적인 방법이 아니다. 운동을 하면 칼로리가 연소됨으로써 체중을 줄이는데 어느 정도 기여는 하겠지만, 동시에 운동은 식욕을 촉진시키고 음식을 더 많이 섭취하게 만들기도 한다. 궁극적으로 칼로리 적자는 생각보다 성공적이지 않을 수 있다. 하지만 이는 칼로리만 따질 때 범하는 오류이다. 과학은 운동의 목적이 지방 연소보다 더 많다는 것을 증명한다.

메타분석에 따르면 체중감량을 할 때 단기적으로는 식단 조절만으로도 충분하지만 장기적 측면에서는 식단 조절과 BWMP(행동적 체중 관리 프로그램)이 병행되어야 효과적인 체중감량이 가능하다. 전미 체중조절 단체의 연구에 따르면 몇 년 동안 지속 가능한 체중 감소를 이루어낸 사람들 중 90%가 하루에 1시간씩 운동을 하는 것으로 조사

되었다.

　이 데이터를 장기적인 측면으로 접근해보자. 20년 동안 진행된 한 연구는 운동이 체중을 감소시키고 허리둘레를 줄이는데 효과가 있는 것을 밝혔다. 이 결과는 특히 여성들에 경우에 더욱 두드러졌다. 운동이 장기적인 체중 감소를 향상시키는 정확한 방식은 100% 밝혀지지 않았지만, 그 목표에 도달하는데 도움이 되는 것만은 확실하다. 즉, 비만은 우리 몸의 밸런스가 깨졌을 때 일어나는 현상인데, 우리 몸의 모든 기능들을 향상시키는 역할을 하는 운동은 에너지를 섭취하고 소모하는 신진대사 또한 향상시킬 수 있다는 결론을 내릴 수 있다.

　또한, 운동이 몸의 호르몬을 최적화함으로써 체중 조절을 도와준다는 데이터도 존재한다. 규칙적인 운동은 인슐린저항성은 낮추고 인슐린감수성은 높이는데, 이 둘은 신진대사에 긍정적인 영향을 끼치기 때문에 궁극적으로 건강과 체중 감소에도 도움을 준다.

체중 감소보다 중요한 지방 연소

운동 중 총 체중에 변화가 없더라도 지방은 계속 연소되고 있다. 4개의 통제 실험에 따르면 체중 감소와 관계없이 운동은 내장지방과 피하지방은 연소시키는 것으로 나타났다. 결국 다이어트의 궁극적인 목표는 지방을 태우는 것인데, 체중은 같지만 이를 구성하는 것이 지방에서 근육으로 바뀐다면 당신은 실질적으로 더 보기 좋은 모습으로 변화한 것이다.

　운동의 목적은 단순히 지방을 연소시키는데 있지 않다. 운동은 신진대사를 활발하게 하고, 염증을 없애고, 혈액순환을 돕는다. 이 사실을 잘 기억한다면 '놀랍게도 운동은 24시간 지방 산화에 영향이 거의 없다'라는 글귀를 보아도 두려워하지 않을 것이다. 운동은 단기적인 체중감량을 가능케하는 기적이 아니라 그 자체로 건강한 라이프 스타일을 추구하는 당신의 선택이다. 하지만 장기적으로 운동을 했을 때, 수많은 다른 유익한 효과들과 함께 자연스러운 체중감량 또한 가능하다.

현재 운동을 하고 있지 않는다면 아마 운동 자체를 즐기지 않을 확률이 높다. 너무 실망할 필요는 없다. 작은 습관을 시작으로 당신의 선호도를 바꾸어보자. 게으른 나는 하루 한번 팔굽혀펴기로 시작했지만 지금은 일주일에 여러 번 운동하며 운동에 저항하는 나에서 운동을 즐기는 나로 바뀌었다. 당신 또한 할 수 있다.

운동은 체중감량을 위해 하는 희생이 아니다. 운동은 인생을 더 즐겁게 만들어주는 하나의 활동이지만 사람들은 이 활동을 즐기지 못하고 있다. 체중이 불어났다면 운동이 즐겁거나 편하게 느껴지지는 않을 것이다. 하지만 운동의 유익한 효과들을 경험하고 스스로 강해지는 것을 느끼는 순간 운동에 매료될 것이다. 이 책에는 그 순간에 도달하는 최고의 전략이 설명되어있다.

체중감량을 돕는 비밀 요소들

식단 조절과 운동은 체중감량에 필요한 가장 중요하고 기본적인 두 가지 요소이다. 이 둘에 간접적인 영향을 주어 체중 관리에 도움을 주는 다른 요소들을 다루어 보자.

수면

10명의 성인을 대상으로 실시된 연구에 따르면 잠이 부족하면 지방 감소가 55% 떨어지고 반면 그 외에 것들은 60% 빨리 소모되었다. 또한, 배고픔을 느끼게 하는 호르몬이 올라가고 지방 산화는 줄어들었다. 이는 5.5시간과 8.5시간의 수면의 결과를 비교한 것이다. 이 실험이 흥미로운 이유는 같은 대상에게 첫 2주 동안 5.5시간을, 그리고 다음 2주 동안 8.5시간을 수면을 취하게 했다는 점에 있다. 수면 외에 모든 요소들을 통제하여 모든 가능한 변수를 최소화 했기 때문에 같은 사람에게서 이렇게 다른 결과가 도출이 된다는 것은 놀라운 일이다. 사람은 잠을 적게 자면 배고픔을 더 느끼고, 이는 과식으로 이어지기 쉽다. 에너지섭취의 경우에도 지방 감소는 잠이 줄어들수록 방해를 많이 받았다.[7]

총 1,024명을 대상으로 한 더 큰 실험에서는 잠을 적게 잘수록 체내 지방 용해 물질인 랩틴이 생성이 줄어들고, 공복감을 증대시키는 그렐린 분비가 많아져 결과적으로 비만도가 높아졌다. 8시간미만의 경우 모두 잠이 줄어들수록 BMI 수치는 올라갔다.

이 연구들을 입증할 증거로 당신의 개인적인 경험 또한 충분하다. 혹시 잠이 부족했을 때 더 많이 먹게 되는 경향이 있지 않은가? 나는 그렇다. 잠이 부족했을 때 뱃속에 거지가 든 것처럼 배고픔을 느낀 적이 여러 번 있다.

지속 가능한 변화에서 가장 중요한 것은 실패보다 성공이 더 쉬운 상황을 만드는 것인데, 잠을 충분히 자지 않는다면 체중감량에 실패에 이어질 확률을 높이는 것이다. 수면 권장 시간인 7~9시간을 지키지 않으면 심각한 생물학적 손실을 초래할 수도 있다.

스트레스

우리 몸은 스트레스를 받으면 코르티솔이라는 호르몬을 생성하는데, 코르티솔이 많아지면 복부에 지방을 저장하게 된다. 우리가 기피하고 싶은 이 현상을 막기 위해선 디스트레스(destreess)가 답이다. 스트레스를 없애는 것은 말만큼 쉬운 일은 아니지만 생각보다는 어렵지 않다. 당신이 적극적으로 스트레스를 풀어주도록 노력한다면 가능한 일이다. 하지만 많은 사람들은 이를 하기 위해 계획을 세우지 않는다. 개인적으로 명상, 마사지, 농구 게임을 하거나 모든 감각이 차단된 탱크에 들어가 쉬면서 스트레스를 내보낸다.

즐거운 활동

연구실에서나 자연에서 실행된 연구에 따르면 어떠한 신체 활동을 즐겁게 느낄 때, 그들의 차후 행동들에 변화가 생긴다. 예를 들면, 신체 활동을 즐거운 일로 표기했을 때, 식사 중 사이드 디시를 덜 섭취하거나 쾌락적 식품을 줄이고, 운동 경기 중 건강한 간식을 선택하였다. 당신 또한 체중감량을 부담스러운 '일'로 느끼고 있다면 즐거움의 시각이 주는 이점을 이용하지 못하고 있는 것이다.

동시적 변화

운동과 식단 조절이 동시에 병행되었을 때 이 두 가지가 상호작용하여 체중감량에 더 큰 효과를 가져온다. 200명을 대상으로 한 연구에서 운동과 식단 조절을 함께 실행하는 것이 두 가지를 따로 시작하는 것보다 체중감량의 지속성을 높였다.

내장 건강

내장 건강은 체중감량과 관련해 최근 들어 주목받고 있는 과학 분야이다. 과학자들은 유해한 체중과 유익한 체중을 구성하는 내장 박테리아에 차이를 발견하였다. 발효식품은 건강한 내장균을 활성화시킨다.

체중감량을 위한 사소한 습관들

위에 언급한 습관들은 사소해 보이지만 큰 변화를 가져올 수 있다는 것을 잊지 말자.

사소한 습관들의 다양한 효과

사소한 습관들은 다음 3가지를 직접적으로 향상시킨다. 첫째, 당신이 시도했었던 다른 체중감량보다 즐겁다. 이는 단순히 당신에게 음식을 먹지 못하게 막는 것이 아니라, 긍정적 에너지와 나날이 경험하는 작은 성공을 통해서 이에 들이는 노력에 비해 매우 큰 결과를 가져가는 것이다. 이 즐거움은 고통스러운 다이어트에 비교하자면 마치 놀이동산과 같다. 마지막으로, 작은 습관들은 스트레스 수치를 낮춘다. 완벽한 결과에 대한 강박에서 벗어나는 순간 모든 것이 더 쉽고 편안하게 느껴질 것이다. 이는 수면도 개선할 수 있다.

맺음말

지금까지 체중 관리에 대한 나의 개인적인 소견을 이야기했다.

수백 개의 데이터를 분석한 후, 체중을 증가시키는 가장 유력한 악마는 탄수화물이나 지방이 아닌 가공식품이라는 것을 발견했다. 가공식품을 제외한 모든 음식들은 인간이 수천 년 전부터 먹어오던 것들이다. 이를 저격하는 이론들은 우리가 이 식품들을 지나치게 많이 먹는다고 주장한다. 우리가 지방, 탄수화물, 칼로리를 필요 이상으로 섭취한다는 뜻이다.

현대 서양 식습관을 들여다보면 가공식품이 생식품보다 비중이 높은 것

을 확인할 수 있는데, 이는 미국인들의 70%가 과체중인 이유이기도 하다. 이 문화를 따라간 다른 나라들 또한 비만도가 급증하는 것을 경험했다.

나와 전적으로 동의하지 않아도 괜찮다. 영양소를 따지는 식습관은 다이어트에 있어 가장 중요한 것이 아니다. 가장 중요한 것은 체중감량에 도움이 되는 작은 다이어트 습관들을 새로운 다이어트 '방식'이 아닌 '접근'으로 인정하고, 당신의 장기적 목표에 가장 적합한 방식에 적절히 적용하는 것이다.

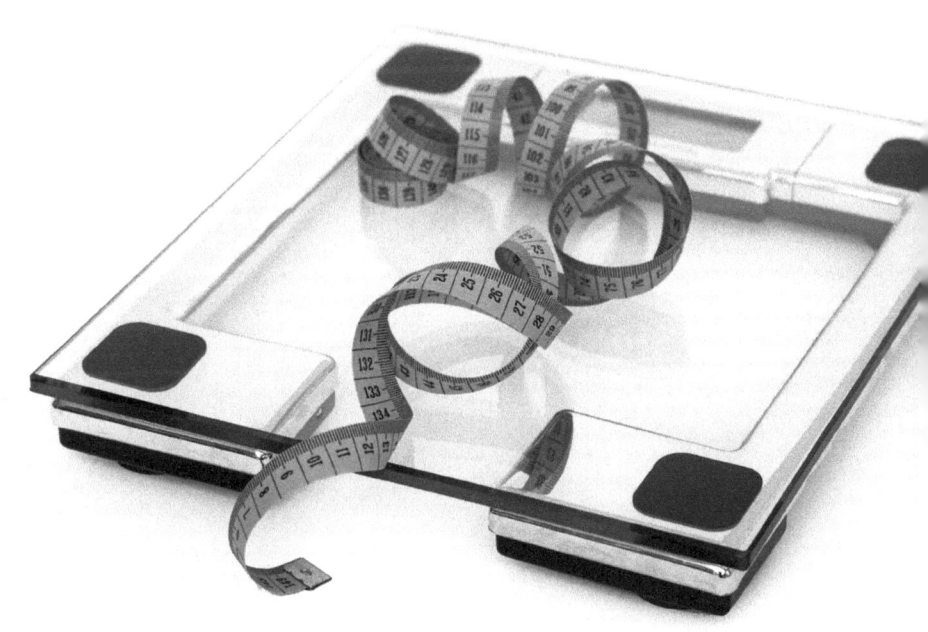

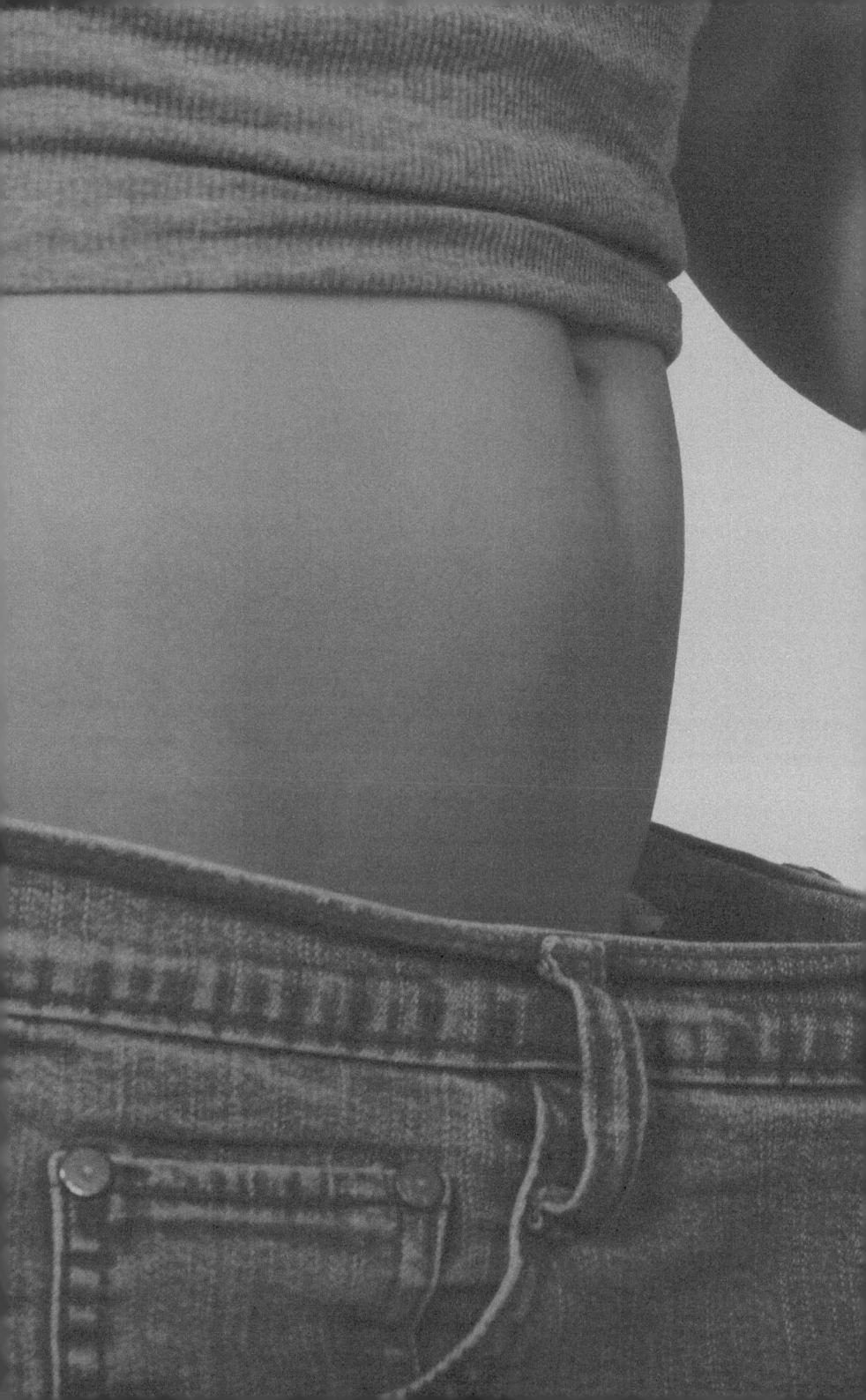

PART 2

전략의 원칙

제2부에 오신 것을 환영한다. 제2부는 이 책의 내용 중 내가 가장 좋아하는 부분이다. 제1부에서는 성공적인 체중감량을 위한 주요 개념을 설명했다면, 제2부에서는 제1부에서 배운 개념을 실제 삶에 적용할 수 있는 전략으로 탈바꿈시킬 것이다. 일반적 전략, 음식 전략, 그리고 운동 전략을 다룰 것이다.

가장 처음 다룰 부분은 체중감량을 위한 일반적 전략이다. 체중감량이라는 큰 그림을 그리기 위해 우리는 일반적으로 어떤 태도를 지녀야 할까? '반드시 체중감량을 하겠다'고 생각하는 것이 좋을까? 아니면 오히려 현재 체중을 유지하겠다고 생각하는 편이 도움이 될까?

다음은 음식 전략으로, 우리가 섭취하는 음식에 대해 생각해볼 것이다. 음식 전략을 다룬 장에서는 '정크 푸드를 금지해야 할까요?', '음식을 어느 정도 먹어야 할까요?', 혹은 '채소를 싫어하는데 어떻게 하죠?'와 같은 질문에 대한 답을 제시할 것이다.

마지막으로는 운동 전략을 살펴볼 것이다. '체중감량에 가장 도움이 되는 운동 유형은 무엇인가요?', '운동을 얼마나 해야 하죠?', 그리고 '집에서 아이들 뒤를 쫓아다니는 것도 운동으로 간주할 수 있을까요?'와 같은 질문에 답을 제시할 것이다.

그렇다면 사소한 습관은?

체중감량은 당신의 삶의 방식 전체에 영향을 받는다. 따라서 매일의 사소한 습관을 선택하는 것 외에도 몇 가지 고려해야 할 사항이 있다. 전략이란 크게 2가지 부분으로 구성된다. 첫 번째는 어떤 대상에 대해 가지고 있는 관점이며, 두 번째는 실제로 행하는 행동이다. 여기에는 당신의 행동을 도울 수도 있고 또는 방해할 수도 있는 몇 가지 중요 심리적 성향이 존재한다. 제2부에서는 그 심리적 성향에 대해서도 다룰 것이며, 음식 전략 및 운동 전략 장의 마지막 부분에서는 사소한 습관에 관한 구체적 아이디어에 대해 논의하며 마무리를 지을 것이다. 사소한 습관의 실천을 연습하는 것은 점진적으로 당신의 사고방식을 변화시킬 것이다. 또한 당신이 사소한 습관 뿐 아니라 올바른 관점까지 지니게 된다면 체중감량에 성공할 확률이 훨씬 더 높아질 것이다.

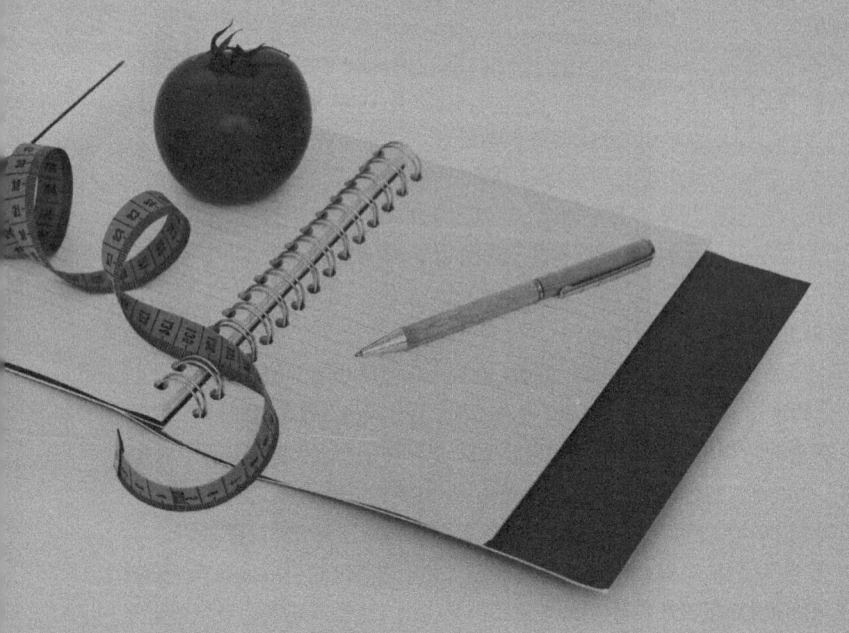

제5장

일반 전략

**만약 모든 것이 이해하기 쉽고 직관적이었다면,
우리는 모두 날씬한 몸매를 가진
백만장자가 되었을 것이다.**

"변화의 진정한 가치는 그 변화가 오래 지속될 때 드러난다."

토니 로빈스

어려운 길의 이점

운동을 하고 건강한 식생활을 하는 것은 어려운 길을 가는 것과 마찬가지다. 하지만 운동은 신체 내부에서 일어나는 여러 반응 및 여러 신체 기능의 효율성을 향상시킨다. 인슐린 기능을 향상시켜서 세포에 에너지를 공급하고, 혈액 순환을 원활하게 만들어서 영양소가 골고루 분산될 수 있게 하며, 호르몬의 수준을 최적화시킨다. 또한 가공되지 않은 양질의 진짜 음식은 다량 영양소 및 독특한 화합물을 제공해 신체 기관 기능을 개선하고 염증 유발을 감소시킨다.

또한 어려운 길을 택한다는 것은 위와 같은 건강한 삶의 '구체적인 혜택'뿐 아니라, 당신을 더욱 강하게 만들어준다는 이점이 있다. 매일 등산을 하는 사람에게 계단을 오르는 것은 식은 죽 먹기일 것이다. 하지만 하루 종일 앉아 있으면서 움직일 때는 자가용만 이용하는 사람이라면 계단을 오르는 간단한 일 조차도 힘겨울 수 있다. 어려운 길을 택하는 것이 오히려 우리에게 유익한 이유는 그 어려운 길이 결국 삶의 다른 요소들을 쉽게 만들어주기 때문이다. 사실 인간은 똑똑하기 때문에 어려운 길이 우리에게 도움이 된다는 것을 잘 알고 있다. 하지만 동시에 우리의 의지력에는 한계가 있으며 본능적으로 쉬운 길에 더 끌리는 경향이 있다. 따라서 우리는 어려운 길을 택하는 것이 유익하다는 것을 잘 알고 있으면서도 쉬운 길이라는 달콤한 유혹에 굴복하고 만다. 어려운 길을 택했을 때의 이점은 실로 엄청나지만, 그것은 그 길을 선택한 자에게만 주어지는 것이다! 그렇다면 쉬운 길로 빠지지 않고 지속적으로 어려운 길을 택할 수 있는 방법은 무엇일까?

아마 다른 책들은 이를 악물고 힘든 것을 견뎌내야 한다고 할 것이다. 심지어는 그것을 '더 진심으로 원해야 한다'고 주장하는 경우도 있다. 결국 그들이 주장하는 것은 목표를 달성하기 위해서는 모든 것을 바쳐야한다는 것이다. 무슨 일이 있어도 어려운 길을 선택하고, 무조건 채소를 섭취하고 헬스장에 가야한다는 것이다. 만약 실패하면, 그것은 당신의 의지력이 부족한 탓이다. 얼마나 단순하고 바보같은 전략인가? 반면, 현명한 전략은 우리의 본능적인 선호(쉬운 길)와 결정을 내릴 수 있는 힘이 조화를 이룰 수 있게 한다.

어려운 길을 택하고 싶긴 하지만, 쉬운 길이 더 좋다면? 어려운 길을 쉽게 만들고, 쉬운 길을 어렵게 만들어야 한다. 사소한 습관을 이용한 전략이 강력한 이유는 무엇일까? 사소한 습관은 삶에서 가장 어려운(하지만 유익한) 길을 선택하는 것을 쉽게 만들어주기 때문이다.

어려움을 어떻게 인식할지의 중요성

약 30분 간 적정 강도로 운동용 자전거를 타는 것은 상당한 양의 노력을 필요로 한다. 이는 바꿀 수 없는 사실이다. 하지만 적절한 전략을 이용한다면 자전거에 오르는 횟수를 증가시킬 수 있다. 자전거에 더 자주 오르게 되면 운동에 대한 관점이 변하며, 관점이 변하면 **어려움에 관한 인식도 변한다.**

짐이라는 사람과 샘이라는 사람이 있다고 해보자. 비슷한 능력을 가진 둘은 같은 도전을 받아들였다. 그들의 능력과 주어진 과제의 어려움은 객관적으로 동일하다. 하지만 샘은 그 도전이 흥미롭다고 느끼는 반면, 짐은 그 도전이 지루하다고 생각한다. 그렇다면 둘 중에 과연 누가 그 도전을 더 쉽다고 생각할까? 물론 도전을 흥미롭다고 느끼는 샘 쪽일 것이다. 즉, 당신의 관점은 매우 강력하다. 관점에 따라 어려운 일을 쉽게 느낄 수도 있으며 쉬운 일을 어렵게 느낄 수도 있다.

사소한 습관을 실시하면 앞으로 일어날 일에 대해 이전과는 다른 기대를 형성하기 때문에 점차적으로 특정 행동의 관계가 개선된다. 예를 들어, 피아노 연습을 하는 것은 당연히 TV를 시청하는 것보다 어려운 일이다. 하지만 하루에 한 곡을 연주하는 것, 혹은 그저 피아노 앞에 앉아서 악보를 펴는 것과 같은 사소한 습관은 훨씬 쉽다. 신문을 읽는 것에 비하면 운동은 비교적 어려운 일이지만, 팔굽혀펴기 한 개(원한다면 더 시행해도 좋지만)를 하는 습관은 운동을 훨씬 쉽게 만들어준다. 브로콜리를 먹는 것은 케이크를 먹는 것보다 어렵지만, 브로콜리를 딱 한 조각 먹는 습관은 비교적 쉽다.

어려운 길을 선택하는 것을 비교적 쉽게 만들라. 이는 당신은 건강에 좋지 않은 행동을 지탱하고 건강에 좋은 습관을 '언젠가는' 할 수도 있는 일종의 꿈같은 것으로 만들어버리는 근간을 무너뜨릴 수 있도록 도와줄 것이다. 우리가 건강에 좋지 않은 행동을 흔하게 하는 이유는 단순히 그 행동이 쉽기 때문만은 아니다. 우리 사회가 그 행동을 보다 더 쉬워보이게 만들기 때문이다. 건강에 좋은 습관 역시 건강에 좋지 않은 습관에 비해 그렇게 어려운 것은 아니다. 하지만 실제보다 더 어렵게 포장된다.

1분짜리 유튜브 영상이라면 누구나 별 생각 없이 시청할 것이다. 하지만 1분 동안 제자리 뛰기를 하는 것은 '제대로 된 운동이 아니라는' 생각으로 거부하지 않는가? 1분 동안 앉아 있는 것은 괜찮지만 1분 동안 운동하는 것은 시간적으로 충분하지 않다고 생각하지 않는가? 바로 이런 이유 때문에 대부분의 사람들이 하루에 8시간씩 앉아 있기만 하고 전혀 움직이지 않는 것이다. 왜 버거를 먹는 것은 흔한 일이지만 샐러드를 먹는 것은 아주 특별한 다이어트 결정이라고 생각하는가? 우리는 이런 관점을 바꿔야 한다! 높은 선반 위에 올려놓은 드물고 특수한 행동은 우리 삶에 그다지 큰 영향을 끼치지 못한다. 따라서 사소한 습관들은 '건강에 좋은 특수한 행동'들을 습관이 될 가능성이 있는 일상적인 행동으로 변모시켜 당신의 삶을 변화시킨다.

이것이 바로 사소한 습관 전략의 토대가 되는 기본 틀이다. 삶에 큰 영향을 끼칠 수 있는 영역에 매일 부담 없이 실시할 수 있는 아주 쉬운 사소한 습관을 설정하는 것이다. 우리가 이 책에서 초점을 맞추고 있는 체중감량은 습관이 아닌 선택에도 많은 영향을 받는다. 따라서 그런 선택 또한 아주 쉽고 일상적인 것으로 만들 수 있는 방법을 제공할 것이다.

스프린터가 결승선을 향해 직선으로 달린다고 그를 비난하는 사람은 없다. 직선으로 달리는 것이 가장 빠르고 쉬운 길이기 때문이다. 농구 선수가 덩크슛을 했을 때, 몇 발짝 뒤로 물러서서 좀 더 어려운 페이드 어웨이 슛을 시도했어야 한다고 그를 나무라는 사람은 없다. 일반적으로는 쉬운 길이 더 현명하다. 단, 쉬운 길을 선택했을 때 감수해야 할 좋지 않은 결과(체중을 증가시키는 것 등)가 있거나 어려운 길을 추구함으로써(체력을 기르기 위해 웨이트 운동을 하는 것 등) 얻을 수 있는 이점이 있다면 오히려 어려운 길을 택하는 것이 더 현명하다.

하루 종일 앉아있는 것은 서 있는 것보다 훨씬 쉽다. 하지만 사망률을 증가시키고 신진대사를 느리게 만든다. 패스트푸드를 먹는 것은 쉽지만, 염증을 유발하며 체중을 증가하게 만든다. 성공을 실패보다 더 쉽게 탈바꿈시키는 것은 자존심이 상하는 일도 아니고, 당신이 약하다는 뜻도 아니다. 오히려 의지력으로 '어려운 길'을 가는 것만큼이나 대단한 것이다. 하지만 그것보다는 더 현명한 일이다.

체중감량, 어떻게 접근할 것인가?

체중감량을 위해서는 반드시 알아둬야 할 일련의 사고방식들이 있다. 어떤 사고방식은 곧바로 이해가 될 것이고, 어떤 사고방식은 언뜻 보기에는 이해가 안 될 수 있지만 곰곰이 생각해보면 납득할 수 있을 것이다. 이번 내용에서는 각각의 사고방식을 소개한 후 그 사고방식이 체중감량에 효과적인 이유를 구체적으로 설명할 것이다. 잘못된 사고방식을 가지고 있으면 체중감량에 실패하겠지만, 올바른 사고방식을 가지면 반드시 체중감량에 성공할 수 있다.

당신의 주된 목표는 행동의 변화이지 체중감량이 아니다.
체중감량을 원한다면 겉으로 드러나는 모습이나 체중계 숫자에 초점을 맞추면 안 된다. 물론 객관적인 변화를 측정하기 위해서는 이것들이 중요할 수 있지만, 수치만으로 **성공**을 측정할 수는 없다. 왜냐하면 근본적인 변화의 대상은 수치가 아니기 때문이다. 이것은 무거운 물체를 옮기기 위해 지렛대를 이용하는 방법과 유사하다. 물체를 직접 밀어서 움직일 수도 있지만, 지렛대의 힘을 이용해서 물체를 옮기는 편이 훨씬 쉽다.

체중감량에 성공하는 데 있어서 행동 변화는 지렛대 역할을 한다. 그리고 체중감량에 대한 성공을 측정하는 방식도 다른 여타 행동 변화를 시도했을 때와 다를 게 없다. **체중감량에 성공하기 위해서는 체중이 덜 나가는 유형의 사람으로 변해야 한다. 그렇게 되면 좋은 결과는 자연적으로 따라오게 마련이다.**

즉, 체중감량을 위한 여정 중에 아직 체중을 전혀 감량하지 못했는가? 그런데 샐러드를 점점 선호하게 되었다든지 또는 식욕에 대한 자제력이 생겼는가? 이런 행동의 변화가 있었다면 곧 눈에 보이는 결과로 이어질 수 있음을 의미한다. 행동의 변화는 항상 체중의 변화로 이어지기 때문이다.

만약 러닝머신에서 1시간을 운동할 때마다 즉각적이고 영구적으로, 그리고 눈에 띄게 0.5 kg의 체중을 줄일 수 있다면, 과연 사람들이 체중 문제로 씨름을 할까? 당연히 그렇지 않을 것이다. 만약 원인과 결과가 즉시 나타난다면 사람들은 앞 다퉈 마라톤을 몇 번씩 완주하며 마음껏 살을 뺄 수 있을 것이다.

자신을 동기부여하기 위해서는 먼저 눈에 보이는 결과가 있어야만 한다고 생각하는 사람들은 완전히 거꾸로 생각하고 있는 것이다. 바로 이런 관점 때문에 속성 다이어트 같은 프로그램이 성행하는 것이다. 그런 프로그램의 논리는 일주일에 5kg을 감량함으로써 더 큰 동기부여를 하고, 이를 통해 지속적으로 다이어트를 할 수 있게 된다는 것이다. 사실, 좋은 결과는 큰 동기부여가 되며, 동기부여는 목표 달성에 유익하기 때문에 이는 본질적으로 그리 나쁜 아이디어는 아니다. 하지만 문제는 이런 방식의 체중감량은 전혀 지속할 수 없어서 머지않아 요요현상으로 인해 처음에 감량한 체중 중 일부 혹은 전부가 되돌아오게 된다는 것이다. 그렇게 되면 그 동기 또한 타격을 입게 되어 오히려 처음보다 더 악화된 상태에 놓이게 될 수도 있다. 성공으로 이어지는 진정한 공식은 지속적인 행동이다. 지속성은 습관을 기르는 결과를 낳으며 계속 나아갈 수 있는 동기를 부여한다. 결과는 과정의 끝에서 볼 수 있는 것이지 처음부터 존재하는 것이 아니다. 따라서 과정을 지속하기만 한다면 결과는 당연히 따라오게 되어 있다. 그러므로 우리는 그 과정을 완전히 터득함으로써 **지속적으로** 결과를 얻을 수 있다.

결정권자는 바로 당신이다.

다이어트를 통해 체중감량을 시도했을 때는 마치 전장에 있는 하찮은 졸병이 된 기분이었을 것이다. 다이어트 분야의 권위자가 지시를 내리고, 체중감량을 원하는 당신은 그 지시사항을 따라야만 한다. 그 효과는 둘째 치고, 그런 다이어트 방식은 자율성을 박탈시키기 때문에 당신이 갑자기 반란을 일으킬 가능성을 높인다.

하지만 '사소한 습관'을 통해서라면 전투에 어떻게 임할 지를 자기 자신이 직접 계획할 수 있다. 나는 당신의 성공에 도움이 될 수 있는 정보나 자료, 또는 아이디어를 제공할 것이다. 하지만 진행 방식과 구체적인 수행 계획은 완전히 당신에게 달려있다. 다양한 전략 중에서 자신에게 맞는 것을 택할 수 있으며, 어느 것을 택하든지 통제권을 쥐고 있는 사람은 바로 당신이다. 그리고 당신이 고른 쉬운 선택들을 미래의 습관(승리를 위한 열쇠)으로 성장시킬 수도 있고 당장의 결과(사기 증진을 위한 열쇠)로 활용할 수도 있다. 내가 가장 좋아하고 추천하는 전략과 방식을 소개하겠지만, 자신과 현재 자신의 삶의 방식에 대해 가장 잘 알고 있는 것은 자기 자신이므로 최종적인 결정은 본인이 내리면 된다.

지침은 사람들에게 도움이 될 수 있다. 하지만 통제는 불필요하다. 체중감량에 성공하고 그 체중을 유지하는 사람들 중에 선택에 대한 자신의 통제권을 완전히 포기한 사람은 아무도 없다. 결국에는 자신에 관련된 선택은 자신이 해야 한다. '사소한 습관'의 경우 당신이 처음부터 통제권을 쥐고 있을 수 있으므로 임시로 통제권을 포기했다가 되찾을 필요조차도 없다. 단 한순간도 자기 결정권을 잃게 될 일은 없을 것이다.

좀 더 현실적인 말로 풀어내보도록 하겠다. 언제 식단과 운동을 목표치보다 추가로 달성할지, 언제 휴식을 취하면서 최소한의 것만 수행할지를 자신이 직접 결정하는 것이다. 어떻게 하든 전체적인 과정에서 벗어나는 것은 아니며, 설사 체중감량에 도움이 되는 행동을 별로 하지 못한 날이라 할지라도 착실하게 나아가는 과정의 일부로 포함된다. 따라서 '사소한 습관'은 당신의 삶의 방식 및 때에 따라 달라지는 기분에 맞춰 진행할 수 있다. 그래서 이 전략은 지속할 수 있는, 세상에서 가장 강력한 변화 전략이다.

서두르지 말라.

한 연구에 따르면 체중감량 치료 중단에 대한 가장 의미 있는 예측

변수는 더 낮은 BMI 수치에 대한 높은 기대이다. 즉, 더 많은 체중감량을 기대할수록 오히려 목표를 달성하지 못할 확률이 높았다는 것이다.

우리의 신체 및 정신은 사람마다 차이가 있기 때문에 체중감량 속도 역시 사람마다 다르다. 체중감량에 관련된 대부분의 책은 그들의 방식이 얼마나 빠른 효과를 보이는 지를 홍보하면서 '드디어 체중을 감량할 수 있겠다'고 생각하는 사람들의 절박함을 이용한다. 하지만 영구적인 행동 변화를 고려하지 않은 방식은 언제나 처음 상태로 당신을 되돌려 놓기 마련이다. 그런 근시안적인 방식에 현혹된다면 책을 구입한 비용 뿐만 아니라 그 시간에 진짜 변화를 일으킬 수 있었던 기회비용까지 낭비하는 결과를 초래하고 말 것이다.

중요 사항 : 최종 목표를 전략으로 오인하지 말라.

이번에 소개할 관점은 매우 중요하므로 반드시 명심해야 한다. 이것은 비단 체중감량뿐만 아니라 당신이 추구하고자 하는 다른 목표에 있어서도 마찬가지로 적용된다. 예를 들어, 탄산음료 섭취를 중단하고 싶은 사람이 '탄산음료를 마시지 말기'라는 전략을 세웠다고 가정해보자. 가장 이해하기 쉽고 가시적인 전략이기 때문에 이 전략이 최선이라고 생각할지 모르겠지만, 이보다 훨씬 더 나은 다른 전략들이 분명히 존재한다!

어떤 전략을 선택하든 신중하게 결정해야 한다. 만약 자신에게 맞는 최선의 전략이 최종 목표와 일치한다면 그렇게 하면 된다. 하지만 내 경험에 의하면 가장 이해하기 쉬운 전략이 최선의 전략인 경우는 드물었다. 왜냐하면 효과적으로 행동 변화를 야기하는 방식은 때로 직관적이지 않은 측면이 있기 때문이다. 예를 들어, 어떤 음식을 먹고 싶을 때 단순히 직접 저항을 통해 그 음식을 거부해보려 했지만 결국 무용지물이었던 경험이 있지 않은가? 이처럼 때로는 가장 이해하기 쉬운 방식이 사실은 그리 효과가 좋지 못하다는 것을 알 수 있다.

좀 더 자세히 설명하기 위해, 탄산음료를 마시는 것을 중단하기 위해서 단독으로, 혹은 혼합하여 사용할 수 있는 여덟 가지(!) 전략을 소개한다. 각 전략 유형의 명칭은 괄호 안에 기입했다.

1. 탄산음료 섭취 중단하기(직접 저항)
2. 탄산음료 섭취를 제한하고 전혀 섭취하지 않게 될 때까지 점차적으로 줄여나가기('끊어 내기')
3. 탄산음료 구매를 중단하기(원천 고갈/ 환경 변화. 이 전략의 경우 이행을 돕기 위한 하위 전략이 존재한다.)
4. 탄산음료를 마실 경우 자신에게 무언가 벌을 내리기(부정 강화)
5. 탄산음료 대신 즐길 수 있는 대체 음료를 선택한 뒤 언제든 쉽게 마실 수 있도록 준비하기(대체품)
6. 탄산음료 섭취를 10분 간 미루기(통제력 성립, 유혹 감소, 갈망 지연)
7. 대체할 수 있는 방식을 설정하고 그에 따른 보상 정하기(신경 연결 통로 우회 및 긍정 강화)
8. 탄산음료를 마시기 전에 반드시 물을 한 잔 마시기(건강에 좋은 장애물 및 일종의 대체품)

신선하지 않은가? 탄산음료 섭취를 중단 할 수 있는 방식이 최소 여덟 가지는 된다. 이 중 하나를 선택했지만 계속 실패한다면 똑같은 방식을 고수할 필요도 전혀 없다. 이론적으로는 어떤 것을 택해도 효과가 있지만 실제로는 보다 더 효과가 좋은 전략도 있으며, 사람에 따라 자신에게 맞는 방식이 다를 수 있다.

궁극적으로 당신의 성공 혹은 실패를 결정하는 것은 당신의 욕망이 아닌 당신이 택한 전략이다. 따라서 시간을 들여 심사숙고 한 후 자신에게 알맞은 전략을 결정하는 것이 좋다. 내가 이 책에서 추천할 전략들 역시 내가 오랜 시간 심사숙고한 후 결정한 것이다. 하지만 내 전략이 무조건 당신에게도 완벽한 전략일 것이라는 보장은 없다.

체중감량은 빼는 것이 아니라 더하는 것이다.

체중감량을 어렵게 느껴지게 만드는 것 중 하나는 마치 자신이 좋아하는 모든 것을 포기해야만 할 것 같은 감정이다. 아마 많은 사람들이 공통적으로 느껴본 감정일 것이다. TV 시청을 줄여야 할 것만 같고, 맛있는 정크 푸드를 전혀 먹을 수 없을 것만 같다. 재미없고, 지루하고, 어렵게만 느껴진다.

그렇다면 당신이 간식으로 즐겨 먹는 음식을 모조리 금지하는 대신, 단순하게 건강에 좋은 음식을 조금 더 섭취하는 방식을 택하면 어떨까? 건강에 좋은 음식을 더 많이 먹을수록 그 음식을 먹는 게 더 익숙하고 편안하게 느껴질 것이다. 사실 사람들이 건강에 좋지 않은 음식을 많이 먹는다는 사실 자체가 문제라기보다는 그런 음식을 좋아하도록 훈련되어 있다는 점이 더 심각한 문제라고 볼 수 있다. 나 또한 가끔은 건강에 좋지 않은 음식을 먹는다. 하지만 건강에 좋은 음식을 먹는 연습을 많이 했고 또 시간이 지나며 몸에 좋은 음식을 선호하게 되었기 때문에 건강에 좋지 않은 음식이 먹고 싶은 생각이 강하게 드는 경우는 드물다. 과거의 나는 거의 매일 패스트푸드를 섭취했는데, 그럴수록 패스트푸드를 더 많이 먹고 싶어질 뿐이었다. 당신이 지금 내리는 모든 선택은 추후 비슷한 상황에 놓일 경우에 대한 선례가 된다는 점을 잊지 말아야 한다.

다이어트를 하는 것은 곧 무언가를 결핍시키는 것이다. 따라서 우리는 다이어트를 하지 않을 것이다. 성공적인 체중감량은 무언가를 빼는 것이 아니라 오히려 새롭고 좋은 것을 삶에 더하는 것이다.

음식을 두려워하지 말라.

다이어트를 시작하면, 사람들은 자신의 식단의 일부가 아닌 특정 음식을 '두려워'한다. 그 음식은 빵이 될 수도 있고, 혹은 가공 식품이나 육류가 될 수도 있다. 그 음식의 유혹을 참지 못하고 먹어버리게 되는 것을 두려워하는 것이다. 무언가를 두려워하는 것은 그 대상이 당신보다 더 강한 측면이 있다는 것을 인정하는 것과 다름없다. 우리는 나비를 두려워하지 않는다. 나비가 우리를 해치지 않을 것이며 그러지도 못할 것이라는 것을 잘 알고 있기 때문이다.

두려움은 강력한 동기부여로 보일 수 있겠지만 실은 오히려 당신을 약한 위치에 놓이게 만든다. 또한 모 아니면 도라는 사고방식을 조성한다. 따라서 만약 당신이 도넛을 두려워한다면(하지만 사실은 좋아한다면), 최대한 버틸 수 있을 때 까지 도넛을 피하다가 결국 의지력을 잃는 순간에 다시 도넛을 즐겨 먹던 과거의 모습으로 돌아가고 말 것이다. 그리고 이 과정을 반복하면 할수록 유혹적인 음식에 저항할 수 없다는 두려움이 강화된다.

두려움과 모 아니면 도라는 사고방식은 일이 잘 풀리지 않을 때의 자기 효능감(self-efficacy)을 저해한다. 도넛을 먹는 것을 두려워하지 말라. 전략적으로, 그리고 차분하게 도넛을 덜 먹을 수 있는 방법을 고안하라(이에 대해서는 상황별 전략을 다룬 제9장에서 더 자세히 설명할 것이다). 어떤 행동을 그만두고 싶을 때에는 감정을 이용하는 것보다는 전략이 훨씬 효과적이다.

즐거움을 지연시키는 쪽으로 성향을 바꾸어보라.

내일은 존재하지 않는다. 오늘이 우리가 가진 전부다. 이것은 우리 모두가 알고 있는 사실이며, 이따금씩 다시 한 번 되새겨 봐도 좋은 내용이다. 하지만 이 보편적인 관점을 역으로 생각해보면 간과하기 쉬운 유용한 시사점 하나를 도출할 수 있다. 즐거움을 주는 일을 오늘보다는 내일 하는 쪽으로 당신의 성향을 바꾸어 볼 수도 있다는 것이다. 즉, '오늘은 탄산음료를 마시고 내일 물을 마셔야지' 대신에 '오늘은 물을 마시고 내일 탄산음료를 마셔야지'라고 생각하는 것이다. 만약 정말 그 다음 날에 탄산음료를 마시게 된다고 하더라도 전혀 문제가 없다.

자신에게 투자하고, 추후에 그에 따른 보상이 있을 것이라는 것을 아는 기분은 꽤 큰 만족감을 준다. 보상에 대한 기대는 때때로 보상 그 자체보다도 더 낫다. 만족을 지연시킴으로써 기대로 인한 보상의 길이와 강도를 증가시킬 수 있을 뿐만 아니라, 애초에 계획했던 것보다 더 오랜 시간동안 건강에 좋은 습관을 실천할 수 있다. 이것은 건강에 좋은 음식뿐 아니라 건강에 좋지 않은 음식을 다룰 때에도 효과적인 방법이다. 인간은 미루기를 좋아하는 경향이 있는데, 이 방법을 통해 그 경향을 건강에 도움이 되는 방식으로 이용할 수 있다.

만족을 지연시키는 것은 곧 '지금 이것을 먹을 수도 있지만, 나중에 먹기로 하고 그 때를 고대하겠어.'라고 말하는 것과 같다. 과식을 하는 것은(대부분의 경우 엄청나게 가공된 식품 위주일 것이다) 말 그대로 가능한 모든 보상을 앞당겨서 당장 배를 채우는 것이다. 이런 전략은 사실 한계 효용 법칙에 의하면 만족감을 전혀 극대화시키지 못하는 매우 열등한 전략이다.

내가 처음 한계 효용 법칙에 대해 알게 된 것은 경제학 수업에서였다. 그 때 교수님은 아주 단순한 예시로 이 법칙을 설명해주셨다. "피자를 먹을 때, 첫 번째 조각이 두 번째 조각보다 만족스러울 것이고, 두 번째 조각이 다섯 번째 조각보다 더 만족스러울 것이다." 아마도 음식을 먹을 때 뿐 아니라 삶 전반에서 이 현상을 경험해본 적이 있을 것이다. 만약 음식으로 보상의 만족감을 극대화시키고 싶다면 배가 터질 것 같을 때까지 먹는 것은 절대 좋은 방법이 아니다. 포만감을 넘어서서까지 음식을 섭취할 경우, 당신이 얻을 수 있는 보상은 그 음식의 맛뿐이다. 이미 배가 부른 상태에서 계속 음식을 먹으면 소화되기까지 불쾌할 수도 있고 심지어는 고통스러울 수도 있다. 가스가 차고 배가 부풀어 오르는 등의 증상들도 있겠지만 그 부분은 건너뛰도록 하겠다.

나는 당신이 더 똑똑한 방식으로 음식을 먹고 좀 다른 방식으로 음식을 즐길 수 있는 방법을 제시하는 것이지, 체중감량 때문에 고통을 겪기를 바라는 것이 아니다. 하지만 과식하지 말 것을 권고하는 천편일률적인 말은 때때로 과식을 피함으로써 박탈감이 느껴지도록, 혹은 과식을 피하는 것이 체중감량을 위해 해야만 하는 희생의 일종인 것처럼 표현된다.

인간은 보상이 필요하며, 어떤 방식으로든 그 보상을 얻어낼 것이다. 따라서 지속적인 성공을 위해서는 체중감량이라는 결과를 낳으면서도 보상이 있는 삶의 방식을 목표로 해야 한다. 만족을 지연시키는 것에 익숙해질수록 현재에 더 올바른 결정을 내리게 될 것이며, **그 자체로** 인해 보상을 받는 기분이 들 것이다. 또한 추후에 그 지연된 즐거움으로부터 추가적인 만족감을 얻을 수 있다. 뿐만 아니라 이를 통해 더 건강하고 매력적인 몸을 얻게 될 것이다.

　이를 어려운 규칙으로 생각할 필요는 없다. 그냥 즐거움을 지연시키는 쪽으로, 그리고 건강한 행동을 내일보다는 오늘 하는 쪽으로 성향을 바꾸어보는 것이다. 직접적인 저항과 만족을 지연시키는 것은 종이 한 장 차이다. 하지만 전자보다는 후자 쪽에 서는 것은 굉장히 중요하다. 자신이 어느 쪽에 서 있는지를 알기 위해서는 그 때 느껴지는 저항감의 크기를 보면 된다. 만약 너무 큰 저항감이 느껴진다면, 그건 당신이 저항하느라 너무 애를 쓰고 있다는 증거이다. 그렇다면 좀 더 편안한 마음을 가지고 난이도를 낮추는 것이 좋다.

현재를 기준으로 생각하라.

체중감량을 어렵게 만드는 것 중 하나는 과거의 체중이다. 만약 당신이 꽤 오랫동안 과체중으로 살았다면 자신의 생활방식 또는 체중에 대해 창피함을 느끼고 있을지도 모른다. 그 부담을 내려놓기 바란다. 과거에 대해 부담을 느낄 필요는 없다. 당신은 더 좋은 것을 누릴 자격이 있기 때문이다. 과거의 체중을 부끄럽게 생각하는 것은 당신에게 아무런 이익도 가져다주지 않을 뿐더러, 과거의 영향을 받는 것은 비논리적인 일이다.

　지금부터의 순간들은 아직 그 어디에도 기록되지 않았다. 따라서 매우 **객관적으로** 중립을 유지한다. 지금 이 순간부터의 삶의 방식은 무궁무진하다. 따라서 과거에 연연하는 것은 시간 낭비일 뿐 아니라 앞으로의 진전을 저해한다.

　뮤추얼 펀드의 경우 종종 '과거의 결과는 미래의 실적을 보장하지 않습니다.'라는 면책 조항이 있다. 우리의 삶도 마찬가지다. 과거의 결과가 얼마나 좋았든 나빴든 미래와는 전혀 관계없다. 만약 과거가 후회와 잘못된 선택으로 가득 차 있다면 이제부터 자유로워지면 된다. 만약 과거에도 꽤 괜찮은 삶을 살았다면 앞으로도 긴장을 늦추지 말아야한다는 것을 기억해야 한다. 어차피 과거는 바꿀 수 없으므로 과거에 대한 걱정은 하지 않는 편이 좋다.

당신은 지금 훈련 중이다.

체중감량을 시도할 때 대부분의 사람들은 자신이 하는 행동에 대해 잘못된 관점을 유지하는 커다란 실수를 저지른다. 만약 사소한 습관들을 통해 체중감량 시도를 한다면 당신은 행동을 변화시킬 것이고, 그 변화를 사랑하게 될 것이다! 그 이유는 무엇일까?

당신은 벌을 받는 게 아니기 때문이다. 체중감량을 위해 '희생'하는 것도 아니다.

체중감량은 벌을 받거나 희생하는 것이라고 생각하는 관점은 실패를 부른다. 최고의 운동선수들은 무엇을 하는가? 그들은 훈련한다. 최고의 작가들은 무엇을 하는가? 글을 쓴다. 성공하는 사람들은 그 위치에 도달하기 위해서 무엇을 하는가? 성공할 때까지 자신의 기술을 연마한다.

어떤 사람들은 운동 신경을 타고나고 어떤 사람들은 어린 나이부터 골프에 두각을 나타내는 것과 마찬가지로, 우리 중 몇몇은 생활 방식에 상관없이 유전적으로 늘씬한 몸을 타고 났거나 체중을 조절하는 방법을 이미 습득했다. 하지만 대다수의 사람들은 '서양식 생활 방식 프로그램'을 따르고 있는데, 이 생활 방식은 매우 효율적으로 체중을 증가시킨다. 따라서 더 건강해지고 더 가벼워지기 위해서는 뇌와 몸을 재훈련시켜야 한다.

만약 자신의 현재 체중이 마음에 들지 않지만 현재의 생활 방식은 마음에 든다면, 둘 중 한 쪽을 선택해야 한다. 왜냐하면 당신의 생활 방식이 곧 당신의 체중이기 때문이다. 생활 방식과 체중은 쌀이 희다는 것과 얼음이 차갑다는 것만큼이나 명백히 관련되어 있다. 그 둘은 영원히 결합되어 있는 불가분의 관계이다. 하지만 생활방식은 모 아니면 도라고 볼 수는 없다. 좋은 식생활을 유지하고 활동적인 생활을 하기로 결정했다고 해서 이따금씩 트뤼플 초콜릿을 먹거나 모임 자리에서 술을 마시거나 하루 종일 TV를 시청하는 것 등을 전혀 못하게 되는 것은 아니다. 이런 것들이 '체중감량을 하려면 절대로 금해야 할 행위'라고 말하는 사람이 있다면 그것은 다방면에서 매우 잘못된 생각이다.

건강한 삶의 방식은 매우 즐거울 수 있는데 그것은 단지 건강이 개선되거나 체중이 감소하기 때문만은 아니다. 좀 더 자세히 설명하기 위해 건강한 삶의 방식의 선순환을 예로 들겠다. 영양 섭취를 더 잘하면 수면의 질이 올라가고 음식에 대한 갈망이 줄어들며 더 나은 식습관을 형성하게 된다. 그렇게 되면 더 많은 에너지를 낼 수 있으며, 따라서 더 활동적인 생활 방식을 유지할 수 있고, 신체적, 정신적 기능이 향상될 것이다. 그렇게 되면 자신감이 향상되어 더 성공적인 삶을 살 수 있다. 그렇게 되면 더 많은 돈을 벌게 되어 고급 승용차를 살 수 있게 된다. 좋은 영양 섭취가 고급 승용차로 귀결된다고? 물론 그럴 가능성은 희박하다. 그렇지만, 건강한 삶의 선순환은 놀랍도록 강력하다. 지금 블루베리를 먹는다고 해서 반드시 미래에 고급 승용차를 탄다는 보장은 없다. 하지만 건강한 삶의 방식은 분명히 예상치 못한 방면에서 당신의 삶에 긍정적인 변화를 야기할 것이다.

운동선수의 경우 매우 엄격한 식이요법과 훈련 프로그램을 따라야하지만, 많은 이들은 그 매 순간을 즐긴다. 사람들은 헬스장에 가는 것에 중독되기도 하고, 샐러드에 군침을 흘리기도 한다. 그 누구에게도 불가능한 일은 아니다. 단지 대부분의 사람들에게는 조금 낯설 뿐이다.

규칙보다는 경계를, 노예 상태보다는 독자성을, 그리고 "할 수 없다"보다는 "하지 않는다"를 선택하라.

체중감량을 시도 할 때 보통 가장 먼저 드는 생각이 무엇일까?

> 정크 푸드를 먹어서는 안 돼. 채소를 더 섭취해야만 해.

이 말은 언뜻 보기에는 정확하면서도 그다지 해롭지 않은 문장으로 보일 수 있다. 하지만 사실 이런 관점으로 체중감량에 접근하는 것은 매우 끔찍한 일이다. 첫째로, 이 말하기 방식으로는 통제력을 상실하게 된다는 점에 주목해 보라. 나는 할 수 없어. 나는 해야만 해. 이런 표현은 선택의 여지가 없을 때 쓰는 문구이다. 즉, 어렸을 적에 부모님이 친구 집에서 자는 것을 금지했을 때 쓰던 표현과 같다.

> "미안해, 제임스. 엄마가 오늘 밤 너희 집에서 잘 수 없다고 하셔."
> ~어렸을 때, 슬픈 표정을 한 내가 실제로 했던 말이다. (엄마, 전 그래도 엄마를 사랑해요).

반면에, 비흡연자인 성인에게 담배를 권하면 그는 어떤 대답을 할까?

> "사양할게요. 담배를 피우지 않거든요."

아이는 자신의 상황에 대한 통제력이 없다. 하지만 성인은 통제력이 있다.

'할 수 없다'는 표현은 변화를 추구하는 이유가 개인적인 결정이 아니라 어떤 외부적인 결정권자 때문이라는 암시를 한다. 아이의 경우, 친구 집에서 자고 싶어도 부모님의 허락이 없으면 그렇게 할 수 없다. 어떤 성인이 다이어트를 하면서 이 '할 수 없다 전략'을 택했다고 하자. 하지만 이 때 결정권자는 사실 자기 자신이다. 어느 순간 이것을 깨닫게 된다면 규칙을 어기는 것이 무척 쉬워지게 된다.

과학적인 증거도 이를 뒷받침한다. 바네사 패트릭(Vanessa Patrick)과 헨릭 하그베트(Henrick Hagtvedt)는 120명의 학생을 대상으로 건강한 식습관에 대한 자신의 욕망을 1~9 점까지 수치로 나타내도록 했다. 건강에 좋지 않은 간식을 먹고 싶은 유혹에 맞서기 위해, 일부 학생들에게는 '나는 X를 먹지 않는다'라는 표현을 쓰도록 했고, 나머지 학생들에게는 '나는 X를 먹을 수 없다'라는 표현을 쓰도록 했다.

이후, 학생들은 이와 별개로 보이는 연구를 위해 다른 장소로 이동을 했다. 그리고 설문조사를 제출한 학생들에게 연구자들은 초콜릿 바 혹은 '건강한' 그래놀라 바를 선택할 수 있게 했다. 물론 건강한 간식으로는 과일 한 조각이 더 적합했겠지만, 그럼에도 불구하고 연구 결과는 꽤 흥미로웠다.

'하지 않는다'라는 표현을 쓴 집단 중 64%가 그래놀라 바를 선택하고 나머지가 초콜릿 바를 선택한 반면, '할 수 없다' 표현을 쓴 집단의 경우 39%만이 그래놀라 바를 선택한 것이다.

'하지 않는다'가 '할 수 없다'보다 훨씬 더 효과적인 이유는 자신의 행동을 통제하려는 피상적인 시도가 아니라 자아를 기반으로 한 행동이기 때문이다. 연구자는 이렇게 말했다. "'하지 않는다'라는 표현은 자아를 상기시키는 안정적이고 변하지 않는 상태를 암시한다('이게 바로 나야'). 따라서 목표에 대한 관점을 내부 및 자아에 맞추면(나는 패스트푸드를 먹지 않는다) 더욱 효과적으로 목표를 달성할 수 있다."

시사점 : 자아를 기반으로 한 결정은 내부적인 장기 목표(체중감량과 같은)에 **권한을 부여**하는 반면, '할 수 없다'를 기반으로 한 근거 없는 규칙은 당신을 **약화**시키고 당신의 반항적인 면모를 부추긴다.

　만약 당신이 케이크를 먹지 않기로 결정했는데 누군가가 케이크를 먹으라고 강요를 하거나 왜 케이크를 먹지 않느냐고 묻는다면, 부디 다이어트 중이라고 답하지 않았으면 좋겠다. 그렇게 대답하는 것은 당신이 즐거움을 박탈당한 것처럼 보이게 하며, 답하면서도 그런 기분이 들 것이다. 다이어트 중이라고 말하는 것 대신에, 그저 케이크를 별로 먹고 싶지 않다고 답하라. 그것은 당신을 강력해 보이게 하며 답하면서도 자신이 결정을 내릴 수 있는 강인한 사람처럼 느껴질 것이다. 차이점이 보이는가?

　이 말을 들으면 놀랄 수도 있겠지만, '체중 관리 때문에'가 아닌 단지 먹고 싶지 않다는 이유로 건강에 좋지 않은 음식을 거절해도 아무런 문제가 없다. 우리 사회는 우리를 가공식품에 굴복시키기 위해 많은 압력을 가한다. 하지만 사실 가공식품에 들어가는 재료와 그것이 몸에 끼치는 영향을 생각하면 그다지 먹고 싶은 생각이 들지 않을 것이다. 물론 아직은 이런 관점에서 가공식품을 보지 않을 수도 있다. 하지만 사소한 습관들과 함께 진짜 음식을 즐길 수 있도록 자신을 훈련시킨다면, 몸이 가벼워지고 더 멋진 몸매를 갖게 될 것이며, 음식에 대한 기호 역시 천천히 변화할 것이다. 질이 낮은 음식 위주로 식사를 하는 사람은 건강한 음식을 먹으면 얼마나 기분이 좋은지를 알지 못한다.

이건 당신이 다시는 감자튀김을 원하지 않게 될 거라고 말하는 것이 아니다. 나는 친구들이 방문하면 간식으로 당근을 권하고 디저트로 신선한 과일을 권하는 이상한 남자다. 하지만 여전히 가끔씩은 감자튀김, 햄버거, 와인, 맥주, 피자 같은 걸 섭취한다. 드문 일이긴 하지만 탄산음료도 마신다. 물론 탄산음료가 인간의 건강에 끼치는 영향은 무척 싫어하지만 말이다. 인공감미료나 트랜스 지방을 제외하고는 무엇이든 먹는다. 나는 이것은 먹을 수 있고 이것은 먹을 수 없다는 규칙을 전혀 두지 않는다. 단지 내 자아를 변화시켰기 때문에 건강에 좋지 않은 음식을 그다지 자주 섭취하지 않는 것뿐이다. 그리고 당신도 그렇게 할 수 있다.

음식에 대한 선택에 도덕성을 부여하지 말라.

음식을 도덕적 전투로 만들어버리면 사람은 약해지게 된다. 특정한 음식을 먹는다고 해서 당신이 좋은 사람이 되거나 나쁜 사람이 되지는 않는다. 또한 다른 사람보다 열등하거나 우월하게 되지도 않는다. 우리는 생존하기 위해 음식을 먹는다. 어떤 음식은 다른 음식에 비해 더 영양가가 많긴 하지만, 거의 모든 식품은 우리의 생존을 돕는다. 어떤 여성은 몇 년 동안 피자만 섭취하며 살았다고 한다!

나는 대부분의 사람들에 비하면 비교적 건강한 식단을 유지하지만, 그렇다고 해서 내가 다른 누구보다 더 나은 사람이지도 더 열등한 사람이지도 않다. 대학 시절, 패스트푸드만 섭취했던 과거의 나보다 현재의 내가 더 나은 사람이라고 할 수도 없다. 물론 나는 이전보다 더 에너지가 넘치고, 새로운 식단 덕분에 건강이 좋아지기는 했다. 하지만 사람으로서 우리의 가치는 우리가 먹는 음식과 **전혀 관계**

없다.

 사람들이 초콜릿 케이크 하나를 다 먹고 나서 "아, 나는 진짜 안 되는 사람이야."라고 말하는 걸 들은 적이 있을 것이다. 그것은 음식을 도덕적 전투로 만들어버리는 것이다. 음식 섭취가 무언가 잘못된 행동이라고 하는 것이다. 그럼 이것은 어떤 감정을 유발할까? 바로 죄책감과 수치심이다. 이런.

 음식에 대한 선택은 좋을 것도 나쁠 것도 없다. 물론 당신의 건강, 웰빙, 그리고 체중감량 목표에는 유익하거나 해로울 수 있을 테지만 말이다. 도넛을 먹는다고 해서 가장 친한 친구를 배신한 것 같은 끔찍한 기분을 느낄 필요는 없다. 자신이 나쁜 사람이라고 생각할 필요도 없다. 하지만, 영양분이 아닌 유흥을 위해 음식을 먹었다는 사실은 염두에 두는 것이 좋다. 아마도 뱃살이 조금 늘었을 것이라는 사실도 잊지 않는 것이 좋다. 틀린 행위는 절대 아니지만, 선택에 따른 결과는 존재하기 마련이다.

인지조화를 추구하는 사고방식을 버리고 건강에 좋은 음식으로 과식하라.

대체 어째서 감자 칩을 과식하는 경우는 있지만, 브로콜리를 과식하는 경우는 드문지 생각해 본 적이 있는가? 단지 감자 칩이 더 맛있고 쉽게 많이 먹을 수 있어서 라고 생각할 수도 있으며, 그것도 어느 정도 일리가 있는 말이다. 하지만 실은 더 위험한 이유가 존재한다.

 사람들이 건강에 좋은 음식을 과다 섭취하는 경우가 드문 것은 심리적인 요인과 관련 있다. 감자 칩은 체중을 증가하게 만드는 식품이라는 것을 모두가 알고 있다. 고탄수화물, 고지방, 고칼로리 음식이며 그에 비해 포만감도 크지 않다. 그렇기 때문에 감자 칩을 먹기 시작한 사람은 그것을 '형편없는 선택'으로 간주하게 된다. 인간은 인지

조화를 추구하는 경향이 있고, 감자 칩을 먹는 것과 과식을 하는 것은 체중감량에 도움이 되지 않는 두 가지 비슷한 실수의 조합이다(체중을 늘리는 음식을 섭취할 뿐 아니라 너무 많이 먹는 것). 따라서 이 행동은 추후에는 실망스러울지라도 당장은 정신적으로 만족감을 준다. '나쁜 꼬리표'와 인지조화를 이루는 행동을 했기 때문이다. 아마 우리는 모두 한 번 쯤 이렇게 생각한 적이 있을 것이다. '어차피 실수했으니 그냥 끝까지 가보지 뭐.'

반면 브로콜리를 먹을 때 우리는 그것이 몸에 좋은 행동이라는 것을 인지하며, 음식을 과하게 섭취하는 것은 그 좋은 결정에 '위배되는' 일처럼 여겨지게 된다. 이미 '좋은' 행동을 하고 있으므로 과식을 해서 그 좋은 행동의 가치를 손상시키고 싶지 않은 것이다. 그래서 건강에 좋은 음식을 '너무 많이' 섭취하는 것은 거의 불가능한 일이다. 더 먹을 수 있는데도 불구하고 인위적으로 그 양을 조절하는 것은 그리 현명하지 못하다. 만약 지금 먹을 수 있는 브로콜리의 양을 인위적으로 조절한다면, 얼마 후에 무언가 다른 음식으로 그 나머지 양을 채우게 될 것이다. 이건 당신이 브로콜리를 반드시 많이 **먹어야만 한다**는 말이 아니다. 단지 건강에 좋은 음식을 과도하게 섭취하는 것을 두려워 할 필요가 전혀 없다는 말이다.

가공이 많이 된 식품에 비해 가공하지 않은 진짜 음식을 먹을 때 더 포만감을 빨리 느낄 수 있는 이유 중 하나는 '감각 특정성 포만감(sensory specific satiety)'이라는 개념 때문이다. 감각 특정성 포만감은 특정 음식을 어느 정도 섭취하면 그것에 대한 욕구를 잃게 된다는 것을 설명한 용어이다. 내 경우, 에그 노그(맥주·포도주 등에 달걀과 우유를 섞은 술)나 초콜릿 퍼지를 먹을 때는 감각 특정성 포만감이 아주 빠르게 유발된다. 물론 맛있지만, 맛이 너무 진하고 '노골적'이어서 많은 양을 섭취할 수가 없다.

    식품 영양학자들 역시 이 현상에 대해 잘 알고 있다. 따라서 이 현상을 피할 수 있는 방법을 찾아냈다. 만약 어떤 음식이나 음료가 다양한 맛이 난다면, 우리는 그 음식을(훨씬) 많이 섭취할 수 있다. 탄산음료의 경우 이 감각 특정성 포만감을 빨리 유발하지 않도록 산뜻하면서도 맛이 느껴질 정도로, 너무 맛이 강하지 않게 제작된다는 사실을 알고 있는가? 사실이다.

    건강에 좋은 음식을 먹고 있다면, 양껏 섭취하라. 건강에 좋은 음식과 많은 양을 먹는 것을 같은 선상에 놓는 것은 조금 어색하게 느껴질 수 있다. 왜냐하면 덜 먹는 것이 건강에 좋다는 말을 자주 들었기 때문이다. 하지만 과일과 채소의 과다섭취가 문제가 되는 경우는 굉장히 드물다. 24년 동안 10만 명을 대상으로 한 연구에 의하면 대부분의 경우 과일의 섭취량과 체중감량은 유의미한 관계를 나타냈다. 즉, 과일을 더 섭취할수록 더 많은 체중을 감량했다는 것이다.

    나는 주기적으로 시나몬을 뿌린 냉동과일(보통 망고와 블루베리)을 양에 찰 때까지 마음껏 먹는데, 완전히 만족할 때까지 먹어도 200~300 칼로리밖에 되지 않는다.

체중감량을 목표로 삼지 말고, 현상유지를 목표로 하라.

비만인 흑인 여성을 대상으로 한 연구에 따르면 체중감량을 목표로 했을 때보다 체중 유지를 목표로 했을 때 더 좋은 결과가 나타났다. '체중감량'을 시도하는 경우 실제 필요한 노력보다 더 많은 노력을 해야 한다고 생각하게 된다. 실제로 그렇지 않음에도 불구하고 자신이 '뒤떨어져 있다'는 생각을 하게 된다. 따라서 목표를 이루려면 무언가 추가적인 노력을 해야 한다는 생각이 들게 되는 것이다. 이것은

'결핍적인 사고방식(scarcity mindset)'을 유발해 음식을 덜 먹어야 한다는 생각이 들게 만든다(둘 다 체중을 늘게 만드는 관점이다). 반면에 체중을 더 이상 늘리지 않기 위해 노력하는 것은 먹어야 할 음식의 종류, 혹은 필요 이상으로 과식하지 않는 것(칼로리 결핍을 목표로 하는 대신에) 등에 집중하게 한다.

체중감량을 위해 반드시 피해야 할 무거운 생각들

어떤 생각들은 생각하는 것 자체만으로도 몸무게를 증가시킨다. 그것은 그 생각이 행동에 끼치는 영향 때문이다. 체중감량을 원한다면 다음과 같은 생각은 해서는 안 된다.

1. 이 음식은 믿을 수 있어. 사람들은 식품 체계를 과신하는 경향이 있다. 당신에게 식품을 판매하는 사람들은 사업을 하는 중이고, 당신의 건강은 그들이 우려하는 목록의 상단부 근처에도 못 간다는 사실을 잊지 말아야 한다. 이것은 '다이어트' 식품도 마찬가지이다. 당신은 '다이어트 식품'이 효과가 있을 것이라고 생각하겠지만, 실제로는 그렇지 않다.

무언가에 '다이어트'라는 라벨이 붙어 있을 때, 그것은 종종 그 식품에 인공 감미료가 함유되어 있음을 의미한다. 샌안토니오(San Antonio)에서 9년 동한 실시한 연구에 의하면, 인공 감미료 함유 음료(artificially sweetened beverages, ASB)를 일주일에 평균 21개 섭취하는 사람들은 과체중 혹은 비만이 될 확률이 인공 감미료가 함유된 음료를 섭취하지 않는 사람들에 비해 거의 2배 가까이 높았다. 인공 감미료 함유 음료를 섭취한 이들은 그렇지 않은 이들에 비해 47% 더 많은 체중 증가를 경험했던 것이다. 'ASB 기준 섭취와 모든 결과 측정 값 사이에는 유의미한 양방향의 용량 반응 관계가 나타났다.' 또 다른 연구에 의하면 인공 감미료 함유 음료는 설탕 함유 음료보다도 오히려 더 체중을 증가시킬 가능성이 높다고 한다.

2. 나는 뭔가 맛있는 간식을 먹을 자격이 있어. 맛있는 간식은 강아지가 받는 것이다. 인간은 보상을 받는다. 우리는 맛있는 간식보다는 좀 더 넓은 의미로 보상을 바라볼 필요가 있다. 왜냐하면 먹는 것이 아닌 다른 보상의 방식도 많이 있기 때문이다. 과식이나 스트레스를 먹는 것으로 푸는 습관을 변화시키기 위해서는 반드시 대체적인 보상을 찾아야 한다.

3. 이 식사는 예외적인 상황일 뿐이야. 특별한 행사나 예외적인 상황은 지속성의 적이며, 곧 성공적인 체중감량의 적이다. 작은 변화를 축적하는 것이 가진 강력한 힘에 대해서 앞서 말하지 않았는가? 작은 **예외적 상황** 역시 마찬가지로 축적하면 강력한 힘을 발휘한다. '이번 한 번만'이라는 말은 매우 순진하게 들릴지는 몰라도 중독을 유발하거나 지속시킴으로써 우리의 삶을 망친 주범이다. 작은 방향적 변화가 쌓이면서 일어나는 변화의 힘이 긍정적인 쪽으로, **그리고** 부정적인 쪽으로도 작용할 수 있다는 것을 이해해야 한다. 당근 하나를 먹는 것의 도움을 과소평가해서도 안 되지만 '이번 한 번만'이라고 말하는 것의 해로움 역시 간과해서는 안 된다. (참고 : 사소한 습관들을 실천하면 예외적인 상황을 만들 필요성이나 욕망 역시 감소한다.)

4. 다른 사람들이 하고 있으니 내가 해도 괜찮아. 식사에 관한 사회적 역학

관계(Social eating dynamics)는 사람들을 체중 때문에 고생하게 만드는 커다란 이유 중 하나이다. 이것은 삼중으로 타격을 준다.

- 주위 사람들과 어울리고 싶다.
- 다른 사람들을 불쾌하게 하고 싶지 않다.
- 다른 사람들은 자신을 합리적인 수준으로 돌보고 있다.

저녁 식사를 하고 있는데, 모두가 함께 먹을 치즈케이크를 주문한다고 생각해보자. 이런 상황에서, 사실 당신은 치즈케이크를 별로 먹고 싶지 않을 수 있다. 인공적인 재료를 함유하고 있고, 가공이 많이 된 식품이며, 지금은 딱히 그 특유의 맛을 원하지도 않기 때문이다. 만약 혼자 식사 중이었다면, 치즈케이크를 먹지 않는 것은 쉬운 일이다. 하지만 모두가 한 입 먹어보라고 권유를 하고 있고, 다들 맛있게 먹고 있으며, 다들 꽤 건강해보이고 즐거워 보인다. 그렇다면 이 치즈케이크를 먹는 게 뭐 커다란 해가 되겠는가?

물론 치즈케이크를 조금 먹는 것은 그다지 큰 해를 끼치지 않는다. 하지만 문제는 당신의 결정이 자신이 아닌 외부의 어떤 것에 의해 통제되었다는 사실이다. 치즈케이크를 먹든 다른 무엇인가를 먹든, 자신이 결정을 내리는 것이 중요하다. 필요할 때는 거절하는 것을 두려워하지 말라.

항상 예의를 차리는 것보다는 자신의 가치를 지키는 것이 더 중요하다. 만약 자신의 가치관을 보호하기 위한 것이라면, 조금은 무례해도 괜찮다. 사회적 에티켓이 가장 중요하다고 생각하는 사람이라면 이 문장에 반대할 수도 있다. 하지만 당신이 치즈케이크를 먹지 않거나 술을 마시지 않기 때문에 불쾌해 하는 사람이 있다면, 사실, 당신의 욕구와 가치관을 존중하지 않는다는 관점에서 오히려 불쾌해 해야 할 쪽은 당신이다. 진정한 친구라면 더 나은 사람이 되기 위한 당신의 여정을 지지할 것이며, 당신이 그들과 함께 건강에 좋지 않은 음식을 섭취하지 않는다는 이유만으로 속상해하지 않을 것이다. 거절할 수 있는 능력은 매우 중요하다. 만약 거절을 하지 못한다면, 평생 동안 다른 사람들에 생각에 맞추어 행동해야 할 것이다.

미국에서는 매 끼니마다 탄산음료를 곁들이는 게 '일반적'이다. 전체 인구 중 70%가 과체중에 속하는 나라에서 건강한 체중을 유지하려면 대부분의 사람들과 달라야한다. 우리는 함께 시간을 보내는 사람들에게 영향을 받기 마련이다. 이 사실은 우리에게 중요한 조언을 하나 해 준다. 가능한 한 건강한 생활방식을 가진 사람들을 찾고 그들과 함께 시간을 보내라.

내가 이 책을 통해 아무리 좋은 전략을 많이 제공하더라도, 만약 당신의 주변 환경이 건강에 좋지 않은 음식을 즐겨먹는 건강에 좋지 않은 습관들을 가진 사람들로 가득하다면 변화하기 무척 힘들 것이다. 환경은 우리 삶에서 우리에게 가장 강력한 영향을 끼치는 것들 중 하나이다. 만약 체중감량이 너무 어렵게 느껴진다면, 주위 환경이 당신의 행동에 어떤 영향을 끼치고 있는 지를 자세히 살펴보라.

5. 지금 당장 30초 간 춤을 춘다고 해서 체중감량에 도움이 되지는 않을 거야. 운동이나 건강한 식습관의 기준을 매우 높게 잡아서 만반의 준비를 했을 때만 비로소 그 기준에 도달할 수 있게 하는 것은 체중을 증가시키기 딱 좋은 전략이다. 건강한 생활을 높은 선반 위에 올려놓으면 그만큼 그것에 손을 뻗는 일이 줄어들게 된다.

물론 운동은 중요하다. 장기적으로는 분명히 체중감량에 도움이 될 것이다. 하지만 매번 깔끔하고 완벽하게 30분씩 운동을 할 필요는 없다. 운동을 흔한 일로 만들고, 간식을 가지러 갈 때처럼 일상적인 방식으로 단 몇 초만이라도 춤을 추며 돌아 다녀라. 간식이 전자레인지 안에서 조리될 동안 팔굽혀펴기를 한 번(혹은 여러 번) 하라. 진입장벽을 낮추면 여러 번 진입할 수 있게 된다. 만약 공항에서 비행기를 기다리고 있는 상황이라면 그곳에서 굳이 거창하게 태극권을 할 필요는 없다. 단순히 일어나서 스트레칭을 하고 한 10초 간 돌아다니는 것만으로도 충분하다. 만약 이렇게 할 수 있다면 사소한 습관들을 통해 체중감량을 할 수 있을 것이다. 지금부터 몇 초간 운동을 한 후 다음 부분으로 넘어가길 바란다.

만약 아직 몇 초간의 운동을 하지 않았고, 별로 하고 싶지 않은 마음이 든다면, 지금 느끼는 감정을 자세히 살펴보라. 아마도 당신은 몇 초간의 운동은 충분치 않다고 생각하기 때문에, 혹은 별 성과도 없이 불편을 초래하기만 한다고 생각하기 때문에, 또는 지금 상황이 여의치 않기 때문에, 그리고 그냥 하지 않는 편이 좋겠다는 막연한 마음 때문에 운동을 하지 않았을 것이다. 이것은 사소한 행동을 하는 데 익숙지 않고, 그에 따른 결과를 본적도 없기 때문이다. 만약 무언가가 낯설다면, 당신의 잠재의식은 위와 같은 '연막용' 변명을 토해낼 것이다. 딱 한 번 만, 시험 삼아서 몇 초 동안 운동을 해보라. 10초면 충분하다. 운동을 마치고 난 후의 경험을 운동을 하기 전에 했던 생각과 비교해보라. 최악의 경우라 할지라도, 이를 좋지도 나쁘지도 않은 중립적인 경험이라고 생각할 것이다.

약간이라도 심장 박동 수나 혹은 각성도가 증가했다고 느꼈는가? 매우 좋다. 약간의 움직임이라도 충분하다. 10초 동안 가만히 앉아 있는 것보다는 훨씬 낫기 때문이다. 이 잠깐의 운동은 당신이 원한다면 더 많은 운동을 하는 것을 방해하지도 않을 것이며, 오히려 지금 혹은 미래에 더 많은 운동을 하게 되는 시발점이 될 가능성이 높다. 이렇게 사소하지만 긍정적인 단계를 밟아 나갈 수 있는 능력을 자신에게 증명할 때마다 지금 혹은 미래에 더 많은 단계를 밟아나갈 때 느낄 저항감을 감소시킨다.

6. 체중을 감량하려면, 무언가 큰일을 해야만 해. 커다란 변화를 주어야만 해. 바로 전의 내용과 비슷하게, 커다란 변화를 하도록 자기 자신에게 커다란 압력을 가하는 사람일수록 더 자주 실패하게 된다. 이전에 언급한 연구에서, 체중감량 치료를 중단하게 될 것을 예측할 수 있는 가장 유의미한 요인은 낮은 BMI에 대한 높은 기대치였다는 것을 기억하라. 더 많은 체중감량을 기대할수록 오히려 더 적게 체중감량을 했다는 것이다.

금전적으로 성공을 거두는 사람 중에 일확천금을 얻는 사람들은 몇 없다. 오히려 체계적으로 돈을 저축하고 투자하는 사람들이 순 자산 가치를 꾸준히 늘려 성공하게 되는 경우가 대부분이다. 비슷하게, 가장 성공적인 체중감량을 한 사람 중에 10일 만에 목표를 이룬 경우는 거의 없다. 시간을 들여서 점차적으로 행동 방식을 변화시키면 그에 따라 그들의 신체조건 역시 천천히 향상되는 것이다. 금전적 부와 마찬가지로 어느 하루가 깜짝 놀랄만한 성과를 내는 경우는 없더라도, 전체적인 결과는 엄청날 것이다.

7. 나는 좀 덜 먹어야 해. 반드시 조심해야하는 생각이다! 이것은 체중감량에 있어서 반직관적인 측면 중 하나이기 때문이다. 덜 먹겠다는 것이 현명하다고 생각할 수 있겠지만, 실은 희소 본능을 활성화시킨

다. 희소한 것들은 무척 매력적이기 마련이다. 만약 당신의 삶이 당신이 섭취하는 음식의 양을 중심으로 돌아가기 시작한다면, 당신은 음식의 주인이 아니라 노예가 되는 것이다. 뿐만 아니라 장기적으로는 아마 과식이나 폭식을 하게 될 지도 모른다.

체중을 감량하기 위해서는 풍요의 사고방식(mindset of abundance)을 가질 필요가 있다. 이렇게 생각하라 : 이 정도면 충분한 음식의 양이야. 이 정도 양이면 매우 만족스럽다. 충분히 먹었고, 또 다음 식사도 곧 하게 될 거야. 이렇게 생각하는 것은 음식을 희소성 있고 드문 것으로 만들어서 벨트가 잠기지 않을 정도까지 음식을 밀어 넣는 일을 방지하고, 포만감을 느꼈을 때 식사를 중단할 수 있도록 도와줄 것이다.

수치심은 장애물이지 해결책이 아니다.

수치심은 죄책감과 다르다. 수치심은 내면을 향하고, 죄책감은 외면을 향하기 때문이다.

조셉 버고 박사(Joseph Burgo, PhD)는 이에 대해 이렇게 말한다. "죄책감과 수치심은 때로 동시에 발생하기도 한다. 같은 행동이 동시에 수치심과 죄책감을 둘 다 불러일으킬 수 있다. 하지만 전자는 자신에 대해 어떻게 느끼는 지를 반영하며 후자는 우리의 행동이 어쩌면 다른 사람에게 피해를 끼쳤을지도 모른다는 인식을 포함한다. 즉, 수치심은 자아에 관련되며, 죄책감은 다른 사람과 관련되는 것이다." 수치심은 자신을 실망시켰다는 느낌, 혹은 자신이 '나쁜' 사람이라는 느낌이다.

만약 어떤 행동을 할 때 수치심을 느낀다면, 똑같은 행동을 다시 반복할 가능성이 높다. 수치심은 자아를 약화시키기 때문에, 수치심으로부터 초래된 순환은 끔찍하며 지속적이다. 취약한 상태가 되면 나중에 수치심을 느낄 만한 결정을 내릴 가능성이 높아진다. 지휘관, 선장, 왕, 혹은 여왕의 전형적인 모습을 생각해보라. 그것과 정반대이다. 그들은 애초에 권력을 가진 자리에 있기 때문에 더 강력하고 자신감 있는 결정을 내릴 수 있다.

내 경우 비디오 게임을 하고 싶은 마음에 대해 수치심이 느껴질 때 그것을 계속 곪게 놔두면, 좀 호소력 있게 말해서 마치 자신이 똥더미가 된 것 같은 기분이 든다. 그럼 기분 전환을 좀 하고 그런 감정에서 벗어나기 위해 뭔가 재미있는 걸 하고 싶어진다. 비디오 게임을 하는 것과 같이 말이다. 즉, 비디오 게임을 과하게 하는 것에 대해서 수치심을 느낄수록, 비디오 게임을 하게 될 가능성이 높아지는 것이다. 이런.

수치심은 고통이다.

수치심은 정서적 고통의 한 형태이며, 다른 종류의 고통과 마찬가지로 그 목적은 고통을 야기하는 행동을 억제하는 것이다. 하지만 수치심은 우리를 약화시키기 때문에 의도한대로 작용하는 경우가 거의 없다. 약할수록 더 많은 고통을 느끼게 되며, 그 고통이 감당할 수 없을 정도로 커지면 애초에 수치심을 야기했던 행동을 다시 함으로써 마음을 분주하고 편안하게 만든다. 고로 악순환이 시작되는 것이다. 그러므로 수치스런 행동을 억제하기 위해서 수치심을 이용하는 것은 그다지 효과가 좋지 못하다.

수치심은 우리를 약화시켜서 우리를 환경에 더 쉽게 순응하게 만든다. 따라서 수치심을 통해 외부적인 다른 요소(혹은 다이어트 체계)에 기꺼이 꼭두각시 노릇을 하게 될 확률이 높다. 하지만 체중보다 더 중요한 삶의 요소에서 끼치는 해로움을 제쳐두고서라도, 수치심은 체중감량에도 전혀 도움이 되지 않는다. 왜냐하면 체중감량은 개인의 내적 힘과 결정을 통해 성취할 수 있는 것이기 때문이다. 무언가를 먹기 전, 먹는 도중, 혹은 먹은 후에 수치심을 느낄 때와 같이 수치심을 자초하는 경우, 그것은 당신, 당신의 자신감, 자존감, 그리고 자존심에 해를 끼친다. 그리고 이것들은 살이 찌도록 만드는 그 어떤 음식보다도 체중감량이라는 목표를 좌절시킨다. **수치심은 더 많은 수치심을 야기하는 행동을 피하도록 동기부여를 하지만 이는 이론상으로만 효과적이고, 오히려 자존심을 강하게 파괴하는 행위이기 때문에 겉보기에는 옳아 보이지만 실제로는 더 큰 부작용을 낳는다.**

따라서 우리는 수치심을 최대한 줄여야 한다. 다음에 언급할 전략들은 이것을 염두에 두고 고안되었다.

자율성

운동을 즐기며 하는 사람과 '15일 만에 7kg 감량' 훈련 프로그램의 일부로써 하는 사람의 차이는 무엇일까? 자율성이다.

심리학에서는 자율성을 자신의 자유 의지에 따라 결정을 내리는 행위로 정의한다. 이것은 자기 계발 및 목표 설정에 있어 매우 중요하지만 만성적으로 간과되는 요소이다. 자율성이 중요한 이유는 단순하다. 우리 모두는 자신의 삶의 주인이 되기를 원하기 때문이다(그리고 실제로 그렇게 한다). 가끔 우리는 구체적인 결과를 보장 받을 때에 한하여 일시적으로 자율감을 포기한다. 하지만 거기에는 심각한 문제가 하나 있다. **자율감을 잃을 수는 있지만, 자율성 자체는 잃을 수 없다.**

만약 누군가가 당신에게 체중감량을 위해서 지쳐 쓰러질 때까지 운동을 하고 음식을 적게 먹어야 한다고 말하면 어떻게 될까? 자율감은 잃겠지만, 자율성 자체는 잃지 않을 것이다. 시간이 지나면 곧 이전처럼 휴식하고 이전처럼 먹을 것이다.

잠시 동안 '체계를 따르며' 자율감을 억누를 수는 있겠지만 결국에는 다시 통제권을 쥐게 될 것이다. 이 부분이 우리가 계산의 오류를 범하는 부분이다. 그렇지 않은가? 아주 어려운 다이어트 프로그램을 시작하면 우리는 원하는 결과를 얻을 수 있을 때 까지 그 고통을 '참아 낼 수 있다'고 생각한다. 하지만 어느 시점이 지나면 우리가 포기한 척 했던 통제권을 되찾아오게 된다.

이것은 외부에서 강요하는 생각에 국한되는 것도 아니다. **자신이** 이전에 설정한 목표로부터도 자율감을 잃을 수 있다. 예를 들어, 제인은 새해 결심으로 하루 두 시간 씩 운동을 하고 총 45kg을 감량할 것이라고 결정했다고 해보자. 10일 이 지나자 무릎이 너무 아프고 온몸이 쑤셔서 움직이기도 힘들다. 그녀는 운동을 쉬고픈 마음이 들지만, 새해를 맞이하며 두 잔, 아니 사실 여섯 잔의 샴페인을 마신 뒤 식탁 위에서 적어 내려갔던 공개적인 결심에 의해 **통제되는 기분을** 느껴서 마음이 편치 않다. 그러자 제인은 그 계획을 아예 포기해버리기로 한다. 그럼 어떤 기분이 들까? 안도감. 자유. 분명히 좌절과 실패를 경험했음에도 불구하고, 어째서 제인은 안도감을 느끼는 것일까? 자율감을 회복했기 때문이다.

다이어트를 중단하게 될 경우, 사람들은 필요 이상의 비난을 받는다. 다른 사람들은 이렇게 말한다. "다이어트 프로그램을 끝까지 하지 그랬어." 그들은 과체중이고 자유로운 것보다는 날씬하고 비참한 것이 낫다는 것을 암시하고 있는 것이다. 하지만 우리는 절대로 다이어트 프로그램을 끝까지 해낼 수 없다. 왜냐하면 자유는 다른 어떤 것보다도 중요하기 때문이다.

자율성의 두 단계

목표를 이루기에 가장 적합한 최선의 전략들은 당신의 자율감을 보호해줄 뿐 아니라 그것을 향상시켜줄 것이다. 이것은 쉬운 일이 아닌데, 자율성은 의식과 잠재의식 두 단계로 존재하기 때문이다. 자율성의 반대말은 노예 상태이며, 두 단계의 노예 상태는 다음과 같다.

의식적 노예 상태의 예시 : 체중을 감량하고 싶으므로 케이크를 먹지 않기로 결정했지만, 케이크를 한 조각을 본 후 못 견디고 그것을 먹어버린다. 당신의 의식적인 욕망(체중을 감량하자, 케이크를 피하자)이 잠재의식적 욕망(케이크를 먹자)에 의해 통제된 것이다.

이제 당신은 케이크의 노예가 된 것 같은 기분이 든다.

잠재의식적 노예 상태의 예시 : 체중을 감량하고 싶으므로 케이크를 먹지 않기로 결정했으며, 케이크 한 조각을 보았음에도 불구하고 케이크를 먹고 싶은 욕망을 억제했다. 이제 당신의 잠재의식적인 욕망(케이크를 먹자)은 의식적 욕망(체중을 감량하자, 케이크를 피하자)에 의해 통제된 것이다. 사실은 케이크를 먹고 싶으므로 무언가로부터 박탈당한 기분이 든다.

이건 어느 쪽이든 패배하는 상황 같아 보이지 않는가? 케이크를 먹건 먹지 않건, 당신의 일부는 통제되는 느낌을 받을 것이다. 체중감량을 시도해본 사람이라면 누구나 이와 비슷한 곤경에 빠진 적이 있을 것이다. 왜냐하면 다이어트는 건강한 방식을 선택할 수 있는 일시적인 방법만을 제공하기 때문이다. 사람들은 체중을 감량하기 위해 그런 방식의 삶을 살 수 있다(의식적 욕망). 단, 그들의 동기부여와 의지력이 바닥나기 전까지는. 음식에 대한 욕구는 더욱 커져만 갈 것이다. 저항할 수 있는 능력은 약화될 것이다. 의식은 단기간 동안에는 승리할 수 있겠지만, 결국 장기적으로는 잠재의식이 승리하게 된다.

이 난제를 풀 수 있는 유일한 영구적인 해답은 의식과 잠재의식을 같은 방향으로 정렬시켜서 같은 것을 욕망하도록 만드는 것이다. 만약 당신이 의식적으로는 체중감량을 하고자 하며, **동시에** 잠재의식적으로도 케이크를 먹고 싶은 욕구가 그다지 크지 않다면? 그건 윈-윈 상황일 것이다. 왜냐하면 이제 자아의 두 부분 모두 그다지 케이크를 원치 않기 때문이다. 이를 통해 우리는 습관 형성 영역으로 진입할 수 있게 되는데, 이것은 잠재의식이 의식적 기호를 반영하도록 하는 것이다.

성공적으로 새로운 습관을 형성하거나 옛 습관을 바꾸기 위해서는 오랜 기간에 걸쳐 그 변화를 유지해야만 한다. 16년 동안 케이크를 먹는 습관이 있었던 사람이 열흘 간 그린 스무디만 먹으면서 굶는다고 해서 그 습관을 버리지는 못할 것이다. 매일 소파에 앉아 TV만 보던 사람이 30일 만에 운동 중독자가 되지는 않을 것이다. 이런 단기간의 변화는 매우 인기 있는 전략이지만, 잠재의식의 자유를 억압한다. 우리가 이런 전략을 택하게 되는 것은 이 전략들이 우리의 의식적 관심과 맞아떨어지기 때문이다. 하지만 잠재의식적 욕망을 무시한다면 목표 달성을 실패할 각오를 해야 한다. 그 욕망과 싸우려고 하면 결국 패배하고 말 것이기 때문이다. 약 10일에서 30일 간은 승리하는 것처럼 보일 수 있겠지만, 이전에 말했듯이 일시적인 체중감량은 어리석은 행위이다. 진정한 승리는 잠재의식적인 기호를 변화시켜서 성취하는 것이지 잠재의식적인 욕망과 전쟁을 선언하는 것이 아니다.

체중감량을 위한 사소한 습관들에 있는 전략들은 당신의 의식적, 그리고 잠재의식적 자유를 보존하고 보호하도록 고안되었다. 자신에 대한 통제권을 쥐고, 당신의 삶과 잠재의식에 적용할 수 있을 만한 전략을 택한다면 점진적인 변화를 통해 평생 동안 지속되는 결과를 낳을 수 있을 것이다.

커다란 변화를 위한 최고의 전략들은 당신의 상황에 알맞게 변형될 수 있다. 반면 최악의 전략들은 결과를 원한다면 모든 것을 견디고 지시사항을 그대로 따르라고 요구한다. 만약 편지를 보내는 일이라면 당연히 지시사항대로 하는 것이 좋겠지만, 만약 몇 십 년 동안의 삶의 방식을 뒤집어엎고자 하는 것이라면 단순히 음식이 적힌 목록, 운동 계획, 그리고 격려의 말 정도로는 충분치 않을 것이다. 당신이 진정으로 필요한 것은 당신의 잠재의식에 어느 정도 맞출 수 있는 전략이다. 그리고 점진적인 변화들을 최대한 매끄럽게 당신의 삶에 통합시킬 수 있어야 한다.

이제 그런 전략들을 탐구해 볼 때이다. 먼저 음식 전략부터 시작하도록 하자.

제6장

음식 전략

**여기 먹어야할 음식과 피해야할
음식의 목록이 있다. 농담이다.
이보다 좀 더 현명한 방법을 시도해보도록 하자**

"자극과 반응 사이에는 공간이 있다.
그 공간에는 반응을 선택할 수 있는 자유와 힘이 있다.
우리의 성장과 행복은 그 반응에 달려 있다."

빅터 프랭클(Viktor Frankl)

Mini Habits for Weight Loss

정크 푸드를 금지하지 말라.

이 전략을 시도한다면, 당신은 원하는 음식을 원하는 때에 마음껏 섭취할 수 있다. 그 어떤 제한도 없다. 금지된 음식도 없다. 건강에 좋지 않은 음식을 섭취해도 된다. 칼로리 계산 또한 필요 없다. 모든 것이 당신의 재량에 달려있다.

즉, 우리는 흔히 볼 수 있는 건강에 좋지 않은 음식을 금하는 전략 대신 건강에 좋은 음식을 권하는 전략을 선택해야 한다. 특정 음식을 회피하는 규칙에 의존한다면 언젠가는 그 규칙을 따르고자 하는 의지력과 동기가 약해져 규칙을 따르지 못하는 때가 분명이 생긴다. 그렇게 되면 전체적인 상황이 어색해지고 만다. 한 번 실패를 경험하고 나면 당신은 곧바로 원래의 규칙을 다시 따르는가? 아니면 다른 계획을 시도하는가? 많은 사람들은 일단 한 번 '봉인해제'를 하고 나면 모든 것을 포기하고 오히려 평소보다도 더 많이 금지했던 음식을 섭취한다.

우리는 심리적으로 가질 수 없는 것을 더욱 갈망하기 마련이다. 특정 음식을 금하는 것은 결국 장기적으로는 그 금지된 음식을 더욱 매력적으로 만든다. 공식적인 금지는 그 음식이 너무 매력적이기 때문에 강제로 그 음식을 피하는 것만이 그것을 섭취하지 않을 유일한 방법이라는 메시지를 암시한다. 즉, 이것이 잘못된 접근방법인 이유는 낮은 품질의 음식에 대한 지각된 가치를 증가시키기 때문이다.

우리의 진정한 목표는 건강에 좋은 음식을 먹는 것이다. 그리고 먹는 행위는 일반적으로 제로섬 게임과 같다. 만약 하루 종일 건강에 좋은 음식을 섭취했다면, 이미 배가 부르기 때문에 다른 음식을 섭취할 수가 없다. 어떤 사람들은 건강에 좋은 음식을 섭취하는 것을 두려워한다. 이는 자신이 그 음식을 섭취하고 나서 건강에 좋지 않은 음식 역시 이전과 같은 양을 섭취하여 결국에는 전보다 더 많은 칼로리를 섭취하게 될 것이라고 지레짐작하기 때문이다. 하지만 대부분의 경우 이것은 사실이 아니다. 왜냐하면 건강에 좋은 음식 또한 당신의 위 속에서 어느 정도의 공간을 차지하게 될 것이며, 그 칼로리 또한 허기를 충분히 채워줄 수 있기 때문이다.

또한 대부분의 사람들은 건강에 좋지 않은 음식을 100% 제한할 수 없으며 이는 바람직한 방법도 아니다. 미친 소리처럼 들릴지도 모르겠지만, 정크 푸드를 완전히 허용하는 것은 장기적으로 그런 음식을 더 적게 먹을 수 있는 방법이다.

아마 당신은 이 접근방식에 대해 의문이 들 것이다. 예를 들어, '이 방법이 다이어트도 하지 않고 건강에 좋지 않은 음식을 과하게 섭취하는 사람이랑 뭐가 다르죠?'와 같은 의문 말이다.

음식을 금지하는 것과 아무런 생각 없이 먹는 것 중간에 위치한 삶을 살라.

음식 섭취를 통제하기 위해, 사람들은 처음에는 아예 특정 음식을 금지하는 방법을 택한다. 이것은 결국 완전한 금욕과 통제 불능의 폭식을 오가는 악순환을 야기하고 만다. 따라서 식단을 제대로 통제하기 위해서는 이 두 극단 사이에 있는 지속 가능한 지점을 찾아야 한다. **몸 상태를 향상시키기 위해 시도하는 것은 그 어떤 것이든 완전히, 아무런 의심의 여지없이 지속할 수 있어야 한다.** 너무 많은 것을 하려고 하면 상태를 더욱 악화시키게 될 것이다.

뉴욕 타임스는 도전! 팻 제로(The Biggest Loser)의 전 참가자였던 대니 카힐(Danny Cahill)에 대해 이렇게 말했다. "46세인 카힐씨는 그가 초등학교 3학년일 때 체중 문제가 시작되었다고 한다. 그 때부터 살이 찌기 시작하여 점점 더 뚱뚱해졌다. 그는 완전히 쫄쫄 굶다가 더 이상 참지 못하고 숟가락을 들고 케이크 크림 한 캔을 전부 퍼먹곤 했다. 그리고 나선 부엌의 식료품 저장실에 웅크려 앉아 수치심을 느끼곤 했다." 이런 수치심 및 박탈감에 의한 악순환은 끔찍한 경험이다. 뿐만 아니라, 폭식, 그리고 마치 겁을 먹은 복어처럼 팽창하는 허리둘레라는 결과를 초래하는 지극히 형편없는 전략이다. 음식 뿐 아니라 삶에 있어서도 마찬가지다. 욕망을 억누르려고 애를 쓸수록 그 욕망은 더욱 강해질 뿐이다.

케이크를 폭식하는 것으로 끝나게 되는 케이크 먹지 않기 경주는 아예 다이어트를 하지 않는 것보다 훨씬 더 살이 찐다. 반면에, 케이크를 지속적으로 섭취하지만 그 횟수나 양을 줄이는 것은 추후에도 개선의 여지가 있는 영구적이고 긍정적인 변화를 가져온다. 또한, 케이크를 먹는 것을 의식하고 자각한다면, 추후에 뒤돌아봤을 때 그 행위가 그만한 가치가 없다는 것을 깨달을 수도 있고, 그렇다면 다음번에는 다른 선택을 할 수도 있다. 언제나 몸에 해로운 음식을 섭취하는 사람에서 몸에 해로운 음식을 금지하지는 않지만 평상시에는 그

것을 먹지 않기로 선택하는 사람으로 변화하기 위해서는 무엇을 해야 할까? 첫 번째 단계는 의식하는 것이고 두 번째 단계는 새로운 습관을 들이는 것이다.

사소한 습관을 들이는 것의 좋은 '부작용'은 매일매일 당신의 음식 및 움직임에 대한 의식이 증가한다는 것이다. 행동에 대한 의식이 증가하는 것은 그 행동에 대한 통제력을 향상시킬 수 있음을 뜻한다. 무엇이 자신을 촉발시키는지를 알 수 있다. 또한 무엇을 해야 하는지에 대해 인지할 수 있다.

만약 하루에 제자리 뛰기를 단 1분씩이라도 한다면 당신은 운동에 대해 더 의식하게 될 것이다. 하루 중 정해진 시간에 물을 한 잔 씩이라도 마신다면 차후에 마실 음료를 선택할 때 그 선택에 대해 좀 더 의식하게 될 것이다. 아침 식사 과정에서 한 가지 사소한 습관을 들인다면 다른 식사를 할 때도 좀 더 의식하게 될 것이다. 만약 체중감량을 위한 여정에서 단 한 가자의 변화만을 선택해야 한다면 주저 없이 의식을 증가시켜라. 그것은 나쁜 습관이나 생각 없이 하는 습관을 바꾸고 올바른 결정을 내릴 수 있게 해주며 더욱 발전할 수 있는 기회를 끊임없이 제공한다.

음식에 대한 결정을 의식하는 것과 진짜 음식을 섭취하는 것에 대한 긍정적인 추진력을 결합시키면 작지만 일관성 있는 옳은 방향으로의 변화라는 결과를 얻게 된다. 이 변화에 내재된 힘은 보이는 것보다 훨씬 더 강력한데, 그것은 지속적인 변화의 경우 일시적인 변화와는 다르게 시간이 지나며 더욱 증폭되기 때문이다.

제한이 없다는 것은 곧 더욱 현명한 선택을 의미한다.
건강에 좋지 않은 음식을 마음껏 섭취할 수는 있지만, 내가 그렇게 하기를 스스로 선택하는 경우는 극히 드물다. 점차적으로 식단 구성을 변화시킨 덕분에 이제는 가공되지 않은 자연그대로의 음식이 주는 효능 및 그 맛을 선호하게 되었기 때문이다.

하루는, 그리스 음식을 판매하는 식당에서 식사를 했다. 이 때 사이드 메뉴로 감자튀김 혹은 샐러드를 선택할 수 있었다. 이것은 체중 감량을 하고자 하는 사람들이 모두 한 번쯤은 맞닥뜨리는 음식 스펙트럼의 양 극단에 위치한 음식 중에 선택을 해야 하는 고전적인 상황이다.(비록 체중을 감량할 필요는 없었지만, 건강을 위하는 내 욕망 역시 체중을 감량하고자 하는 사람들의 욕망과 같았기 때문에 비슷한 상황이었다.) 나는 한 동안 굉장히 몸에 좋은 음식만을 섭취했기 때문에, 하루쯤은 감자튀김을 시켜서 마음껏 먹기로 결정했다. 하지만 그 순간 샐러드의 맛에 대해 상상을 하기 시작했다. 농담을 하는 게 아니라, 실제로 있었던 일이다. 결국 원래는 감자튀김을 시킬 예정이었지만 나는 샐러드를 시키게 되었다. 이러한 일은 이제 내 삶에서 흔한 일이 되었다(그리고 다시 말하지만, 나는 예전에 사탕 및 패스트푸드 중독자였다.)

이것은 건강에 좋지 않은 식습관을 가지고 있는 사람들이 흔히 경험하는 것과는 정확히 반대의 상황이다. 그렇지 않은가? 그런 사람들은 샐러드를 시켜보려고 **시도**를 하긴 하지만, 곧 감자튀김의 맛에 대해 상상하기 시작하고 결국에는 감자튀김을 시키게 된다. 이것은 내 샐러드 이야기와 별반 다르지 않다. 단지 결정에 이르는 습관이 정반대였을 뿐이다.

만약 내가 감자튀김은 건강에 해롭기 때문에 절대 감자튀김을 먹어선 안 된다고 생각했다면, 감자튀김에 대해 가지고 있던 약간의 욕망이 크게 증폭되었을 것이다. 결국 그 선택은 내가 '먹어야 마땅한' 지루한 샐러드와 먹을 수 없는 금단의 맛있는 감자튀김 사이의 선택이 되었을 것이다. 이러한 관점이 어떤 식으로 우리를 잘못된 방향으로 인도하는지 알겠는가?

    당신의 기호를 변화시키는 습관의 힘을 과소평가하지 말라. 내가 위에 언급한 샐러드 이야기가 감자튀김에 대한 거대한 욕망을 극복하고 마치 영웅처럼 샐러드를 선택한 것이 아니라는 점을 주목하라. 한 치의 거짓도 없이 솔직하게 나는 대부분의 사람들보다 게으르고 의지력도 약하다. 따라서 나는 **아무것도** 극복하지 않았으며 영웅도 아니고, 단지 샐러드를 선호했을 뿐이다. 그리고 이것은 성공적인 체중감량이 결코 의지력 싸움이 아니라는 것을 보여준다.

    당신 역시 때가 되면 정크 푸드를 먹을 계획을 뒤로하고 건강에 좋은 음식을 원하게 될 수 있을 것이다. 만약 사람들이 자신과의 싸움이 아니라 기호를 바꾸는 쪽으로 습관을 들이는 것이 더욱 쉽고 효과적이라는 것은 완전히 이해하고 경험하게 된다면, 그들은 다이어트나 해독 프로그램을 뒤로 하고 습관 형성을 우선시하게 될 것이다. 그리고 나는 이 책이 사람들이 그렇게 하도록 도울 수 있기를 바란다.

    습관은 우리의 선호 문제이며, 우리가 현명하게 행동한다면 습관을 우리에게 해로운 방향이 아닌 이로운 방향으로 형성시킬 수 있다. 습관이 주도하는 행동을 하는 사람은 수월하게 체중감량을 할 수 있지만, 며칠, 몇 주, 심지어는 몇 달 동안이나 음식에 대한 선택이나 칼로리 섭취를 억누르며 의지력만을 통해서 승리하려고 한다면 체중감량은 무척 어려운 일이 될 것이다. 오로지 뚝심만으로 체중감량에 성공하고자 하는 사람들은 훨씬 더 많은 힘을 들이면서도 멀리 가지 못하겠지만, 습관을 이용하는 사람들은 더욱 현명한 노력을 통해 결국 더 먼 곳에 도달하게 된다.

100% 책임을 져라.

오늘날 우리는 다양한 기존 체계에 의존하며, 그로 인해 자기책임이 사라지고 있다. 우리는 이미 갖추어진 식품 체계에 의해 생산된 음식을 섭취한다. 체중감량을 시도할 때 우리는 '다이어트'라는 표시가 붙어있는 식품을 섭취한다.

이러한 체계는 우리의 통제권을 앗아가며, 자신의 삶에 대한 책임감을 제한한다. 만약 체계가 올바른 결과로 이어진다는 보장이 있다면 이미 갖추어진 체계를 따르는 것에는 문제가 없을 것이다. 하지만 만약 체계가 올바른 결과로 이어지지 않는다면, 체계에서 벗어나서 통제와 책임을 되찾는 것은 우리의 몫이다.

이상적으로는 모든 것에 대해 100% 책임을 지는 것이 좋을 것이다. 하지만 무언가에 대해 완전히 책임을 지는 데는 너무 많은 시간과 에너지가 들기 때문에(두 자원 모두 제한적이다), 우리는 결국 무엇에 집중할지를 선택하게 된다.

오늘날 많은 사람들이 과체중인 이유는 사람들이 의존하고 있는 세계의 식품 체계가 비만을 유발할 가능성이 매우 높기 때문이다. 문제를 '해결'해야 마땅할 다이어트 및 체중감량 체계가 오히려 더욱 형편없고 효과가 없을 때도 부지기수이다. 결함으로 가득한 두 개의 체계에 의존하기 보다는 건강해지고 체중을 감량하기 위해서는 100% 책임을 되찾아야 한다.

책임을 되찾는 방법은 모든 것에 대해 의문을 품는 것이다. 식용 색소는 먹어도 안전한가? 소브르산칼륨은 인간의 몸에 들어가면 무슨 작용을 하는가? 식용유를 고온으로 가열하면 어떻게 되는가? 이 다이어트 식품은 과연 나에게 실질적인 도움을 줄 것인가 아니면 단지 단기적인 결과와 헛된 희망만을 줄 것인가? 이 과일 스무디는 100% 과일만 갈아 넣은 것이고 정말 다른 것이 아무것도 첨가되지 않았는가? 보통 사람들은 이런 질문을 하지 않는다. 애초에 신경을 쓰지 않거나, 혹은 이런 질문에 답을 할 시간, 에너지, 또는 전문성을 가지고 있지 않다. 그러나 이런 질문은 건강한 체중을 유지하기 위해서 뿐만 아니라 건강하기 위해, 그리고 병에 걸릴 위험을 최소화하기 위해 매우 중요한 질문들이다.

많은 사람들은 삶의 질을 높이기 위한 가장 중요한 요소로 건강을 꼽는다. 이미 건강한 사람들은 그렇지 않을 수 있겠지만, 건강이 좋지 않은 사람들은 건강이 최고로 중요하다는 말을 충분히 이해할 수 있을 것이다. 이 말을 하는 이유는 당신의 체중이나 건강이 현재 어떤 상태에 있든지 간에 자신의 건강에 대해 완전히 책임을 지는 것은 그만한 가치가 있다는 점을 강조하기 위해서다.

한 번 이렇게 생각해 보라. 다이어트는 정해진 규칙을 따르게 함으로써 사람들이 자신의 책임을 포기하도록 훈련시킨다. 이 책은 당신을 여러 전략들로 무장시켜주는 한 편 사소한 습관에서 벗어난 음식을 선택할 때는 완전히 책임을 지도록 요구할 것이다. 우리는 자신에 대한 책임을 되찾아야 한다. 완벽한 식생활을 억지로 강요하는 것은 그만두고, 대신에 사소하지만 지속할 수 있으며 합리적인 변화를 해야 한다. 그러면 반드시 체중감량에 성공할 수 있을 것이다.

지금 이 시점부터 체중과 건강에 대해 전적으로 책임을 지고, 절대로 그 책임을 포기하지 말라. 만약 저칼로리, 다이어트, 저지방, 무탄수화물 등이라고 쓰인 제품을 전부 믿을 수 있다면, 우리는 음식에 대해 생각할 필요도 없이 모두 날씬한 몸을 유지할 수 있을 것이다. 다음에 나올 내용의 제목은 '그들이 어떻게 당신을 속이는지를 알아두어라'이다. 그 부분을 읽고 나면 식품 회사를 전적으로 신뢰하는 사람들이 어째서 병에 걸리고 살이 찌는지를 알 수 있게 될 것이다.

많은 사람들은 제품에 쓰인 '다이어트'라는 문구를 보면 그 제품이 체중감량에 도움이 될 것이라고 믿고 바로 자신의 책임을 포기해 버린다. 그렇게 하면 계속 체중이 늘 뿐이다. 시중에는 '다이어트'라는 문구를 제품에 쓰는 것에 대한 규제는 없으며, 만약 규제가 있었더라도 아마 제품의 칼로리 함량을 기준으로 했을 것이지 제품이 체중에 끼치는 전체적인 영향을 기준으로 하지는 않았을 것이다.

건강한 삶의 방식을 어렵게 만드는 현대 사회의 문제들

건강한 삶의 방식을 고수하기가 어려운 현재의 상황은 세계의 많은 사회들이 변한, 혹은 변해가고 있는 모습과 관련이 있다. 특히 미국 사회의 경우 건강한 식습관보다는 편리함과 브랜드의 명성을 추구하는 경향이 있다. 기업 뿐 아니라 소비자들 역시 이에 책임이 있다. 무설탕 제품은 설탕이 함유된 제품에 비해 판매량이 좋지 않다. 따라서 점점 더 무설탕 제품을 보기가 어려워진 것이다. 이것은 사회 전체가 자신의 식품 선택에 대해 책임을 지지 않고 있다는 것을 의미한다. 왜냐하면 음식을 선택할 때 그 맛이 유일한 고려사항이라면 당연히 설탕이 다량으로 함유된 식품이 가장 잘 팔릴 것이기 때문이다(그리고 실제로 그러하다).

쉽게 건강한 삶을 살 수 있도록 하는 것은 우리가 추구하는 전략의 토대를 이룬다. 하지만 자신에 대해 온전한 책임만큼은 쉽게 만들 수 없다. 이는 다른 사람이 해 줄 수 없는 부분이기 때문이다. 자신이 무엇을 먹을 것인지, 얼마나 활동적일 것인지를 결정하는 것은 온전히 자기 자신의 몫이다. 만약 건강한 음식을 먹는 것을 최우선순위로 두다면 그것을 지키지 못할 사람은 아무도 없을 것이다. 하지만 많은 사람들은 자신의 건강과 웰빙에 대한 개인적 책임을 식료품점, 식당, 그리고 정부에 위임해버렸다. 또한 개인적 건강에 대한 책임을 지기에는 그들은 각자 돈을 버느라, 또 국정을 돌보느라 너무 바쁘다.

만약 당신이 직접 책임을 지기로 선택하고(일반적으로는 음식에 대해 회의적인 태도를 지니고 무엇을 섭취하는지를 알기 위해 재료를 살펴보는 것만으로도 충분하다), 몇 가지 사소한 습관들을 설정한다면 당신은 성공할 수 있을 것이다. 하지만 우리가 무엇에 맞서야 할지는 정확히 알아야 한다. 식품 산업은 거대한 산업이며, 따라서 속임수가 만연하다. 이제 그들이 어떻게 우리를 속이는 지 알아보도록 하자.

그들이 어떻게 당신을 속이는지를 알아두어라.

언뜻 보기에는 건강에 이로워 보이지만 잠재적인 허점이 있는 문구를 사용하고 있는 식품 기업이 있다면 그 회사의 제품은 대부분 건강에 해로우며 피해야 할 제품일 것이다. 때로는 실제로 건강에 좋은 성분이 적혀 있을 수도 있지만, 그렇다고 그 제품이 몸에 좋다는 뜻은 아니다. 가공 식품은 매우 다양한 방식으로 우리에게 해를 끼칠 수 있기 때문이다. 이번 내용에서는 식품을 실제보다 더 건강에 좋은 것으로 착각하게 만드는 몇 가지 속임수에 대해 다룰 것이다.

만약 아래 나오는 문구가 적힌 포장지를 본다면, 머릿속에 경보를 울려라. 왜냐하면 식품 회사가 당신이 형편없는 결정을 하도록 속이고 있을 가능성이 높기 때문이다. 제품을 집어들 때, 앞에 있는 브랜드는 무시하고 곧바로 뒤로 뒤집어서 성분을 확인하라. 포장지 겉면에 쓰여 있는 것을 전부 믿으면 안 되는 이유를 몇 가지 소개하도록 하겠다. 아래 소개된 것 외에도 더 많은 예시가 있겠지만, 적어도 무엇에 맞서야 할지에 대해서는 감을 잡을 수 있을 것이다.

밀 100%!

이 문구를 본 사람들의 생각 : 밀 100%라니! 완벽하군! 이것이야 말로 내가 먹어야 할 몸에 좋은 밀 제품이야.

이 문구가 실제로 의미하는 것 : 이 제품은 수수 혹은 퀴노아를 함유하고 있지 않다(쓸모없는 정보). 밀 100%라는 것은 **절대로** 그 밀이 통곡물이라는 것, 다른 원료가 들어가 있지 않다는 것, 그리고 그 제품이 원재료의 흔적도 남지 않을 정도로 수없이 정제되고 가공되지 않았다는 것을 의미하지 않는다.

잡곡!

이 문구를 본 사람들의 생각 : 좋았어! 몸에 좋은 곡물이 많이 들어있겠군!

이 문구가 실제로 의미하는 것 : 한 가지 이상의 곡물이 포함되었다. 그러나 그 곡물은 여전히 정제되고, 영양 성분이 결여되고, 통곡물처럼 보이기 위해 캐러멜 색소를 입힌 제품일 수 있다. 굉장히 유명한 한 샌드위치 체인점은 9가지 곡물빵 제품을 자랑하는데, 그 빵에서 가장 중요한 2가지 재료는 바로 '통밀가루'와 '강화 밀가루'이다. 강화 밀가루란 정제된 흰 밀가루를 의미한다. 그 다음으로는 함유량이 2% 이하인 나머지 8가지 곡물이 들어간다. 한 마디로 그 빵은 통밀가루가 들어간 흰 빵에 다른 곡물들이 아주 소량 섞인 제품이라고 볼 수 있다. 물론 9가지 곡물이 들어있다는 말은 사실이지만, 통밀가루를 제외하면 다른 8

가지의 곡물을 합한 것보다 흰 빵의 비율이 훨씬 높다! 그러니까 흰 빵에다가 건강에 좋아 보이는 화장을 한 제품이라고 보면 된다.

통곡물로 만든 제품!

이 문구를 본 사람들의 생각 : 이 제품은 100% 통곡물로 만들었졌군!

이 문구가 실제로 의미하는 것 : 성분 목록 중 어딘가에 통곡물이 들어 있기는 하지만, 아마도 정제된 곡물 바로 다음 순서일 것이다(그리고 정제된 곡물이 그 음식의 대부분을 구성할 것이다). 빵이나 파스타를 고를 때 당신은 100% 통곡물이라고 하는 마법의 문구를 찾아야 한다. 다른 것들은 전부 허점이 있다. 그리고 100% 통곡물로 만들었다고 하더라도 가공이 많이 된 식품은 그리 이상적이지 못하다.

(100%) 진짜 치즈로 만든 제품!

이 문구를 본 사람들의 생각 : 이 제품은 대부분 진짜 치즈로 구성되어 있다.

이 문구가 실제로 의미하는 것 : 진짜 치즈가 함유되어 있지만, 어쩌면 전체 식품 중 2%에 불과할 수도 있다. 치즈 크래커의 경우에는 치즈는 조금 들어 있고 정제된 밀가루는 아주 많이 들어있는 경우가 흔하다.

저지방!

이 문구를 본 사람들의 생각 : 이 제품은 건강에 이롭고 체중감량에 도움이 된다.

이 문구가 (아마도) 실제로 의미하는 것 : 다량의 설탕! 다량의 염분! 다량의 방부제! 가공이 많이 되었음! 건강에 상당히 해로움! 수익성이 상당히 높음!

엑스트라 버진 올리브유!

지방으로 이루어진 식품 중에서 올리브유는 최고의 건강식품이며, 체중감량에도 매우 이상적인 식품이다. 만약 건강상의 이익을 위해 올리브유를 섭취한다면 올리브를 짜서 만든 엑스트라 버진 올리브유를 구매해야 한다(다른 올리브유의 경우 열을 가하고 화학성분으로 처리했을 수 있다). 하지만 엑스트라 버진 올리브유의 수요가 높아지고 산업 규모가 커지면서 동시에 산업이 변질되기 시작했다. 따라서 일부 제품은 순도가 높지 않을 수 있다. 이전에 소개했던 것들은 오해를 불러일으킬 수는 있어도 엄밀히 따지고 보면 거짓을 말한 것은 아니지만 엑스트라 버진 올리브유의 경우는 순전히 속임수다.

UC 데이비스 대학교는 국제 올리브유 위원회와 협력해 2년에 걸쳐 2건의 연구를 실시하며 186개의 올리브유 샘플을 분석했다. 두 번째 연구에서 그들은 다음과 같은 사실을 발견했다. 미국에서 판매량이 다섯 손가락 안에 드는 수입 엑스트라 버진 올리브유 샘플 중에, 73%가 국제 올리브유 위원회 패널들의 관능 테스트를 통과하지 못했다. '관능 패널을 통과하지 못했다는 것은 이 샘플이 산화되거나, 품질이 저급이거나, 혹은 값싼 정제유를 섞어 순도가 낮다는 것을 뜻한다.' 후자의 경우, 엑스트라 버진 올리브유가 때로는 값이 싸고 몸에 그다지 좋지 않은 카놀라유나 콩기름 등의 정제유와 혼합되는 것을 말한다. 그들은 또한 진짜 올리브유를 기타 견과류/씨앗으로 만든 기름과 구분하기 위해 지방산 프로필 테스트도 시행했다.

테스트를 통과한 순수하고 품질이 우수한 진짜 100% 엑스트라 버진 올리브유 브랜드를 알고 싶은가? 올리브 랜치(California Olive Ranch)와 코브람 에스테이트(Cobram Estate), 이 2가지 브랜드 만이 샘플 18개 전체가 모든 테스트를 통과했다. 루치니(Lucini)의 경우 샘플 18개 중 16

개가 테스트를 통과해 3위를 기록했다. 만약 연구 결과 전체를 보고 싶다면 이곳을 참고하라. 컨슈머 리포츠(Consumer Reports) 역시 비슷한 연구를 시행했는데 기준을 통과한 브랜드는 매우 극소수에 불과했다 (여기서도 마찬가지로 캘리포니아 올리브 랜치와 루치니가 승자들에 속했다).

이 결과를 토대로 나는 캘리포니아 올리브 랜치의 엑스트라 버진 올리브유를 한 병 사기로 결정했다. 그리고 그 향은 내가 이전에 맡아본 어떤 올리브유와도 달랐다. 매우 풍부하고 향기로운 향을 지닌 그 올리브유는 진짜 제품이 확실했다. 그 전에 시도했던 올리브유는 유기농 지중해 블렌드 제품이었는데 그런 풍부한 향이 없었다. 올리브유를 고를 때 내가 언급한 브랜드를 사기를 강력 추천한다. 나는 캘리포니아 올리브 랜치와 제휴를 맺고 있는 것도 아니고 그들이나 그 외의 그 어떤 브랜드를 홍보함으로써 이익을 얻는 것도 전혀 아니다. 단지 정직한 기업이라면 더 많은 사람들에게 알릴 가치가 있다고 생각할 뿐이다.

선호하는 음식 종류를 바꾸어라.

축구선수가 자신의 발차기 기술을 향상시키고자 할 때, 공을 잘못 찼다고 해서 자신의 뺨을 내려치지는 않는다. 공을 제대로 차는 방법을 연습할 뿐이다. 만약 그가 올바른 발차기 기술을 배우고 계속 연습을 한다면, 그다지 좋지 않았던 이전 기술보다 훨씬 더 강력한 습관이 형성될 것이고, 그렇다면 경기실력이 향상될 수 있을 것이다. 이것은 단순하고, 명백하며, 복잡하지 않은 과정이다. 하지만 다이어트를 하는 사람들 중 얼마나 많은 이들이 올바른 음식을 섭취하는 동기부여로 죄책감이나 벌을 선택하는가? 또한 얼마나 많은 이들이 단순히 건강한 식습관을 연습하는 대신에 음식에 대한 선택을 '좋은' 음식과 '나쁜' 음식 사이의 도덕적인 싸움으로 전락시켜 버리는가?

어쩌면 다른 모든 행동 방식과 마찬가지로 먹는 행위 역시 습관적인 과정과 관련이 되어있다는 사실이 잘 이해되지 않을 수도 있다. 식단을 변화시키는 것은 당신이 궁극적으로 원하는 새로운 식단을 연습하는 것이지, 특정 음식을 금지하고 그 유혹을 이겨낼 수 있기를 바라는 것이 아니다. 이것은 한 번 더 반복할 가치가 있는 말이다. **식단을 변화시키는 것은 당신이 궁극적으로 원하는 새로운 식단을 연습하는 것이지, 건강에 좋지 않은 음식을 금지하는 것이 아니다.**

당신이 현재 달콤한 군것질을 좋아하고, 탄산음료를 자주 마시며, 패스트푸드라면 명예의 전당에 오를 만한 식습관을 가진 사람이라고 가정해보자. 정말 단순히 이 모든 음식을 기피하는 것이 정답이라고 생각하는가? 그렇게 하면 배만 고프고 욕구불만에 빠질 뿐이다. 그 대신에 건강에 좋은 음식을 즐기는 방법을 배운다면, 시간이 지날수록 점점 건강에 좋은 음식을 선호하게 될 것이다. 음식에 대한 우리의 기호는 사람들이 생각하는 것만큼 타고난 것이 아니다. 기호는 변화시킬 수 있다.

규칙 없이 습관 바꾸기

좋지 않은 식습관을 바꾸기 위해서는 그 습관을 다시 한 번 의식적인 결정으로 만들어야 한다. 좋은 습관을 형성하기 위해서는 의식적인 결정을 굳이 결정을 내리지 않아도 되는 잠재의식으로 만들어야 하는데, 그 때와 정반대의 과정이라고 볼 수 있다. 하지만 대부분의 사람들은 결정을 의식화하는 대신, 다이어트 전략을 따르고 '습관을 금지'한다. 행동을 유발하는 틀의 핵심적인 부분을 금지하는 것은 그다지 현명한 방법이 아닌데도 불구하고 말이다.

만약 내가 세운 규칙이 아이스크림을 먹으면 안 된다는 것이라면, 오히려 아이스크림을 먹을 몇 가지의 이유가 생기게 된다. 예를 들어, 아이스크림을 먹는 것은 내 자율성을 입증하고, 규칙보다 내 자신이 강하다는 것을 보여주고, 내가 통제권을 쥐고 있다는 것을 느끼게 해 줄 것이다. 물론 거기에다가 맛있는 아이스크림도 먹게 된다. 누가 마다하겠는가! 내 욕구를 억제시키는 것 치고는 상당히 매력적인 것이 아닐 수 없다. 이처럼 허술한 규칙들은 통제에 대한 우리의 욕구를 유발시켜 역효과를 낳을 수 있다.

가공 식품을 금지하면 더욱 먹고 싶어지는 것처럼, 건강에 좋은 음식을 '먹어야 하는' 음식으로 만들어 버리면 그 매력을 잃게 된다. 다음 개념을 이해하는 것이 중요하다. 장기간 좋은 식습관을 가지고 있는 사람들은 건강에 좋지 않은 음식을 금지하지도 않으며 건강에 좋은 음식을 억지로 먹지도 않는다. 그저 건강에 좋은 음식을 선호하는 것뿐이다. 그리고 당신도 그렇게 할 수 있다.

사소한 습관 계획을 따르면서도 치즈버거, 피자, 감자튀김, 사탕, 탄산음료, 다이어트 탄산음료 등을 전부 섭취해도 된다. 물론 동시에 당신의 근본적인 기호를 변화시킬 수 있는 사소한 습관을 길러야 한다. 다른 이들에게는 이것이 터무니없는 것으로 보일 수도 있다. 하지만 우리는 피상적인 변화를 추구하는 것이 아니라 뿌리부터 바꾸어나가기를 원하는 것이다. 즉, 당신의 습관적인 식생활 기호를 바꾸려고 한다.

체중을 어느 정도 감량하고 양질의 음식을 섭취함으로써 더 몸이 좋아진 것을 느끼고 나면, 가공이 많이 된 식품들에 대한 관점이 변하게 될 것이다. 입맛이 점점 영양가 있는 음식의 향과 맛에 익숙해지면, 대체 어째서 예전에는 이렇게 맛있는 음식들을 섭취하지 않으려 노력했는지 궁금해질 것이다.

피멘토 치즈 재앙

하루는 침대에 누워 있다가, 갑자기 벌떡 일어나 앉아서 2층 침대 옆으로 몸을 기대어 숙이고 아래에 놓여 있었던 내가 가장 좋아하는 디트로이트 라이온즈 베개에 토하고 말았다. 어쩌면 최근 그들의 미식축구 성적이 형편없었기 때문에 그에 대한 불쾌함의 표시라고 생각할 수 있겠지만, 그런 것이 아니었다. 나는 식중독에 걸리고 말았으며 그 이후로도 며칠이나 고생을 했다. 그 날 내가 먹었던 피멘토 치즈가 문제였다. 그 치즈는 생각했던 것보다 신선하지 않았던 모양이었다.

   오늘날까지 나는 피멘토 치즈를 싫어한다. 그날 밤 그 사건이 있기 전에는 세상에서 가장 좋아하는 음식까지는 아니었어도 피멘토 치즈를 꽤 좋아했는데도 불구하고 말이다. 그 피멘토 치즈 사건은 연관의 힘 때문에 내 기호를 변화시켰다. 나는 그 이후로 피멘토 치즈를 식중독과 연관시키게 된 것이다. 음식에 대한 우리의 기호에 영향을 끼칠 수 있는 요소는 다음과 같다. 식감, 생김새, 냄새, 기억, 신념, 건강에 끼치는 영향, 에너지에 끼치는 영향, 위장에 끼치는 영향(콩만 먹으면 속이 안 좋은 사람 없는가?), 그리고 사회적 영향(알코올 섭취를 유발하는 흔한 원인) 등이 있다. 음식에 대한 우리의 기호는 맛 뿐 아니라 다른 요소의 영향도 받고 있다.

기호는 선천적인 것일까? 후천적인 것일까?

전 세계 사람들 중 대부분은 적어도 어느 정도는 소금에 중독되어 있다. 가공식품 및 식당에서 만든 음식은 많은 양의 소금이 함유되어 있으며, 어떤 사람들은 거기에다가 추가로 소금을 더 뿌린다. 이런 소금에 대한 선호는 선천적인 욕망일까? 물론 그렇지 않다. 우리 몸은 그만큼의 염분을 필요로 하지 않으며 태어날 때부터 소금을 사랑하는 것도 아니다. 후천적인 학습에 의한 것일 뿐.

연구 결과 : "신생아들은 일반적으로 적당 수준의 소금에 대해 혐오감을 표출하거나 또는 무관심을 표한다. 짠 맛을 선호하는 것은 2~3세 이후부터다. 고염식을 경험한 후 저염 식을 한 집단의 경우에도 비슷한 현상이 나타났다. 이는 일생의 어느 시점에 고염 식이를 시작하면 처음에는 혐오감을 보이며 그 맛에 익숙해지는 데는 어느 정도의 기간이 필요하다는 것을 의미한다."

 이것은 단지 소금에만 국한되는 이야기가 아니다. 우리는 보상을 가져다주는 행동을 하는 경향이 있는데, 아주 어린 나이부터 사회는 비만을 유발하는 음식을 즐기도록 우리를 훈련시킨다. 즉, 사회는 우리가 고염분, 고지방, 그리고 설탕이 많이 함유된 음식을 즐기도록 만든다. 소금, 지방, 설탕은 자연적인 형태로 보면 건강에 해롭다고 볼 수 없다. 단지 부자연스러운 형태로, 혹은 부자연스럽게 많은 양을 섭취할 경우에 건강에 좋지 않은 것이다. 가공식품을 먹으면 불필요할 정도로 많은 양의 소금, 설탕, 그리고 지방을 섭취하게 된다. 처음에는 이 맛이 다소 불쾌하게 느껴질 수 있다. 어떤 음식을 먹으면서 이건 너무 달다, 너무 짜다, 혹은 너무 맛이 강하다고 느낀 적이 있지 않은가? 하지만 그런 음식 역시 자주 섭취하게 되면 어느 순간 정상적으로 느껴진다.

우리는 양념이 과한 음식을 먹는 데 익숙해졌다. 실험실에서 조합된 맛, 설탕, 소금, 지방과 같은 것들이 우리의 혀를 휘감고 아주 강한 자극을 준다. 어느 순간 우리는 이 감각의 과도한 자극을 용인하는 수준을 넘어서서 당연한 것으로 여기기 시작했다.

음식에 대한 기호를 변화시키는 방법

다음은 단지 내가 겪은 일화일 뿐이며, 아마도 당신의 경험과는 다를 것이다. 하지만 식단 기호가 변화할 수 있다는 점에서는 내가 겪은 일이 그렇게 특별한 경우라고는 할 수 없다.

나는 단 것을 좋아하기로 정말 유명한 사람이었다. 내가 얼마나 단 것을 좋아했냐면 달기만 하다면 심지어 음식이 아닌 것도 먹었다. 내 여동생이 이렇게 소리 지르던 것이 생생하게 기억난다. "엄마! 스티븐 오빠가 또 내 미니 마우스 챕스틱을 먹었어!" 그게 내가 가장 좋아하던 맛이었기 때문이다. 뿐만 아니라 식료품점에서 공수해 온 천연 임산부 소화제인 텀스, 젤리 형태의 비타민, 그리고 사탕 등을 방에 숨겨두곤 했다. 침대 밑으로 기어들어가 금지된 내 보물들을 몰래 먹곤 했던 것이다.(대체 이런 것들만 먹고 어떻게 살아남았는지가 불가사의할 정도다.)

나는 사탕을 무척 좋아하고 케일을 싫어했다. 하지만 지금은 사탕을 싫어하고 케일을 즐겨 먹는다. 사우어크라프트(독일식 김치)도 싫어했다. 하지만 지금은 좋아한다. 이전에는 몸에 제일 안 좋기로 유명한 패스트푸드 식당에 자주 가곤 했다. 이제는 절대로 그러지 않는다. 과거에는 식사 때마다 탄산음료를 마시곤 했다. 이제는 항상 물을 마신다.

변화에 이유가 있고 올바른 접근방식을 택하기만 한다면 음식에 대한 기호는 변화할 수 있다. 나는 이제 건강한 식단을 유지하지만, 예전에는 분명히 사탕 먹기를 즐기는 의지력 약한 사람이었다.

만약 건강에 좋지 않은 음식을 마음껏 먹을 수 있는 자유가 있다면, 오히려 그런 음식이 가진 유혹의 힘이 많이 약해지는 것을 느끼게 될 것이다. 죄책감과 수치심은 우리를 자멸로 이끈다. 하지만 모든 음식을 같은 선상에 놓고 죄책감과 수치심을 없앤다면 오히려 더 나은 결정을 더 쉽게 할 수 있게 될 것이다. 이 접근방식을 매일의 사소한 습관들과 상황별 전략과 결합한다면, 체중을 늘리는 음식을 이전과는 다른 방식으로 볼 수 있을 것이다.

나는 아직도 때때로 건강에 좋지 않은 음식을 먹지만, 그 횟수는 매우 드물며 먹을 때에도 소량만 섭취한다. 설탕이나 소금과 같은 양념에 대한 민감성을 되찾는다면 예전보다 적은 양으로도 쉽게 만족할 수 있다. 예전의 나는 커다란 컵에 아이스크림을 몇 스쿱 씩 쌓아 올리곤 했다. 작은 그릇으로는 내가 원하는 양을 전부 담을 수가 없었기 때문이었다. 이제는 아이스크림을 먹는 일도 그렇게 많지 않지만, 먹더라도 한 스쿱으로 만족한다. 절대로 더 먹고 싶은 마음이 드는 데도 불구하고 억지로 박탈감을 주는 것이 아니다. 단지 내 입맛이 자연스럽게 변화했을 뿐이다. 그리고 그건 아이스크림을 금지하는 방식을 통해서가 아니라 몸에 좋은 음식의 섭취량을 늘리는 방식을 통해서 일어난 변화이다. 시나몬과 땅콩버터를 얹은 얼린 과일이 아이스크림만큼 내 기호를 만족시킨다는 것을 알게 된 이후, 나는 아이스크림을 구매하지 않게 되었다.

믿음과 경험의 역설

만약 먼저 눈에 보이는 변화를 경험해야만 믿겠다고 하고, 믿기 전까지는 변화 하려는 노력을 하지 않겠다고 하면, 대체 어떻게 변화할 수 있겠는가? 변화의 선순환에 진입하기만 하면, 긍정적 변화와 믿음(자기효능감)이 서로에게 양분이 되어줄 것이다. 하지만 믿음과 변화 중에 무엇이 먼저 오는가? 또는, 둘 중에 무엇이 더 좋은 기초가 되는가?

일단 변화를 시작하면, 믿음은 뒤따라 올 것이다. 믿음이 아주 조금 있거나 혹은 전혀 없을지라도 사소한 습관들은 진정한 변화를 야기한다. 왜냐하면 습관을 통해 변화는 시작될 것이고 그렇다면 당신은 믿게 될 것이기 때문이다.

나 역시 팔굽혀펴기를 한 번 하는 사소한 습관이 지속적으로 헬스장을 다니는 습관으로 변화하고 나서야 내가 상당한 양의 근육을 기를 수 있을 것이라는 믿음이 생겼다. 3~5년 동안 웨이트를 드는 근력 운동을 했다 말았다 하며 거의 아무런 결과도 보지 못했으니, 어떻게 처음부터 믿음이 생길 수 있겠는가? 비슷하게, 몇 년 동안 건강한 식습관에 잠깐 손을 대었다 말았다 하며 아무런 변화가 없었다면, 어떻게 식사 습관을 바꾸는 것으로 체중 변화가 생길 것이라는 믿음이 있을 수 있겠는가? 새로운 행동 과정의 진정한 효과를 보기 위해서는 잠깐 손을 대는 걸로는 부족하다.

속성 다이어트나 해독 다이어트의 이점 중 하나로 여겨지는 것은 빠른 체중 변화가 믿음을 야기할 것이라는 생각이다. 하지만 지속성이 없는 빠른 결과는 장기적인 관점에서 볼 때 신진대사 및 자신에 대한 믿음에 해를 끼친다. 어째서일까? 왜냐하면 다시 정상적인 식단으로 돌아와서 감량했던 체중이 다시 돌아오기 시작하면(그리고 어차피 이 때 감량했던 체중의 대부분은 수분이다) 이 '이점'은 단점으로 돌변해 진정한 변화는 불가능하다고 생각하게 될 것이기 때문이다. 또한, 아이러니하게도 당신은 이렇게 생각할 지도 모른다. '만약 이런 갑작스런 큰 변화에도 불가능했다는 것은 진짜 희망이 없다는 거야.' 하지만 커다란 변화를 시도했다는 것 자체가 문제이다. 당신의 뇌와 몸은 그런 변화를 싫어한다.

뇌와 몸은 매끄럽고, 쉬운 변화를 좋아하므로, 그런 변화들부터 시작해보자.

쉽게 만들어라.

건강에 좋은 음식에 비교했을 때 가공식품이 가지고 있는 큰 이점은 편리함이다. 감자 칩 한 봉지를 생각해보자. 찬장 위에 한 달 동안 보관해도 아무런 문제가 없고, 먹고 싶을 때는 언제든지 곧바로 먹을 수 있다. 정말 쉽다. 건강에 좋은 음식을 준비하는 것 중 쉬운 축에 속하는 과일 한 조각을 자르는 것도 감자 칩을 꺼내 먹는 것에 비하면 복잡하다.

건강한 식사를 준비하는 것은 요리하고 치우는 데까지 2시간에서 3시간이 걸리는 일이며, 만약 식재료를 기간 안에 소진하지 못한다면 재료가 상할 수도 있다! 하지만 건강에 좋은 음식도 가공식품만큼 쉽게(적어도 거의 비슷한 정도로 쉽게) 만들 수 있는 방법은 무궁무진하다.

나는 진정한 '건강광'인 동시에 자타공인 게으름뱅이이다. 사실 이건 어려운 문제인데, 왜냐하면 미국에서 건강한 삶을 살기란 그리 쉽지 않은 일이기 때문이다. 이 난제를 풀기 위해 나는 창의력을 발휘했다. 이런 두 특성을 가지고 있는 사람으로서, 나는 건강한 생활을 매우 쉽게 만드는 방법을 배워야만 했다. 그렇지 않으면 너무 답답해서 자멸해 버릴 것이 확실했기 때문이었다. 다음은 체중을 증가시키는 선택과 견줄 수 있을 정도로 쉽게 올바른 선택을 할 수 있는 몇 가지 실용적인 방법을 소개하겠다.

만들기 쉬운 음식들

전기구이 통닭을 한 마리 구매한 후 일주일 동안 그 고기를 다양한 요리에 사용하라. 전기구이 통닭은 냉장고에 보관 시 적어도 3~4일은 문제없을 것이다. 만약 혼자가 아니라 한 가족이 먹는다면 전기구이 통닭 한 마리쯤은 금방 해치울 수 있을 것이다.

전자레인지 또는 가스레인지로 재빨리 요리할 수 있는 냉동 채소를 구매하라. 냉동식품은 대체로 매우 환상적인 식품이다. 왜냐하면 신선한 식재료의 영양분은 모두 포함되어 있으면서도 아주, 아주 오랜 기간 동안 보관할 수 있으며, 조리도 편리하기 때문이다.

볶음 요리의 달인이 되어라! 나는 브로콜리를 선호하기 때문에, 코코넛 오일이나 올리브유를 두르고 브로콜리를 넣은 다음 다용도 조미료(소금 없이), 후추, 생강, 강황 등을 넣고, 조리가 거의 완성되는 단계에서 반 조리된 닭 가슴살을 넣어 데운다. 이렇게 하면 건강하면서도 포만감 있는 요리가 완성된다. 만들기 쉽고, 맛도 좋으며, 무엇보다 빠르다(준비 시간이 10~20분 정도 걸린다). 이처럼 간단하면서도 건강에 좋은 요리를 할 수 있는 정해진 루틴을 찾는 것은 체중감량을 위해 필수적인 단계다. 이것은 생각보다 큰 차이를 만들어내기 때문에 생각해볼 가치가 있다. 추가적인 팁을 몇 가지 더 제공하겠다.

전기 찜솥 레시피를 몇 가지 알아두어라. 솥에 모든 재료를 던져 넣은 뒤 조리가 다 된 후에 돌아오면 간단하다.

나는 보통 아침으로 달걀, 치즈, 빵, 그리고 아보카도를 먹는다. 달걀은 아침으로 준비하기 매우 쉬운 식품이다. 만약 정말 서둘러야 한다면, 전자레인지를 이용해서 1분 만에 요리할 수도 있다. 달걀 요리에 특화된 전자레인지 조리기구가 꽤 많다. 나는 노르딕 웨어의 달걀용 전자레인지 조리 기구를 가지고 있는데, 8분이면 달걀 4개를 삶을 수 있고 껍질도 쉽게 벗겨진다. 요즘은 그냥 팬에 달걀 프라이를 하는데(올리브유 이용), 더 빠르고, 쉽고, 맛도 좋다.

디저트를 먹고 싶은가? 냉동 과일은 역사상 가장 위대한 체중감량 식품 중 하나이다. 터무니없이 들릴지도 모르겠지만, 많은 사람들은 과일을 잘라야 한다는 사실 자체만으로도 많은 저항감을 느껴서(나 역시 그러하다) 과일을 멀리하게 된다. 하지만 냉동 과일은 이미 잘라져 있고 바로 먹어도 된다. 달콤한 간식을 먹고 싶은 마음이 들 때는 냉동실에 다양한 냉동 과일이 있다는 것을 알기에 마음이 든든하다. 봉지에서 바로 꺼내 먹어도 좋지만, 100% 플레인 요거트와 섞어 먹어도 좋다(아침 대용으로도 좋고, 간식이나 디저트로도 좋다).

나는 시나몬을 뿌린 냉동 과일(보통 망고, 딸기, 블루베리)을 디저트로 자주 먹는다. 여느 디저트만큼 맛있으면서 굉장히 몸에 좋고 체중감량에도 도움이 된다. 특히 과일이 반 정도 녹았을 때는 황홀한 맛이 난다. 과일이 체중감량에 가장 도움이 되는 식품 중 하나라는 것을 잊지 말라(이론 및 관찰 과학 둘 다에 의하면).

앞의 예시들은 건강한 식생활을 쉽게 만들기 위해 내가 개인적으로 시행하고 있는 방법에 불과하다. 내가 제공한 예시 외에도 음식을 더 건강에 이롭게, 준비하기 쉽게, 그리고 더 맛있게 만들 수 있는 방법이 수천가지는 있을 것이다. 하지만 그것은 당신이 직접 찾아야 한다. 더 건강에 좋은 아침을 먹고 싶었을 때, 나는 달걀을 조리할 수 있는 가장 간단한 방법을 조사했다. 집에서 만든 음식을 더 먹고자 했을 때는, 팬에다가 채소와 고기를 조리하는 것이 빠르고 쉽다는 것을 발견했다. 무엇을 원하든, 분명히 쉬운 답을 찾을 수 있을 것이다.

직접 요리를 하기 전에는 언제나 요리는 어렵고 시간이 많이 걸릴 것이라고만 생각했다. 하지만 실제로 요리를 시작해보고 나니 빠르고 쉽게 요리할 수 있는 방법이 많이 있다는 것을 발견했다. 만약 요리하는 것 자체를 좋아하지 않는 사람이라면, 한 번 내가 언급한 것과 같이 가장 간단한 방법을 시도해보고, 정말 생각만큼 귀찮고 싫은지를 한 번 확인해보라. 그래도 요리를 하는 것이 죽어도 싫다면, 건강식 배달 서비스를 고려해보라. 요즘에는 집에서 조리한 것과 같은 건강식을 배달해주는 곳이 무척 많다. 그리고 대부분의 업체들은 건강을 중요시하는 사람들을 대상으로 할 것이기 때문에 기존 레스토랑에서 사용하는 체중 증가를 유발하는 첨가제를 그다지 많이 사용하지 않을 것이다.

즉각적이고, 영구적이고, 쉬운 대체품들

누구나 지금 바로 평소에 섭취하는 식품 몇 가지를 다른 것으로 대체하여 장기적인 혜택을 누릴 수 있다. 이 대체품들은 구입하는 것만으로도 체중감량이라는 목표에 더 가까이 갈 수 있을 것이며, 평소에 원래 섭취하는 식품을 대체하는 것이므로 추가적인 '비용'도 들지 않을 것이다. 처음 한 번만 결정을 내리고 이후에는 평소와 다름없는 생활을 하면 된다.

통곡물 제품으로 바꾸어라. 정제된 곡물에 비해 통곡물은 놀라울 정도로 몸에 더 좋다. 단지 '조금 나은 정도'가 아니다. 통곡물은 고품질 식품임에 반해 정제된 곡물은 체중을 증가하게 만든다. 통곡물은 양질의 식품인 반면, 정제된 곡물은 체중 증가를 유발한다. 통곡물은 더 많은 항산화 물질, 식이섬유, 영양소를 함유하고 있으며 소화 속도도 더 느리다. 만약 정제된 곡물(흰 쌀이나 흰 밀가루)에 비해 통곡물이 덜 맛있다고 느낀다면, 학습을 통해서 그 맛을 더 즐기게 될 수 있다.

팁 : 먹으면서 그 음식이 건강에 주는 이점에 대해 생각해보라. 나는 이것을 통해 사우어 크라프트와 케일에 대한 내 기호를 바꾸었다고 믿는다.

요리를 할 때는 코코넛 오일과 올리브유만 사용하라. 요리를 할 때 항상 쓰는 식용유가 하나 있지 않은가? 그것보다는 코코넛 오일과 올리브유가 건강에도 더 좋고 허리라인을 늘씬하게 해준다. 게다가 맛도 좋다!

드레싱이나 음식을 찍어 먹을 소스가 필요하다면 올리브유, 허브, 향신료, 그리고 식초를 사용하라. 이왕이면 음식을 맛있게 먹는 것이 좋지만, 그렇다고 해서 식료품점에서 일반적으로 판매하는 '콩기름과 설탕'으로 이루어진 드레싱을 먹으면서 체중을 늘릴 필요는 없다. 올리브유와 발사믹 식초는 그 자체로 근사한 샐러드 드레싱이다. 또한 후추, 허브, 치즈, 또는 향신료를 추가하는 방법으로 샐러드에 맛을 가미할 수도 있다. 만약 (통곡물) 마늘빵을 곁들인다면, 올리브유와 신선한 마늘의 조합이 춤을 추고 싶을 만큼 좋은 맛을 낼 것이다.

찍어먹을 소스가 필요하다면? 허무스나 과카몰리를 이용하라! 랜치 드레싱은 화장을 한 콩기름에 불과하다. 그 대신, 허무스나 과카몰리에 야채를 찍어먹도록 하라. 건강에 좋은 허무스나 과카몰리는 직접 만들 수도 있고 심지어는 상점에서 쉽게 구매할 수도 있다(성분 목록을 자세히 살펴보도록)!

큰 포크와 작은 접시를 사용하라. 만약 먹는 양을 심리적으로 조절하기 위해 식기를 바꾸고 싶다면 작은 접시와 큰 포크를 동시에 이용하는 것이 좋다. 이 두 가지는 많은 연구를 통해 음식 섭취량을 줄이는 효과가 증명되었다. 한 번의 변화로 지속적인 도움을 줄 수도 있으므로 언급할 가치가 있는 내용이지만, 이보다 더 중요한 것은 의식적인 식사라는 것을 기억하라. 작은 포크와 큰 접시를 보유하고 있더라도 의식을 하면서 식사를 한다면 충분히 먹는 양을 조절할 수 있다.

사실 음식 양의 많고 적음은 양질의 음식을 섭취하는 것보다는 덜 중요하다. 그러므로 작은 식기로 대체하느라 현재 가지고 있는 식기를 전부 내다버리는 것은 그다지 현명하지 않은 방법일지도 모른다. 그보다는 단순히 접시나 그릇의 크기가 음식의 양에 영향을 끼친다는 사실을 인지하고 그에 따라 양을 조절하는 것이 좋다. 하지만 충분한 양의 음식을 담아야 한다. 한 연구에 의하면 사람들은 충분한 음식으로 '접시를 가득 채웠을 때' 처음에 부족한 양을 담아서 접시를 두 번 채우는 것에 비해 더 적은 양을 섭취했다고 한다.

무엇을 하든, **접시 크기가 자신의 포만감을 결정짓도록 하지 않는 것이 좋다.** 접시에 음식이 얼마나 남았는지에 관계없이 충분히 배부르다고 느끼면 몸이 보내는 신호를 믿어라. 타파 용기를 몇 개 사라. 그리고 포만감이 들면 나머지 음식을 보관하는 습관을 들여라. 만약 다시 배고파지면 그 때 먹으면 된다.

식사의 심리학

접시를 '깨끗이' 비우거나 음식을 전부 먹어야한다는 생각을 버려라. 식사 시에 자신 앞에 놓인 음식을 남기지 않고 전부 먹는다는 목표를 가지고 먹는 사람의 수를 통계 낸다면 매우 흥미로울 것이다. 논리적으로 생각해보면 접시에 담긴 양을 기준으로 식사 양을 결정하는 것은 전혀 말이 되지 않는다. 특히 식당에 가는 경우 그 식당이 임의로 제공량을 결정하기 때문에 더욱 그러하다.

2가지 상반되는 식습관을 생각해보자. 하나는 접시에 담긴 음식이 나오면 거기에 담긴 것을 남김없이 모조리 먹는 습관이다. 또 다른 하나는 음식의 양에 관계없이 몸이 충분하다고 말하는 양 만큼의 음식만을 먹는 습관이다. 그보다 더도 덜도 말고 정확하게. 만약 당신이 접시에 담긴 음식을 남김없이 먹는 습관을 가지고 있다면, 그 동안 몸이 주는 신호를 무시한 것이다. 다시 말하면, 아마 당신은 몸이 주는 포만감의 신호와 매우 어긋나는 행동을 하고 있었을 것이다. 만약 '접시에 담긴 것을 모조리 해치우자'라는 목표 때문에 몸이 하는 말을 무시하면 앞으로도 계속 그런 식의 행동을 하게 될 가능성이 높다. 좋은 소식은 당신의 몸은 그럼에도 불구하고 그 신호를 계속 보낼 것이라는 점이다. 그러므로 몸이 보내는 신호에 좀 더 주의를 기울이기로 결정하면 된다.

접시에 담긴 음식을 깨끗이 비우는 것은 당신의 건강과 웰빙에 비하면 그리 중요치 않다. 그렇지 않은가? 더 적은 칼로리를 섭취해야 한다고 말하는 것이 아니다. 진정으로 건강한 사람들은 칼로리 제한을 하지도 않고 칼로리 과잉을 목표로 하지도 않는다.

성공적인 체중감량을 위해서 식사량을 조절하기 위해 숫자를 세거나, 관찰을 하거나, 세세하게 관리를 할 필요는 없다. 그러나 음식을 의식적으로 먹는 것은 중요하다. 의식적인 식생활을 하는 사람들의 결정은 내적인 것에 기반을 둔다. 그러므로 그들은 절대로 접시에 놓인 모든 것을 먹으려고 노력하지 않는다. 접시에 놓인 모든 것을 먹을 수도 있고, 음식을 남길 수도 있겠지만, 그것은 애초에 접시에 놓여 있던 양과는 아무런 관계가 없으며 단지 그들의 몸이 보내는 신호와 관련이 있을 뿐이다.

먹는 것을 멈출 시점은 배가 터질 것 같은 때가 아니라 만족스러움을 느낄 때이다. 과식은 문화적이고 습관적인 관행이다. 일본에서는 '하라 하치'라는 매우 인기 있는 개념이 있는데, 이것은 곧 '배가 80% 부를 때까지 먹어라'라는 뜻이다. 이것은 꽤 견고한 지침이 될 수 있으며, 이 정도를 먹는다면 충분히 포만감을 느낄 수 있을 것이다. 또한 배가 80% 부를 때 먹는 것을 멈춘다면 배가 터질 것 같을 때 까지 먹는 것에 비해 식사를 더욱 즐길 수 있을 것이다. 물론 염증이나 호르몬 문제가 있다면 포만감 신호가 정상적으로 작동하는 것을 방해할 수는 있겠지만, 이것 역시 건강에 좋은 음식을 주식으로 삼고 의식적인 식사를 하는 것이 최고의 치료 방식이다.

알코올 전략

알코올 섭취에 관련된 멋진 전략 중

하나는 술을 마시는 동시에 물을 마시는 것이다. 당신이 만약 어느 즐거운 날 밤, 술을 몇 잔 마시기로 결정한다면 내가 당신을 그만두게 할 수도 없고, 아마 당신 역시 스스로 그만두지 않을 것이다. 그 날 밤은 완전히 망친 날이라고 생각하지 말고 대신 물을 많이 마시기 위해 노력하라. 이것은 탈수 증세 및 숙취를 방지해주며, 알코올의 다량 섭취로 인한 손상을 최소화 할 수 있다.

알코올의 가장 큰 위험 중 하나는 음식 관련 습관에 영향을 끼칠 가능성이 높다는 것이다. 술은 억제력을 낮출 뿐 아니라 체중을 증가시키는 음식에 대한 욕구를 증가시킬 수 있다. 이 경우, 전략 구성을 위해서는 이전의 습관이 어땠는지를 돌아보는 것을 추천한다.

만약 당신이 술을 마시기 시작하기만 하면 과음을 하는 경향이 있다면, 술과 관련된 체중 증가를 최소화시키기 위해서는 술을 마시는 횟수 자체를 줄여야 한다. 만약 언제나 한두 잔 정도만 마신다면, 아마 괜찮을 것이다. 하지만 만약 술을 마시는 것이 나쁜 음식을 먹는 습관을 유발하는 경우에는 습관의 방향을 바꾸는 노력을 하거나(이에 관해서는 유혹 관련 전략에서 자세히 다룰 것이다) 술을 마시는 횟수를 줄일 수도 있다.

음식에 관련된 사소한 습관들

앞서 소개한 정보는 알아두면 매우 좋지만, 이 전략의 '필수적'인 부분은 아니다. 다음에 소개할 사소한 습관들이야 말로 더 건강한 사람으로 변모할 당신의 성공적인 변화의 토대가 되어줄 것이다.

사소한 습관들은 울적하거나, 아프거나, 에너지가 별로 없을 때에도 쉽게 성취할 수 있는 것들이다. 에너지 및 변화에 대한 동기가 흘러넘치는 날에는 보너스 활동을 통해 한 단계 더 앞으로 나아갈 수 있다. 드디어 당신의 **삶**에 **맞출** 수 있는 **목표**를 찾았기 때문에, 당신은 매일 해야 하는 것을 정확하게 달성하면서 그 어느 때보다도 지속적으로, 그리고 현명하게 행동할 수 있을 것이다. 지속하기 위해서는 초인적인 의지력을 요구하는 대부분의 기존 전략과는 달리, 이 새로운 전략은 당신이 현재 상태(또는 미래 상태)에 관련 없이 어느 상황에서도 성공할 수 있도록 고안되었다.

이상적인 사소한 습관

이상적인 사소한 습관은 매우 쉬우면서도 어떤 행동에 대한 본격적인 과정을 시작하게 만드는 것이다. 예를 들어, 팔굽혀펴기를 한 번 하는 습관이 운동 과정을 시작하게 만들 수 있다. 생 채소 한 조각을 먹는 습관이 채소를 더 많이 먹는 과정을 시작하게 만들 수 있다. 한 과정을 시작하게 되면 앞으로도 그걸 지속하게 될 가능성이 높다. 다시 말하자면, 사람은 방금 했던 것을 또 다시 할 가능성이 높다.

보너스 레퍼토리를 시행하는 것은 필수가 아닌 선택이기 때문에 그것을 하지 않더라도 죄책감을 가질 필요는 없다. 하지만 만약 한 달 동안 단 한 번도 추가적인 행동을 하지 않았다면, 과연 사소한 습관이 정말 본격적인 행동 과정을 시작하게 만들었는지, 아니면 그 행동을 제대로 시작하기 위해서는 한 단계 더 나아간 습관을 들여야 하는지를 자신에게 질문해보는 것이 좋다. 사소한 습관은 불꽃과 같다. 그리고 어떤 불꽃이든 커다란 불길이 될 가능성이 있다.

어느 날이든 조금 더 성취할 수 있다면 그렇게 하라. 목표를 초과 달성하는 것은 그것이 아무리 작은 목표라도 기분이 무척 좋다. 우리는 목표를 높게 설정하고, 그 목표에 못 미치고, 자신이 무능하게 느껴지는 데 익숙하다. 하지만 이번에는 다르다. 당신은 매일 매일 목표를 달성할 수 있을 것이며, 때로는 초과 달성할 것이다. 심리적인 차이를 한 번 생각해보라. 적당한 '일반적인 목표'는 하루에 약 1.6km 정도를 달리는 것이다. 반면에 사소한 습관의 경우 보통 30초만 달리면 된다. 만약 하루에 0.8km를 달리면 일반적인 목표에 따르면 실패이다. 하지만 사소한 습관의 경우, 기본 목표를 달성했을 뿐 아니라 초과 달성한 것이다!

사소한 습관은 그 크기에 관계없이 모든 진전을 장려한다. 기존의 목표는 진전은 그 크기가 클 경우에만 가치가 있다는 것을 암시한다. 하지만 그것은 너무도 부정확하고 무의미하기 때문에 화가 날 정도이다. 이 지구상에 있는 모든 것들은 전부 지극히 작은 물질로 구성되어 있다. 성공 역시 아주 작은 개별적 단계가 모여 성취된 것이다. 따라서 사소한 습관들을 기르는 방법이야말로 진전 및 성공의 작동 방식과 자신의 의도를 같은 선상에 놓는 방법이라고 볼 수 있다. 삶에서의 '커다란 성공'은 복권에 당첨되는 것 정도밖에 없다(행운을 빈다). 삶의 다른 승리들, 즉 목표 성취 및 체중감량 등은 매일 매일의 작은 결정과 행동에 기반을 두고 있는 것이다.

승리하는 것은 기분이 좋은 일이며, 매일 매일 승리하기 시작하면 당신은 머지않아 승자로 변모하게 될 것이다. 사실 조금 낯간지러운 말이긴 하지만, 실제로 빈번하게 승리를 경험하는 사람은 성공을 기대하도록 학습되기 때문에 좀 더 자신감 있고 진취적인 행동을 할 수 있게 된다. 따라서 성공은 또 다른 성공을 낳게 되는 것이다. 나는 이것을 성공 순환이라고 부른다.

많은 사람들은 동기부여를 성공으로 바꾸려하지만, 그들은 정확히 반대로 이해하고 있다. 성공과 동기부여는 서로를 북돋아 주긴 하지만, 가장 믿을만한 **시작점**은 성공이다. 성공은 동기부여로 이어지고, 동기부여는 곧 더 많은 성공으로 이어진다. 이 장에서 소개할 사소한 습관들은 당신이 아무리 의욕이 없다 할지라도 매일 성공할 수 있는 기회를 제공할 것이다. 그 성공의 날들이 몇 주, 몇 달로 이어지게 되면 지금 보다 더 낫고, 강하고, 성공적인 사람이 될 수 있을 것이다. 이 경험은 말로 설명하기가 어렵다. 왜냐하면 이런 작은 행동이 사람의 삶에 그렇게 큰 영향을 끼칠 것이라는 것은 언뜻 보면 터무니없는 것으로 보이기 때문이다. 하지만 실제로 그러하며, 그 경험은 정말 짜릿하다.

음식에 관련된 사소한 습관들

이 리스트는 의외로 짧으며 앞으로 소개할 행동 방식은 비교적 간단하기 때문에 어쩌면 당신이 실망할지도 모른다는 것이 내 유일한 두려움이다. 물론 간단하다는 것은 장점이지만, 만약 당신이 기존 다이어트 문화의 매우 복잡한 체중감량 체계에 익숙해져 있다면 그것이 장점으로 느껴지지 않을 수도 있다. 사소한 습관들은 그런 다이어트 체계와는 매우 다르다. 왜냐면 그런 체계는 효과가 없으니까! 가장 강력한 전략은 효과가 있으면서도 최대한 간단한 형태를 유지하는 것이다.

다음에 소개할 각 아이디어는 각양각색의 방식으로 변형시킬 수 있으므로 선택의 폭이 좁다고 느낄 일은 절대로 없을 것이다. 체중감량은 결국 의식 향상, 건강한 식단, 그리고 더 많은 움직임을 통해 성취하는 것이기 때문에 기본적인 개념은 매우 단순하다. 음식을 먹는 방식, 감정적 건강 상태, 그리고 관점 또한 당신의 체중에 영향을 끼칠 수 있으므로(대부분의 경우 이 세 가지의 핵심 요소에 간접적으로 영향을 끼치는 것으로), 이와 관련된 사소한 습관도 제공할 것이다.

사소한 습관들을 살펴보며 어느 것을 시도할 지를 생각할 때, 전부를 다 하겠다는 생각은 금물이다. 음식 관련 습관 2가지, 운동 관련 습관 2가지 등 최대 4가지 사소한 습관이면 충분하다. 제8장에서는 사소한 습관 계획을 세워서 음식 관련 사소한 습관들(그리고 일반적인 사소한 습관과 운동 관련 사소한 습관들)을 당신의 삶에 통합시키는 방법에 대해 살펴볼 것이다.

과일 1인분 더 섭취하기 : 목표를 설정하기 위해서는 과일 1인분이 어느 정도인지를 아는 것이 중요하다. 과일 1인분은 사과 하나, 베리류가 가득 담긴 큰 컵 하나, 바나나 하나, 혹은 오렌지 하나이다. 만약 이것을 당신의 사소한 습관으로 정한다면, 언제나 손에 닿는 곳에 과일을 구비해두는 것이 중요하다. 만약 나처럼 가능한 한 쉬운 방법을 선호한다면, 얼린 과일을 구매하라. 바로 먹을 수 있으며 상하지도 않기 때문이다. 내가 특히 추천하는 것은 유기농 베리류 및 복숭아인데, 기존 방식으로 생산된 경우 다량의 농약이 묻어 있기 때문이다. 베리류와 복숭아는 '농약이 가장 많이 남아있는 농산물'에 포함된다. 만약 기존 방식으로 생산된 제품을 구입한다면 깨끗이 세척하도록 하라.

과일 보너스: 과일을 추가로 섭취하거나 100% 플레인 요거트를 과일과 함께 먹는다.

신선한 채소 1인분 더 섭취하기: 이미 매일 주기적으로 채소를 섭취하고 있다면, 어떤 사람들에게는 채소를 섭취한다는 목표가 말이 안 될 수도 있다. 그런 경우, 좀 더 구체적으로 목표를 설정할 수 있는데,

일반적으로는 생 채소를 1인분 더 섭취한다거나 평소보다 1인분 더 섭취한다는 목표를 설정할 수 있다. 좋은 아이디어로는 : 당근 하나, 브로콜리 세 조각. 콜리플라워 두 조각, 파프리카 반개(빨강, 초록, 노랑), 셀러리 스틱 하나, 오이 4분의 1 조각, 시금치 한 줌, 생 무 여덟 조각, 또는 입에 맞는 채소라면 무엇이든 좋다. 원할 경우, 채소처럼 보이는 과일 역시 채소로 간주할 수 있다(예를 들어, 방울토마토 네 개 혹은 아보카도 반 개).

생 채소에 찍어먹을 소스가 필요하다면, 허무스를 먹어라. 허무스는 기본적으로 병아리콩 퓌레, 올리브유, 레몬주스, 으갠 참깨, 마늘, 소금, 그리고 후추로 만든 것이다. 또는 과카몰리도 좋은 선택인데, 아보카도, 양파, 마늘, 토마토, 라임, 소금, 그리고 후추로 만들 수 있다. 하지만 상점에서 만들어진 소스를 구매할 때는 조심해야 하는데, 잘못하면 1인분을 먹을 때마다 소금 3바가지, 방부제(염증을 일으킬 수 있는), 심지어는 설탕까지 함께 섭취하게 될 수 있기 때문이다. '채소를 찍어먹는 소스'는 변장한 콩기름에 불과하다. 콩기름에 뒤덮인 채소나 체중을 증가시킬 수 있는 다른 재료를 섭취하는 것은 결코 이상적이지 않다. 물론 이상적인 것으로 한 걸음 다가가는 디딤돌이 될 수는 있겠지만(만약 그게 당신이 채소를 먹게 될 유일한 방법이라면 그렇게 하라), 그 자체로 이상적이지는 않다.

채소 보너스 : 채소를 추가로 먹거나 커다란 샐러드 한 접시로 올인하라!
사소하지만 건강한 음식 업그레이드를 1가지 실시하기: 이 사소한 습관은 막연해 보일 수도 있지만, 실제로는 그게 장점이 될 수 있다. 하루에

하나, 또는 식사 때마다 하나의 작은 건강한 음식 업그레이드를 하라 (당신의 계획과 때에 따라서). 예를 들어 음식점에 가서 곁들임 요리로 보통 감자튀김을 선택했다면 대신 통감자, 줄기 콩, 혹은 샐러드를 선택할 수 있다. 업그레이드! 또는 집에서 간식을 먹고자 할 때, 감자칩을 먹을 수도 있겠지만 그 전에 소금이 뿌려져 있지 않은 생 견과류를 좀 섭취하기로 할 수도 있다. 업그레이드! 어쩌면 라자냐 대신 콥 샐러드를 선택하고, 평소에 먹던 콩기름으로 만든 드레싱 종류 대신에 올리브유와 식초를 뿌려달라고 웨이터에게 요구할 수도 있다. 더블 업그레이드! 매일 매일은 음식에 관련된 선택으로 가득하므로, 한 번에 모든 걸 바꿀 필요는 없다(그것이 좋은 방법도 아니다). 이 전략은 당신이 택한 작은 업그레이드를 통해 당신의 마음에 올바른 관점을 강화시킨다.

다음은 업그레이드의 정반대 상황이다 : 식사를 거르고 배가 고픔에도 불구하고 무언가를 먹지 않는 것. 체중감량을 위해 배가 고플 정도로 굶어야겠다는 생각이 들면, 이 책의 서론을 다시 한 번 읽어라. 그럼 인위적으로 칼로리를 제한하는 것은 역으로 체중을 증가시키는 행동이라는 점을 다시 한 번 기억할 수 있게 될 것이다. 만약 당신은 보통 밤 11시가 되면 배가 고픈데, 어느 날 밤에 별로 배가 고프지 않다면, 무언가를 먹을 필요가 없다. 몸의 소리에 귀를 기울여라. 배가 고플 때 먹고, 고프지 않으면 먹지 않는 것이다. 먹는 **방식**을 바꾸기 위해서는 사소한 습관을 이용하라.

음식 업그레이드 보너스: 더블이나 트리플 업그레이드를 하라. 업그레이드에 한도는 없다!

하루 한 끼 정도는 건강식으로 집에서 준비하기: 이 사소한 습관은 전적으로 당신의 현재 상황과 현재 습관에 달려있다. 어떤 이들은 적어도 하루 한 끼 정도는 언제나 집에서 요리하는 반면, 다른 이들은 언제나 외식을 한다. 나는 아침을 준비하는 것을 추천하고 싶은데, 건강에 좋은 아침식사를 만드는 것은 비교적 쉽기 때문이다.(체중감량에는 달걀이 굉장히 좋은데 영양가가 있으면서 포만감을 주기 때문이다. 과일과 요거트 역시 좋은 선택이다. 시나몬을 뿌리는 것도 좋다!) 이 사소한 습관은 많은 사람들에게 처음 시작하기에는 너무 큰 변화일 수도 있다. 모든 것은 당신의 현재 습관에 달려있다. 만약 매일 실행하기가 부담스럽다면, 매일 하려고 하지 않아도 된다. 다른 사소한 습관을 선택하거나 일주일에 다섯 번만 하는 식으로 해도 괜찮다. 매일 매일 시행하는 사소한 습관은 다양한 이유로(지속성, 매일 의식할 수 있다는 점, 습관으로 변하는데 걸리는 시간, 등.) 최고의 선택이 될 수 있지만, 당신의 생활 방식과 어우러지게 하는 것이 중요하는 것을 다시 한 번 강조한다.

속임수를 쓰면 안 된다 : 전자레인지로 만드는 요리는 대부분 건강에 좋지 않다. 시리얼이나 구운 치즈 역시 체중감량에 도움이 되지 않는다. 흰 파스타와 마리나라 소스도 체중을 증가시키는 식품이다(반면에, 통밀 파스타와 올리브유는 좋은 선택이다).

건강식 업그레이드 : 한 끼를 더 준비하거나, 나중에 남은 음식을 먹을 수 있도록 많은 양을 준비하라!

물을 한 잔 마시기: 물은 이전에 언급했던 이유로 체중감량 시에 아주 중요한 무기가 된다. 물은 하루에 한 잔 이상 마셔야 하기 때문에 물 한 잔을 목표로 삼는 것이 별로 좋지 않다고 생각할 수도 있다. 하지

만 방금 그 생각에 초점을 맞추어 보라. 왜냐하면 그런 생각이 정확히 우리가 원하는 생각이기 때문이다! 이제 당신은 하루에 물을 몇 잔 마셔야 하는 지를 의식하고 있으며, '하루에 꼭 물을 여덟 잔 마셔야 겠다'는 생각에 압도되는 것이 아니라 '하루에 한 잔 보다는 더 마실 수 있지.'라고 생각하고 있을 것이다. 하루에 물 한 잔을 마신다고 해서 그것보다 더 마시지 못할 이유는 없다. 오히려 더 많은 양의 물을 마시게 될 가능성이 높다. 전략이 최종 목표와 반드시 일치할 필요는 없다는 것을 기억하라.

물의 맛이 너무 심심하다고 생각하는가? 나는 개인적으로 물 본연의 맛을 즐기는 편이지만, 어떤 사람들은 음료에 약간의 맛과 생기를 부여하는 것을 좋아하며, 그것도 괜찮다. 자연은 이 문제에 대해 다양한 답을 제공하고 있다. 만약 맛이 나는 음료에 익숙하다면, 과일, 향신료, 그리고 탄산 등을 물에 가미하는 방식으로 '몸에 좋지 않은 음료들'에서 조금씩 멀어질 수 있다. 레몬, 라임, 민트, 사과, 시나몬, 망고, 생강, 오이, 딸기, 오렌지, 또는 과일이라면 어떤 것이든(특히 감귤류) 건강한 방식으로 물에 생기를 부여할 수 있는 방법이 될 수 있다. 물에 첨가하는 것으로 레몬이 가장 대중적인 것은 그럴만한 이유가 있다. 맛이 좋을 뿐만 아니라, 플라보노이드와 항산화 물질이 풍부하고(비타민 C와 같은), 적은 양으로도 충분한 맛을 내기 때문이다.

만약 음료가 당신에게 정말 중요하다면(만약 당신이 탄산음료나 라떼 같은 음료를 정말 많이 마시는 사람이라면 물에 맛을 추가하는 것이 성공에 무척 중요한 부분일 것이다), 거름망이 달린 물병을 구입하면 하루 종일 맛있는 물을 마실 수 있다. 아마존에서 다양한 거름망을 판매한다. 과일, 채소, 향신료와 물을 거름망 안에 넣고 냉장고에 넣어라. 아, 그리고 시나몬을 잊지 말라! 제발, 절대 시나몬을 잊지 말라.(만약 근처에 시나몬이 있다면 가서 향기를 맡아 보라. 내가 가장 좋아하는 향기다. 우리 가족은 시나몬이라는 고양이를 길렀는데, 어렸을 적에 나는 시나몬에게 노래를 불러주곤 했다. 그러면 그 고양이는 애정 어린 모습으로 귀를 납작하게 만들었다.)

대부분의 다른 건강에 좋지 않은 음식이나 음료와 마찬가지로, 탄산음료의 가장 큰 이점은 접근성이다. 만약 당신이 가장 좋아하는 과일과 향신료로 맛을 가미한 물을 항상 구할 수 있다면, 아주 쉽게 값싸고 시럽 범벅인 탄산음료로부터 쉽게 멀어질 수 있을 것이다. 탄산음료도 물론 맛있지만, 단점이 전혀 없으면서도 똑같이 맛있는 음료를 마실 수 있다면 왜 굳이 탄산음료를 마시겠는가?

어쩌면 이미 바로 마시면 되는 음료 종류가 수 없이 많은데 굳이 과일과 향신료를 이용하여 음료를 만드는 번거로움을 겪고 싶지 않을 수도 있다. 그런 마음도 이해한다. 아주 쉽고 효과적인 대체품은 100% 과일 주스인데, 바로 마시는 것 보다는 물 한잔에 주스를 조금 부어 맛을 약간만 추가하는 편이 훨씬 좋다. 한 번 그렇게 마셔보면 생각보다 정말 상쾌할 것이다. 그리고 100% 과일 주스를 그대로 마실 때의 과당 과다 섭취의 위험도 피할 수 있다.

모든 과일 주스는(100% 과일 주스 조차도) 적은 양을 마실 때를 제외하고는 체중을 증가시키는 요인이 된다. 온전한 채로 섭취하면 과일은 체중감량에 도움이 되는 식품이지만, 주스 형태로는 그렇지 않다. 따라서 만족스러울 만큼만 물에 맛을 가미하는 용도로 이용하는 것이 좋다.

파우더 형태로 맛을 가미하는 것은 기피해야 한다. 전부 감미료를 함유하고 있기 때문이다. 단 한 번도 건강에 좋은 성분으로 구성된 파우더를 본 적이 없다. 운동을 할 때는 좋은 음료가 될 수 있겠지만, 일상적으로 마실 만한 음료는 아니다.

물 보너스: 물 두 잔, 세 잔, 넉 잔? 우와, 정말 대단하다.

한 입 베어 물 때 마다 30번 이상 씹기: 이것은 한 입 베어 물 때를 말하는 것이지, 입에 한가득 음식을 물었을 때를 말하는 것이 아니다. 이렇게 하면 소화도 쉬워질 것이다. 또 음식을 더 음미하고 식사를 더 즐기게 될 것이다. 자동적으로 더 의식하면서 음식을 섭취하게 될 것이다. 그리고 뇌가 '배부르다'라는 반응을 인지할 시간을 충분히 보장하기 때문에 아마 섭취하는 음식의 양도 적어질 것이다. 한 입 당 '씹는 횟수'를 설정한 다음 연습하라. 시간이 지나면 생각하지 않아도 그 횟수가 습관이 될 것이다. 현재 씹는 횟수가 습관적인 것과 마찬가지로 말이다.

나 역시 한 입 베어 물 때 마다 30번 씹는 사소한 습관을 시도해봤는데 정말 굉장했다. 소화도 훨씬 잘 되고, 음식을 더 즐길 수 있었고, 과식을 예방하는 데도 좋았다. 물론 무조건 30번 이상 씹는 규칙은 조금 문제가 있는 것 같았다. 실제로 나는 과일 같은 좀 부드러운 음식의 경우 15번 정도를 씹고 고기 같은 질긴 음식의 경우 45번 정도를 목표로 한다. 이것 역시 꽤 괜찮은 대략적인 지침이라고 생각한다.

음식을 잘 씹는 것은 더 적은 양으로도 같은 포만감을 주며 더 높은 만족감을 준다. 이것은 대체 불가능한 커다란 장점이다. 중국의 연구에 따르면 체중에 관계없이 모든 남성들은 음식을 먹을 때 더 많은 횟수를 씹을 경우 섭취하는 음식의 양이 12% 정도 감소했다. 과학적으로 보았을 때, 더 많은 횟수를 씹었을 때 그렐린 수치(배고픔 호르몬)가 감소했다. 평소에 씹는 습관대로 음식을 섭취했을 때, 비만인 남성들이 그렇지 않은 남성보다 음식을 씹는 횟수가 적었다. 칼로리 섭취를 12% 감소시키기 위해서 몇 번 더 씹어야 했을까? 답은 25번이었다. 처음에는 15번 씹는 것으로 시작한 후, 추후 40번으로 횟수를 늘렸을 때 이와 같은 변화가 나타났다. 내가 직접 시험해 봤을 때, 나에게 40번은 좀 많은 것 같았다. 그리고 만약 너무 수고로운 일이 되면 사람은 그것을 기피하기 마련이다. 기본적인 기준은 낮게 잡고 보너스를 시도하는 것이 더 효과적인 방법인 것 같다. 하지만 만약 당신이 40번 이상 씹고 싶고 그렇게 할 수 있다면 그렇게 하라. 음식을 너무 많이 씹는 것은 불가능하다. 보통 너무 적게 씹어서 문제일 뿐.

씹는 보너스: 한 입 베어 물 때, 이따금씩 기본으로 설정한 횟수보다 더 많이 씹는 것을 목표로 한다. 50번 씹을 수 있는가? 더 많이 씹으면 씹을수록 음식을 삼키지 않고 버티는 게 생각보다 어렵다.

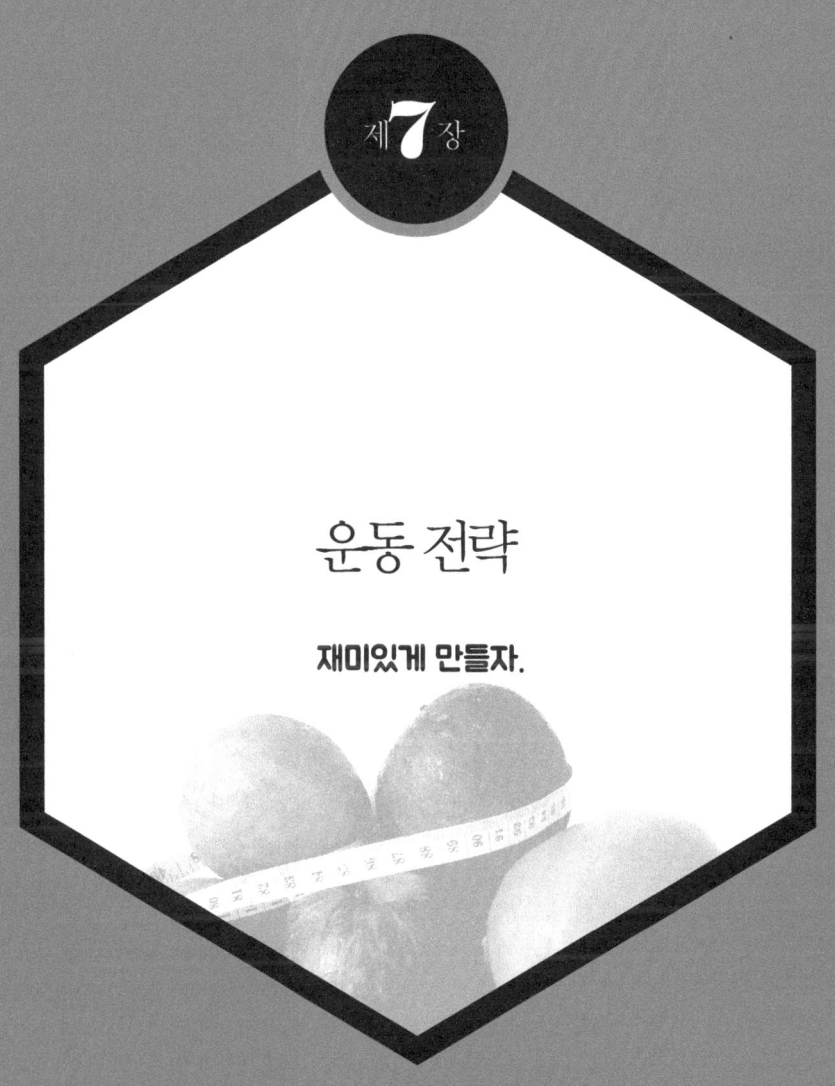

제7장

운동 전략

재미있게 만들자.

"운동을 재미있고 게임과 같은 것으로 인지하지 않으면
우리는 무의식적으로 그것을 피하게 된다."

앨런 티크(Ian Thicke)

운동에 대한 관점

비만인 사람들 중 대다수는 운동을 몹시 힘들고, 불편하고, 심지어는 고통과 관련된 활동이라고 인식한다. 그들은 원하는 만큼의 지방량 감소를 위해서는 자신, 그리고 자신의 몸에 '벌'을 줘야 한다고 생각한다. 격렬한 운동은 물론 눈에 띄는 결과를 가져다주겠지만, 만약 그 경험이 운동과 당신 사이의 관계를 악화시킨다면 그 결과는 그리 오래 지속되지 못할 것이다.

한 연구에 따르면 과체중인 것에 대한 낙인을 내면화 하고, 낮은 자존감을 가진 사람들은 운동을 회피하는 경향이 있다고 한다. 이것은 단순히 원인과 결과를 생각해보면 모순적으로 보인다. 그들은 체중감량을 원할 것이고, 운동은 체중감량에 도움이 된다. 그렇다면 어째서 그들은 운동을 피하는 것일까? 그 답은 그들이 운동을 불편하게 느끼기 때문이다. 또한 말라야한다는 사회의 압박에 압도당했기 때문이다. 운동의 '효과를 보려면' 적어도 산을 15개는 등반해야 한다고 생각하기 때문이다. 비만이라는 사실의 낙인에 집중하고 있기 때문이다. 요약하자면, 그들은 잘못된 관점을 지니고 있으며 운동과 잘못된 관계를 형성하고 있다. 따라서 그들은 운동을 하기는 커녕 운동에 대해 **생각조차** 하고 싶지 않은 것이다.

무엇이 더 가치 있는가 : 당신이 싫어하는 격렬한 운동을 통해 한 달에 7kg 정도를 감량하는 것과 한 달 동안 체중은 전혀 감량 하지 못했지만 처음보다 운동을 즐기게 된 것 중에 더 가치 있는 것은 어느 쪽인가? 부디 당신이 후자를 선택했기를 바란다. 왜냐하면 운동을 즐기는 것은 현존하는 어떤 운동 프로그램보다도 약 198배 정도 효과가 있기 때문이다. 7kg는 꽤 큰 숫자이기 때문에, 어쩌면 당신은 이 말에 의심을 품을 수도 있다. 하지만 운동과 건강한 관계를 성립하는 것, 그리고 그 관계를 더욱 향상 시킬 수 있는 방법에 대한 지식은 **평생 동안** 지속적인 효과를 낼 것이다. 한 달에 7kg를 선택하는 것은 평생 동안 한 달에 100달러씩 받을 수 있는 쪽을 포기하고 지금 당장 200달러를 받는 쪽을 택하는 것과 같다.

다음을 상상해 보아라. 만약 당신이 운동을 즐겼다면? 만약 운동을 생각했을 때 미소가 지어진다면? 만약 운동이 하고 싶어서 했고, 뭔가 결과를 얻기 위해서, 압박 때문에, 혹은 수치심 때문에 한 것이 아니라면? 이것은 많은 이들에게 낯선 개념일 것이다. 왜냐하면 운동은 '뱃살을 빼는 방법'이나 '칼로리를 소모하고 체중을 감량하는 가장 빠른 방법'으로 소개되고 있기 때문이다. 만약 당신 또한 운동을 이렇게 생각하고 있다면, 내가 훨씬 더 광범위한 운동의 가능성을 소개해주도록 하겠다.

우리의 전반적인 주제와 부합하기 위해서 단기적인 성과를 위해 운동을 하는 것 보다는 운동과의 장기적인 관계에 집중할 것이다. 나는 사소한 습관들을 이용해서 내 삶의 다양한 측면을 변화시켰는데, 그 중에 독서가 있었다. 이전에 나는 무언가 구체적인 결과를 원할 때만 독서를 했으며, 그것은 나에게 성가신 일이었다. 즉, 나에게 독서란 체중을 감량하려는 많은 사람들이 운동을 생각하는 방식과 같았던 것이다. 구체적인 이야기는 다음과 같다.

내가 독서와 관계 회복을 한 방법

어렸을 적에 나는 독서를 즐기는 아이였는데, 특히 '구스범스(Goosebumps)'와 '내 맘대로 골라라(Choose Your Own Adventure)' 시리즈를 좋아했다. 그런데 곧 학교를 갈 나이가 되었다. 그리고 나는 섹스, 마약, 그리고 술을 두루 섭렵하며 청소년의 반항기를 거쳤다. 숙제에도 반기를 들었다. 굉장히 거칠었지 않은가? 물론 대부분의 아이들이 숙제를 싫어하겠지만, 내 경우는 경멸의 수준이었다. 이미 일주일에 다섯 번 하루에 여덟 시간을 학교에서 보내야 했는데, 거기다가 쓸모없는 숙제 따위를 내주어서 집에서까지 내 자유를 빼앗으려고 한 것이다! 절대 허용할 수 없었다!

숙제의 상당부분은 정해진 양의 독서를 하는 것이었다. 학교에서 독서를 강요당하면 당할수록, 나는 더욱 거세게 저항했다. 내가 반항적이었다는 것은 사실이었지만, 이 현상은 단순한 반항 그 이상이었다. 독서와 나와의 관계 자체도 바뀌어버렸다. 독서는 더 이상 허구의 세계로의 환상적인 모험도 아니었으며, 나에게 깨달음을 주는 발견으로 가득한 논픽션도 아니었다. 그것은 단지 '하지 않으면 그에 따른 책임을 져야 할' 재미없는 활동이 되어버리고 말았다. 여가 시간에 재미로 했던 독서도 그만 두게 되었다.

대학교 때, 내가 가장 좋아하는 두 작가인 J. R. R. 톨킨과 C. S. 루이스의 책을 읽고 토론을 할 수 있는 영국 문학 수업이 있는 것을 보고 나는 무척 기뻤다. 하지만 나는 그 학기에 지정 도서를 단 한권도 읽지 않았다.

내 잠재의식은 자유를 원하고 있었던 게 분명했지만, 대체 무엇으로부터의 자유였을까? 독서 그 자체는 사실 내 적이 아니었다. 그것이 나에게로부터 자유를 앗아가는 도구로 이용되었기에 그렇게 보이기는 했지만 말이다. 나는 단지 자유를 되찾고 싶은 것뿐이었다. 혹시 운동과 관련해서 비슷한 경험을 한 적이 있지는 않은가? 만약 운동을 해야만 한다는 심리적 압박감을 느끼는 데 익숙하다면 당신과 운동의 관계는 고장 난 상태이다. 우리 사회 및 기존의 체중감량 관련 책들은 운동을 '단지 몸을 움직이고 몸을 쓰는 활동'에서 원성 가득한 고된 일로 탈바꿈시켜버리는 경향이 있다.

내 생애 세 번째 사소한 습관은 하루에 책을 딱 두 쪽 씩 읽는 것이었다. 그것은 쉽고 가벼운 일이었으며, 시간이 지나며 독서와 내 관계를 회복시켜주었다. 요즘 나는 대략적으로 한 달에 한 권 정도의 책을 읽는다. 물론 이게 그리 대단한 독서량은 아니라는 것을 나도 안다. 하지만 예전에는 가장 많이 읽었을 때에도 고작 1년에 한 권 정도의 책을 읽었던 것을 생각하면 비교적으로 장족의 발전이 아닐 수 없다. 심지어 나는 저서를 집필하기 위해서 수천 개의 연구 논문을 읽기도 했는데, 이제는 내 스스로의 방식에 따라 읽을 수 있는 힘이 있기 때문이다. 이제는 자유로움의 영역에서 독서를 할 수 있다.

이 일화는 사소한 습관들을 다룬 이 책과 당신이 이전에 읽었던 기존 방식의 '다이어트' 서적의 차이를 명확히 설명해준다. 나는 당신에게 칼로리를 '태우고' '복근을 깎아 내는' 일상적인 운동을 처방하는 것이 아니다. 이 책에서 강조하는 것은 운동(그리고 물론 음식도)과의 관계를 회복하는 것이다. 왜냐하면 만약 그 관계를 변화시킬 수만 있다면 당신은 평생 동안 스스로 결과를 일궈낼 수 있을 것이기 때문이다. 자발적인 결과는 31일 째에 무엇을 할지 몰라서 어리둥절하게 만드는 30일짜리 다이어트 프로그램보다 훨씬 낫다.

이 장의 뒷부분에 제시된 체중감량을 위한 운동 유형을 읽을 때, 운동 유형보다 더 중요한 것은 운동을 해야만 할 일로 여기거나, 과체중인 것에 대한 벌로 여기지 않게 되는 것이다. 우리의 목표는 운동과의 잘못된 관계를 회복하는 것이라는 사실을 잊지 말라.

생각해보면, 운동을 싫어할 이유가 무엇이 있는가? 우리는 어차피 매일 매일을 움직이면서 살아가는데, 그것 또한 운동이다. 만약 운동을 싫어한다면, 당신은 내가 독서에 대해 느꼈던 것과 같은 상황에 놓여있을 가능성이 높다. 그리고 그 문제를 해결할 수 있는 방법은 그런 앙금을 털어내고 관계를 다시 시작하는 것이다.

운동을 하고 난 후 기분이 좋아지는 경험을 한 적이 있는가? 운동은 다방면에서 본질적으로, 그리고 생물학적으로 보람을 준다. 운동은 알려져 있는 거의 모든 건강 지표를 향상시킬 뿐 아니라, 수면을 돕고, 성생활을 증진시키며, 집중력을 향상시키고, 기본적인 에너지 수준을 끌어올리며, 기분이 좋아지게 하고(엔돌핀이 방출되기 때문에), 화학적으로도 기분이 좋아지게 하고, 우울증 및 불안감 해소에 있어 약물 처방과 비슷한 수준의 효과를 낸다. 몇몇 사람들이 말했듯, 만약 운동이 알약으로 존재했다면 기록적인 판매를 보이는 블록버스터급 약이었을 것이다.

하지만 운동의 이점을 아무리 나열해보아도 만약 직접 하지 않는다면 아무런 소용이 없다. 하루에 팔굽혀펴기 한 번을 하는 사소한 습관을 들이기 전에, 나는 무려 10년 동안 헬스장에 가는 습관을 들이는 것에 실패했다. 따라서 운동이 주는 이점이 무엇인지는 알지만 그걸 실천하기가 어렵다는 마음을 아주 잘 이해할 수 있다. 운동을 하고자 하는 동기부여가 안 되는 것은 잠재의식적인 정신에 의한 것이므로, 운동 관련 사소한 습관을 통해 변화를 야기할 수 있다.

매우 중요한 개념을 소개하려고 한다. 최종 결과는 궁극적으로 목표에 따라 결정되지만, 목표에 좌우되지는 않는다. 물론 목표는 중요하다. 하지만 사람들이 보통 생각하는 방식대로는 아니다. 팔굽혀펴기 일화에서, 내가 30분(목표)을 목표로 했지만, 아무것도 얻을 수 없었다는 것(결과)을 기억하라. 앞서 말했든 행동 변화를 야기하는 관점은 때로는 직관적이지 않은 경우가 있다. 따라서 목표와 결과는 거의 정반대인 경우도 많다. 하지만 이에 대한 설명은 의외로 간단하다. 실패는 우리를 낙담하게 하고 성공은 동기부여를 해주기 마련이다.

작은 목표를 설정하고 그 목표에 도달하면, 이미 작은 수준의 성공을 거둔 것이다. 이런 작은 성공들은 무한대로 쌓을 수 있으며, 결국은 작은 성공의 바구니가 쌓이고 쌓여서 커다란 승리를 맛볼 수 있게 될 것이다. 하지만 욕심을 내서 곧바로 큰 승리를 노린 후, 어떤 이유에서든지 실패를 경험하면 당신은 낙담하게 될 것이다. 많은 경우, 동기부여 때문에 첫 실패를 경험하게 된다. 그런데 이것은 우리가 완전히 통제할 수 없는 부분이다. 우리 사회에서 이런 터무니없는 전략을 우리가 목표를 추구할 때 따라야 할 방식으로 가르치고 있다는 것에 당황을 금치 못하겠다. 내 생각에는 '꿈을 크게 가져라'를 그 꿈을 이루기 위해 택해야 하는 전략들과 헷갈리고 있는 것 같다. 만약 성공을 하고 싶다면, 꿈은 크게 가지되 반복적으로 작은 행동을 통해 그 꿈에 다가가야 한다('꿈을 크게'가지고 '거창한 행동'을 하는 것이 아니다).

사소한 습관이 매력적인 이유는 그게 재미있다는 것이다(혹은 때에 따라 웃기기도 한다). 아마도 당신은 이렇게 생각할 것이다. '세상에, 하루에 팔굽혀펴기 한 번을 목표로 하다니.' 혹은, '진입로 끝까지 걸어가라고? 내가 지금 진지하게 이런 걸 하고 있는 거야? 이웃 사람들이 나보고 대체 뭐하느냐고 묻지 않았으면 좋겠군.' 운동 목표의 쉬움을 보고 소리 내어 웃게 되는 것은 그 거대함에 주눅이 들게 만드는 전통적인 방법과는 매우 다르다.

운동 관련 사소한 습관 외에도 '보너스 운동'을 하는 것이 좋지만, 그것을 하느냐의 여부는 완전히 당신에게 달려있다. 만약 추가적인 운동을 한다면, 그것은 자신이 원하기 때문이지(자율성), 어떤 임의적이고 통제하는 규칙 때문이 아닐 것이다. 사소한 습관의 크기가 워낙 작기 때문에 당신은 그 규칙에 통제되는 느낌을 받지 않으며, 보너스 운동은 목표가 아니라 선택에 의한 것이기 때문에 자율감이 충만해지는 느낌이 들 것이다. 추가 운동을 할 때는 그 순간에 보유하고 있는 탄력, 동기, 의지력 등을 자유롭게 이용하면 된다.

휴식이 필요한 날에는 기본적인 사소한 습관만 시행하고 홀가분한 마음을 가져라. 최소의 사소한 습관만 시행하더라도 그것으로 운동에 대한 잠재의식을 바꿀 수 있기 때문에 일종의 승리라고 볼 수 있다. 사소한 습관을 통해서는 운동을 자주할 수 있을 뿐 아니라, 단계를 밟는 습관을 들일 수 있게 된다. 그리고 이를 통해 아주 작은 진전이라도 전체적인 목표에 한 걸음 더 다가가게 해준다는 점을 학습하게 된다. 시간이 지나며 이런 관점은 운동은 절망적인 일이며 한꺼번에 많은 운동을 할 때만 운동으로써의 의미가 있다고 생각하는 기존의 믿음을 대체하게 될 것이다. 글로 쓰는 것으로 그 효과가 이해가 될지 모르겠다. 왜냐하면 실제로 그 효과는 정말 놀라울 정도로 대단하기 때문이다(물론 시간이 필요하다. 왜냐하면 뇌가 작동하는 방식 자체를 바꾸는 것이기 때문이다).

운동 Vs. 활동적인 삶의 방식

많은 전문가들은 체중감량이라는 투쟁에서 운동은 식단보다 덜 중요하다는 점을 강조하며, 단기적으로 볼 때 그것은 사실이다. 애초에 형편없는 식단을 추월할 수 있는 운동은 없다. 30분 동안 달리기를 하면, 약 400칼로리 정도를 소모할 수 있는데(속도와 체중에 따라서 차이는 있지만), 이것은 버거킹 치즈버거 단품의 칼로리 정도밖에 되지 않는다.

운동선수인 마이클 펠프스(Michael Phelps, 수영)와 J.J 와트(JJ Watt, 미식축구)는 둘 다 특정한 날에 몇 시간씩 훈련을 한다고 한다. 또한 그들은 또 하나 놀라운 점을 공유한다. 두 운동선수는 훈련 중에는 하루에 9,000칼로리 이상을 섭취한다고 한다! 보통 사람보다 세 배 이상 많은 칼로리를 섭취함에도 불구하고 그들은 살이 찌지 않는데, 그것은 그들의 신진대사가 너무 활발해서 마치 모닥불에 마시맬로우를 굽는 것처럼 칼로리를 활활 태우기 때문이다. 만약 그들이 훈련 중에 소모하는 칼로리를 계산한다면 9,000칼로리보다는 훨씬 낮을 텐데, 그 이유는 쉬는 중에도 많은 칼로리가 소모되기 때문이다. 신진대사는 사실 칼로리보다도 더 중요하다. 그렇기 때문에 이 운동선수들은 말처럼 먹고도 탄탄한 몸매를 유지할 수 있는 반면, 어떤 사람들은 800칼로리만 섭취하고도 신진대사가 감소하고 식욕이 증가해서 얼마 후에는 다이어트를 하기 전보다도 오히려 더 살이 찌는 것이다.

펠프스와 와트는 훈련 자체가 생활 방식이지만, 보통 사람은 그런 극한의 운동 계획을 채택할 필요가 전혀 없다. 우리는 조금씩 더 활동적으로 생활 방식 바꾸어서 큰 변화를 야기할 수 있다. 여기서 얻을 수 있는 교훈은 하루에 7시간씩 운동을 해야 한다는 것이 아니라, **전반적인 생활 방식**이 우리의 신진대사를 결정한다는 것이다. 전체적인 건강을 위해 운동을 하는 것도 중요하지만, 체중감량을 위해서는 활동적인 삶을 사는 것이 훨씬 더 중요하다. 오늘날, 우리는 건강한 생활 방식을 하루 중 23.5시간 동안 움직이지 않다가 30분 동안 러닝머신 위에서 달리는 것으로 착각하고 있다. 물론 30분 간 러닝머신 위를 달리는 것도 대단한 일이긴 하지만, 하루 중 나머지 23.5시간 역시 매우 중요하다. juststand.org에 따르면, 미국인 중 86%는 직장에서 일을 할 때 하루 종일 앉아만 있다고 한다. 우리는 이것을 쉽게 변화시킬 수 있다.

좌식 생활의 사망률

2003년, 6세 이상의 연구 참가자들 6,329명에게 활동 모니터 장치를 달았다. 평균적으로 참가자들은 모니터 장치를 하루 중 13.9시간 동안 달고 있었다. 연구 결과는 다음과 같았다. '전체적으로, 참가자들은 모니터 장치를 달고 있는 시간 중 54.9%, 즉 하루에 약 7.7시간 가량을 앉은 상태에서 생활했다.' 하루 동안 앉아 있는 시간은 사람에 따라 약 8시간에서 최고 15시간까지인 것으로 나타났다.

장시간 앉아있는 것에 대한 연구 결과:
- 2014년의 한 연구에 따르면 장시간 앉아있는 것은 중장년 여성들에게(연구 참가자 93,000명) 주된 건강 위험 요소이다.
- 2010년의 한 연구에 따르면 장시간 앉아있는 것은 연령과 성별에

무관하게 전반적으로 사망률을 증가시키고 수명을 단축시켰다(참가자 120,000명 이상).

- 2012년의 한 연구는 222,497명을 대상으로 설문조사를 시행했다. 이 연구 또한 '장시간 앉아 있는 것은 사망을 일으키는 원인 전반에 걸쳐 사망률을 증가시키는 위험 요소이며, 신체적 활동과는 무관하다'는 것을 밝혀냈다.

기본적으로, 모든 연구 결과는 장시간 앉아있는 것의 위험성을 경고한다. 뿐만 아니라, 앉아있는 것은 체중감량의 기회를 놓치게 만드는 행동이기도 하다. 2005년, 10명의 날씬한 참가자와 10명의 비만 참가자들에게 매 0.5초마다 신체의 자세를 추적하는 속옷을 착용하도록 했다.(대체 이런 기발한 생각은 누가 하는 걸까?) 이 마법의 속옷이 수집한 데이터에 따르면 비만인 참가자들은 날씬한 참가자들에 비해 하루에 무려 2시간 반이나 더 앉아있는 생활을 했다. 연구자들은 이렇게 말했다. "만약 비만인 사람들이 날씬한 사람들이 가진 니트(NEAT)한 행동 방식을 따른다면, 하루에 추가적으로 350칼로리(kcal)를 더 소모할 수 있을 것이다."

니트(NEAT)는 '비 운동 활동 열 발생(Non-exercise activity thermogenesis)'의 약자이다. 이것은 의도적인 운동이 아닌 기타 행동으로 소모하는 칼로리를 나타낸다. 숨을 쉬고, 생각을 하고, 움직이고, 혈액순환을 하는데에도 에너지가 필요하기 때문에 당신은 끊임없이 에너지를 소모하고 있다. 운동 외의 방식으로 얼마나 많은 에너지를 소모할 수 있는지는 사람에 따라 크게 차이날 수 있다. 가령 마이클 펠프스나 J. J. 와트와 같은 운동선수들의 경우 쉬면서도 일반인들이 운동할 때보다 더 많은 칼로리를 소모할 수 있다.

나는 체중감량에 있어 니트라는 중요한 열쇠가 매우 과소평가되고 있다고 생각한다. 사람들은 작은 변화일수록 더 과소평가하는 경향이 있다. 예를 들어앉는 것 대신에 서 있는 것만으로도 칼로리를 더 소모할 수 있는 사실을 중시하는 사람은 별로 없다. 하지만 이 책의 주제가 바로 작지만 지속적인 변화가 언제나 예상보다 더 뛰어난 결과를 가져온다는 것이 아니겠는가?

전형적인 미국인 노동자의 경우, 잠을 잔 후 깨어나서 즉시 의자에 앉아 휴식을 취하기 시작하며 하루 종일 그 상태를 유지한다. 일을 하는 시간의 일부라도 서 있는 것과 같은 작은 변화는 신체의 대사뿐 아니라 당신의 업무 생산성에 있어서도 큰 변화를 가져올 수 있다.

체스터 대학(University of Chester)의 연구원인 존 버클리(John Buckley) 박사는 앉아 있는 것과 서 있는 것의 차이점을 시험해보기로 했다. 그는 서 있는 참가자들의 1분 당 심장박동이 평균적으로 10회 높다는 것을 알아냈다. "그것은 곧 1분당 0.7 칼로리의 차이를 뜻합니다." 라고 버클리는 말한다. 나도 계산을 해봤는데, 서 있는 경우 1시간에 42 칼로리를 더 소모하게 된다. 춤을 추고 있는 게 아니라 그저 그 자리에 서 있기만 해도 그 정도의 차이가 나는 것이다. 만약 단순히 서 있는 것을 넘어서서 아주 약하게라도 몸을 움직인다면 좋을 것이다. 책상 앞에서 할 수 있는 움직임에 대해 제임스 레빈(James Levine) 박사는 이렇게 말한다. "[비만인 사람들은] 1시간 당 150칼로리를 더 소모할 수 있게 될 것입니다." 실제 효과는 칼로리로 보이는 숫자보다 더 대단한데, 왜냐하면 이렇게 움직이는 것은 시간이 지나며 당신의 근본적인 대사를 증진시킬 것이기 때문이다(만약 지속적으로 한다면).

정확히 말하자면 앉아있는 것 **자체**가 문제가 되는 것은 아니다. 그

것보다는 대부분의 사람들이 앉아있을 때 전혀 몸을 움직이지 않는다는 게 더 큰 문제이다. 요즘에는 데스크 사이클 같이 책상 밑에 들어가는 운동용 자전거도 있으니 앉아있는 동안에도 페달을 밟아서 몸을 움직일 수 있다. 또는 책상 밑에 놓을 수 있는 스테퍼도 있다.

니트(NEAT)한 생각

대부분의 니트 활동들은 시간을 들일 필요가 전혀 없다. 이 활동들은 당신이 기계나 의자에 의존하는 것보다는 몸을 움직일 수 있도록 하기 위한 대안적인 삶의 방식일 뿐이다. 앉아있는 것 대신 서 있는 것, 엘리베이터 대신 계단을 이용하는 것, 운전을 하는 대신에 걷는 것, 등.

첫 번째로 초점을 맞출 부분은 직장에서의 삶의 방식이다. 왜냐하면 우리 중 대부분은 깨어있는 시간의 많은 부분을 직장에서 보내기 때문이다. 작가로서, 나는 대부분의 시간을 책상 앞에서 보낸다. 따라서 나는 배리데스크라는 제품을 이용한다. 기존 책상 위에 올려놓으면 서 있을 때의 높이로 올릴 수도 있고 앉아 있을 때의 높이로 되돌릴 수도 있게 해주는 제품이다. 직립 모드로 올리거나 다시 착석 모드로 되돌리는 과정이 매우 빠르고 쉽다. 매우 괜찮은 제품이지만, 문제는 그다지 저렴하지 않다는 것이다.

책상 앞에서 서 있기 위해 꼭 비싼 돈을 들일 필요는 없다. 서 있는 자세로 일 하는 것을 처음 시도할 때, 나는 책상 위에 종이 박스를 겹쳐 놓았다.(물론 세련되어 보이는 방식은 아니었지만, 그렇게 따지자면 운동복 바지만 입는 것도 그다지 멋지지는 않다.) 돈이 들지 않는 방식이었으며 효과도 좋았다. 서 있고 싶을 경우 노트북 컴퓨터를 박스 위로 올려놓았고, 다시 앉고 싶을 때는 노트북을 내려놓으면 그만이었다.

서서 일할 수 있는 책상이나 러닝머신과 결합된 책상을 구매하거나, 직접 만드는 것을 고려해보라. 주의사항 : 시도 첫 날에 바로 하루 종일 서 있으려고 하지는 말 것. 다음 날 무척 후회하게 될 것이다. 처음에는 하루에 한두 시간 정도로 시작해서 나중에 반나절까지 시간을 늘리는 것이 좋다. 피로 감소 매트 위에 서 있는 것도 매우 유용할 것이다. 또한 상사한테 이러한 제품을 사용하자고 건의해보라. 어쩌면 당신의 요구를 들어줄 수도 있다(앉아 있는 것의 위험성과 서서 일하는 것이 생산성 향상에 미치는 영향에 대한 연구가 많이 이루어졌고, 이런 제품들은 요즘에 점점 더 흔해지고 있기 때문이다).

  서 있을 때에 대한 조언 : 책상 앞에서 서 있을 때, 무릎을 꼿꼿이 핀 채로 가만히 있지 말라. 움직이고, 춤을 추고, 방향을 바꾸고, 자세를 변화시켜라. 같은 장소에서 같은 자세로 오래 있는 것은 앉아있는 것보다는 낫지만, 아예 움직이지 않는다면 그렇게 큰 효과는 없다.(이것 역시 사소한 습관으로 사용할 수 있는데, 그건 이 장의 마지막에 더 설명하겠다.)
  서서 쓰는 책상의 가장 큰 장점 중 하나는 걸어서 책상을 잠시 떠났다가 다시 오기가 쉽다는 것이다. 창작 분야에서 일하고 있는 사람이라면 창작의 고통을 잘 알고 있을 것이다. 정답이 그저 자신에게 '저절로 다가오는' 것은 아니다. 때로는 한 발짝 물러서서 볼 수도 있어야 한다. 서서 쓰는 책상의 경우 말 그대로 한 발짝 물러서는 게 무척 쉬워진다. 이 미묘한 자유가 얼마나 강력한지는 말로는 설명하기 어렵다. 앉아 있을 때 역시 똑같이 할 수 있을 것 같지만, 일어나는 수고를 해야 한다는 그 작은 저항감이 생각보다 크기 때문에 대부분의 경우 그냥 계속 앉아있는 쪽을 선택하게 된다.
  서서 쓰는 책상을 쓰게 되며, 나는 더 많은 에너지를 얻게 되었다. 정신적으로도 더욱 날카로워졌고, 때로는 별다른 노력 없이도 높은 생산성을 성취하게 되었다(이것은 이전에는 한 번도 경험해보지 못했던 것이었다). 서 있는 것으로 생산성이 높아진다는 것은 바로 이해하기 어려운 개념일 수 있다. 왜냐하면 서 있는 데 에너지를 쓰는 것은 뇌가 이용할 수 있는 에너지가 그만큼 적어지는 것이기 때문이다. 하지만 우리의 몸이 작용하는 방식은 표면적으로 보이는 것과는 꽤 다르다. 앉아있는 것은 우리의 신진대사를 느리게 만드는 반면 서 있는 것은 대사를 촉진시킨다. 신진대사 수준이 높다는 것은 곧 에너지 수준 역시 높다는 것을 의미한다. 그래서 나는 이 글을 작성하고 있는 이 순간에도 춤을 추고 있다. 가벼운 활동은 우리를 피곤하게 만들기보다 오히려 몸의 전반적인 체계에 시동을 건다. 따라서 걷기나 조깅을 즐겨하는 사람들은 운동을 하고 있는 도중에 가장 좋은 아이디어가 떠오른다고 말하는 경우가 종종 있다. 물론 만약 전속력으로 달리고 있다면 그렇지 않을 것이다. 몸이 그 활동에 모든 자원을 쏟아 붓고 있기 때문에 다른 것을 생각할 수 있는 여유가 별로 없을 것이기 때문이다.

앉아서 일을 하려고 하면 오히려 더 나태해지는 기분이 들고 시간을 더 낭비하게 된다. 가끔 의자에 앉아서 졸게 되는 경우도 있다. 앉아 있는 정적인 행동은 더욱 더 정적인 행동을 유발한다! 서 있는 경우, 일에 대한 동기부여와 에너지가 앉아 있을 때의 두 배는 되는 것 같다.

만약 온갖 방법을 다 시도해보아도 여전히 가끔이라도 서서 일하는 게 불가능하다면, 알람이나 종소리 같은 것을 한 시간이나 30분마다 울리게 설정해 놓고, 울릴 때 마다 일어나서 몸을 움직여라. 팔 벌려 뛰기를 해도 좋고, 팔굽혀펴기, 제자리 뛰기, 혹은 빠른 속도로 춤을 춰서 주위에 있는 누군가를 웃게 만들 수도 있다. 휴식 상태에서 금방이라도 잠이 들려고 하는 당신의 신진대사를 깨우는 것은 단 몇 초면 충분하다. 비록 단순하고 쉬운 일이지 만, 그 영향력은 절대 미비하지 않을 것이다.

어떤 방식으로 성취하든지, 궁극적인 목표는 하루의 대부분을 움직이지 않는 좌식 상태로 보내지 않는 것이다. 건강에도 중요하고 어쩌면 체중감량에 도움이 될 수도 있는 부분이므로 생활에서 우선순위로 두는 것이 좋다. 정적이고 앉아있는 시간이 많을 수밖에 직업을 가지고도 활동적인 생활을 유지하는 내 비결중 하나는 하루 종일 음악을 틀어놓고 때때로 그 음악에 맞춰 춤을 추는 것이다.

다음 부분에서 제공할 추가적인(그러나 선택적인) '작은 도전'은 당신의 니트를 향상시키고 휴식 상태의 신진대사를 촉진시킬 수 있을 것이다. 이것은 우리가 궁극적으로 추구하고자 하는 전략에 대한 소개라고 볼 수 있다. 꼭 운동을 할 때 뿐 아니라 다른 때에도 몸을 움직이는 습관을 들이는 것이다. 하지만 대부분의 기존 체중감량 프로그램이 처방하는 고압적인 방식은 아니다(왜냐하면 이 방식은 사람들이 활동적인 것을 싫어하게 만들기 때문이다).

운동 유형

시애틀로 이사를 한 후, 난생 처음으로 나는 복부 및 허리 쪽에 눈에 띄게 살이 오르는 것을 느꼈다.(체중감량에 대한 책을 쓰는 동안 살이 찌는 것은 전혀 내 계획에 없었던 일이었다.) 살이 쪘다는 사실이 특히 이상하게 느껴졌던 건, 이사를 한 후로 나는 그 어느 때보다도 열심히 헬스장을 다니고 있었기 때문이었! 하지만 동시에 나는 근육량을 늘리기 위해 평소보다 더 많은 양의 음식을 먹고 있기도 했다. 음식의 양을 늘렸을 뿐 아니라, 어렸을 적부터 계속 주기적으로 했던 운동인 농구를 난생 처음으로 그만두기도 했다.

이미 시행하고 있는 운동이 있었고 체지방량을 감량하고 싶었던 나는 지방량을 감소시키고자 하는 많은 사람들이 하는 질문을 똑같이 했다. 어떤 유형의 운동을 해야 할까? 유산소 운동을 해야 할까, 계속 웨이트 트레이닝을 해야 할까, 아니면 고강도 인터벌 운동(이 시점 이후로 히트(high-intensity interval training, HIIT))을 해야 할까?

모든 운동 유형이 체중감량에 똑같은 효과를 보이지는 않기 때문에, 가장 인기 있는 운동 유형이라 할지라도 가장 효과적이지는 않을 수 있다. 새로운 체중감량 계획을 시작할 때 대부분의 사람들이 처음으로 하는 것은 무엇인가? 그들은 러닝머신 위에서 유산소 운동을 한다. 하지만 이런 적당한 강도의 운동은 체지방량 감소에는 별로 효과를 보이지 못하는 것으로 밝혀졌다.

체중감량을 위한 운동의 과학

1989년 한 연구는 마라톤을 완주하기 위해 18개월 동안 훈련에 임한 18명의 남성과 9명의 여성의 신체 구성을 살펴보았다. 1년이 경과했을 때, 남성들은 체지방이 2.4 킬로그램 정도 감소했지만, 여성들의 경우 신체에 별다른 변화가 없었다. 1년 반 동안 열심히 달렸는데 전혀 체지방이 감소되지 않았다니! 그건 그다지 고무적인 상황이 아닐 것이다!

운동 생리학자 메리 케네디(Mary Kennedy)는 64명의 마라토너들을 대상으로 시범 연구를 시행했는데, 훈련 전후에 그들의 체중 변화를 관찰하는 것이었다. 그들의 훈련 기간은 3개월이었고 일주일에 나흘씩 훈련에 임했다. 약 11%는 체중이 늘었고, 11%는 체중이 감소했고, 나머지 78%는 변화가 없었다. 이 연구결과는 마라톤 훈련이 체중 변화에는 영향을 끼치지 않았다는 점을 시사한다.

그렇다면 이 사람들은 모두 시간 낭비를 한 것인가? 물론 그렇지 않다. 운동이 주는 이점은 체지방량 감소를 훨씬 능가하기 때문이다. 하지만 체지방 감소가 당신의 목표라면, 마치 인간을 위해 고안된 햄스터 쳇바퀴 같은 기계 위에서 적정 속도로 달리는 것 보다 더 적합한 운동이 존재한다.

연구에 따르면 지방을 감소시키는 데에는 히트(HIIT) 운동만한 것이 없으며, 특히 복부 지방 감소에 탁월한 효과가 있다고 한다. 따라서 내 경우는 어쩌면 농구를 그만둔 것이 문제였을지도 모른다. 풀 코트에서 하는 농구는 고강도 운동과 활동적인 휴식을 반복함으로써 히트 운동과 비슷한 효과를 낸다.

만약 고강도 운동을 견딜 수 있다면, 적당한 강도의 유산소 운동보다는 고강도 운동을 택하는 것이 좋다. 대부분의 사람들은 적어도 한두 가지 형태의 고강도 운동을 견딜 수 있을 것이다. 연구에 따르면 고강도 운동은 체지방 감소에 매우 효과적인데, 특히 복부 지방 감소에 탁월하다.

15주 히트 프로그램과 20주 지구력 훈련(endurance training, ET)을 비교했을 때, 연구자들은 '히트 프로그램이 지구력 훈련에 비해 현저한 피하 지방 감소를 유발했다'는 것을 발견했다. 그 차이는 엄청났다. '히트 프로그램을 통해 운동한 사람들 총 여섯 명의 피하 지방 조직 감소량의 총 합은 지구력 훈련 프로그램의 감소량에 비해 9배 더 높은 수치였다.' 만약 더 적은 시간을 투자하고, 더 적은 에너지를 소모하여 9배 더 좋은 결과를 얻을 수 있다면 당연히 그 운동을 하지 않겠는가? 절반 이하의 메가줄(에너지 측정 단위)을 소모하면서도, 히트 프로그램은 9배나 많은 지방량 감소를 야기했다.[8] 이것은, 만약 같은 양의 에너지를 소모했다면 사실 히트 프로그램은 지구력 훈련에 비해 지방량 감소에 있어 무려 18배나 더 효과적이라는 것을 의미한다. 우와.

또 다른 연구에서는 45명의 여성을 안정 상태 운동, 고강도 운동, 그리고 대조군의 세 집단으로 나누었다. 운동을 한 두 집단은 모두 심혈관 건강 수치가 향상되었다. '하지만, 고강도 간헐적 운동(high-intensity intermittent exercise, HIIE) 집단 만이 총 체질량(total body mass, TBM), 체지방량(fat mass, FM), 몸통 지방 그리고 공복 혈장 인슐린 수치에서 유의미한 감소를 보였다.'

아직도 확신을 못하겠는가?(나는 매우 확신이 들지만) 그렇다면 더욱 충격적인 연구 결과를 살펴보도록 하자. 10명의 남성과 10명의 여성을 두 집단으로 나누었다. 한 집단은 일주일에 세 번 30분에서 60분 정도 러닝머신 위를 달리게 했고, 다른 집단은 일주일에 세 번씩 30초간 전력질주를 4분간의 회복시간을 두고 4~6회 실시하도록 했다 (총 운동시간은 2-3분에 지나지 않는다). 지구력 훈련 집단의 경우 지방량이 5.8% 감소했지만, 전력 질주 인터벌 운동을 한 그룹은 지방량이 무려 12.4%가 감소했다! 이건 두 배 이상 더 높은 수치인데, 운동 시간은 오히려 훨씬 적었다. 뿐만 아니라, 또 다른 작은 연구에 의하면 강도 높은 인터벌 훈련을 한 경우 남성 참가자들의 식욕 감소 효과가 일어났다고 한다.(자세한 사항은 주석 참고)9)

마지막으로, 구글에 '단거리 선수의 체형 vs. 마라토너의 체형'이라고 한 번 검색해보라. 이 운동선수들 간의 체형 차이를 한 번 살펴보도록 하라. 단거리 선수들은 여성이건 남성이건 관계없이 전반적으로 때로는 허약해보이기도 하는 마라토너들 보다 근육량이 훨씬 많다. 단시간의 고강도 운동은 순수 근육량을 감소시키지 않으면서도 동시에 체지방을 태운다.

개인적으로, 만약 몇 킬로미터씩 관절에 자극을 주면서 달려야 한다면 그만한 가치가 있어야한다고 생각한다. 농구도 그다지 관절에 좋은 운동은 아니지만, 나는 농구를 무척 즐기며 몸매 유지에도 도움을 준다. 대부분의 사람들은 마라톤을 즐기지 않으며, 만약 즐길 수 없다면 그만한 가치가 없다. 심지어 어떤 연구는 지구력 훈련을 너무 많이 하는 경우 심장에 부정적인 영향을 끼칠 수 있다는 것을 발견했는데, 심장 반흔을 유발하는 경우도 있다고 한다. 예를 들어, 평생 마라톤을 뛴 12명의 마라토너들을 조사한 결과 그 중 50%가 심장 반흔을 보유하고 있었는데, 비슷한 나이대의 대조군 중에 심장 반흔이 있는 경우는 한 명도 없었다. 이것은 지구력 훈련이 해롭다는 확실한 증거를 보여주는 것은 아니다. 심장 반흔 관련 연구는 평생 마라톤을 뛴 선수들을 대상으로 한 것이며, 우리 중 대부분은 그에 해당되지 않는다. 하지만 이것은 너무 과한 양의 지구성 훈련은 몸을 튼튼하게 하기 보다는 오히려 몸을 약화시킨다는 예를 보여준다고 생각하다.

운동에 있어서 가장 중요한 요소는 시간이라고 생각하기 쉽지만, 앞서 언급한 연구는 하나같이 시간보다는 강도가 중요하다는 것을 강조하며, 회복 시간을 두는 것도 현명한 생각이라는 것을 보여준다. 이 자료들은 사소한 습관들 전략을 굉장히 잘 뒷받침해주는데, 우리가 목표로 하는 활동들 역시 아주 적은 시간이면 충분하기 때문이다. 고강도 활동은 그것이 익숙하지 않은 사람들에게는 조금 위협적으로 다가올 수 있지만, 그 시간이 단 몇 초라면 괜찮을 것이다.

고강도 훈련을 고려하기 전에 매우 중요한 주의사항이 있다. 고강도 운동이 최고의 운동 유형이라고 볼 수는 없다. **최고의 운동 유형은 당신이 실제로 할 수 있는 유형이기 때문이다.** 이전에도 들어 본 적이 있는 말일지도 모르겠지만, 이건 사실이다. 시간이 덜 걸리며 좋은 결과를 낳기 때문에 많은 사람들이 고강도 운동을 선호할지는 모르겠지만, 만약 가장 좋아하는 TV 프로그램을 보면서 30분 동안 천천히 달리는 것이 당신이 선호하는 유일한 운동이라면 그 운동을 반드시 하라. 어떤 유형이든 운동은 건강에 이로우며 체중 관리에도 아마 도움이 될 것이다. 만약 고강도 운동을 시도하고자 한다면, 여기 몇 가지 고려해야 할 사항이 있다.

고강도 훈련 고려사항

1. 고강도 운동의 안전성을 고려하라. 최대한 제약 광고처럼 들리지 않도록 노력해보겠다. 고강도 운동을 해도 좋은지의 여부는 의사와 상의하는 것이 좋으며, 특히 의심이 되는 사항이 있거나 기존에 건강상 문제가 있는 경우에는 반드시 의사와 상의하라. 만약 할 수 있다면, 고강도 운동은 적당한 강도의 운동에 비해 심장 혈관 능력 및 심장 보호 효과에 있어 더 큰 효능을 보인다. 하지만 '민감한 사람의 경우 갑작스런 심장 발작으로 인한 사망 및 심근 경색의 가능성을 순간적으로 급격히 증가시킬 위험이 있다.' 이 문제에 대한 우려를 완화시키기 위해서 몇 가지 자료를 제공하겠다.

한 연구는 각종 운동을 하고 있는 관상동맥 심장 질환 환자 4,846명을 조사했다. 총 129,456시간의 적당한 강도 운동 중 운동 유발성 심장 마비는 단 한 건 발생했다. 총 46,364시간의 고강도 운동 중 운동 유발성 심장 마비는 두 건 발생했다. 두 경우 모두 발생률은 매우 낮지만, 고강도 운동의 경우가 조금 더 높다는 것을 알 수 있다. 애초에 심장 관련 사건의 발생 위험이 높은 기존 심장 질환 환자의 경우에도 심장 마비의 사례는 매우 드물었다. 고강도 운동은 심장 건강 및 체중감량에 더 유익하고, 심장 관련 사태의 발생은 심장 질환 환자의 경우에도 드물었기 때문에 대부분의 경우 고강도 운동이 더 좋은 선택이라고 볼 수 있다.

2. 운동의 일차적인 이점은 지방량 감소가 아니다. 체지방 감소는 건강한 삶의 부작용이라고 볼 수 있다. 체지방이 감소하면 더욱 매력적으로 보이는 것은 건강한 사람이 더욱 매력적이기 때문이다. 하지만 건강한 몸의 이점은 매력이나 체중을 훨씬 넘어서는 것이다. 만약 체중계의 수치나 거울을 통해 보이는 뱃살에만 관심이 있다면, 눈에 보이는 결과가 나타나지 않을 경우 낙담할 가능성이 있다. 몸에 변화가 일어나려면 시간이 필요하다. 만약 지속적으로 노력하기만 한다면 결과는 저절로 따라올 것이다. 당신의 동기부여 정도와 관계없이 현명하고, 사소한 습관을 통한 방법으로 건강한 삶을 추구하겠지만, 만약 의심이 들면 이 말을 반드시 기억하라.

3. 고강도 훈련은 회복시간을 필요로 한다. 고강도 훈련은 너무 과하게 하지 않도록 조심해야 한다. 왜냐하면 혹여 부상을 입게 될 경우 목표를 향한 진전에 차질이 생길 것이기 때문이다. 더 많은 것이 반드시 더 좋은 것은 아니다.

4. 고강도 훈련은 매일하는 것이 아니다(당신이 이미 엘리트 운동선수인 경우는 예외이다). 전에 소개한 연구를 통해 운동에 그렇게 많은 시간을 투자 하지 않아도 변화를 야기할 수 있다는 것을 알게 되었을 것이다. 그리고 어떻게 보느냐에 따라 매우 긍정적일 수도 있는 소식을 하나 알려주겠다. 당신이 과체중일수록 운동 효과가 더 클 것이다.

5. 고강도 운동은 운동을 멈추고 난 뒤에도 몸을 활동하게 한다. 히트 운

동의 효과가 운동에 소비하는 시간에만 국한되었다면 아마 적당한 강도의 운동에 비해 연구에서 우월한 결과를 내지 못했을 것이다. 하지만 결과적으로 히트 운동이 훨씬 더 운동효과가 좋은 것으로 나타났는데, 그것은 운동을 멈추고 난 뒤에도 몸을 계속 활동하게 만들었기 때문이다.

나는 내가 사는 아파트의 계단에서 인터벌 운동을 하나 한다.(내가 사는 건물에서 계단을 이용하는 사람들은 매우 적다. 모두가 엘리베이터를 이용하기 때문이다. 나는 주류에 편승하지 않는다.) 맨 아래층에서부터 시작해서 나는 내가 낼 수 있는 최대한의 속도로 계단을 뛰어 올라간다. 그 다음 나는 호흡을 고를 수 있는 속도로 다시 천천히 계단을 내려가며 '활동적인 휴식'을 취한다. 전문가 팁 : 나는 휴대폰으로 록키 발보아(Rocky Balboa)의 테마 송을 재상한 다음 계단 맨 위에 둔다. 그러면 위로 올라갈수록 더욱 난이도가 상승하고 몸이 피곤해지지만 음악이 더 크게 들려서 나를 응원해주는 기분이 든다!

하루는 계단에서 내 인터벌 훈련을 마치고 돌아가는데, 그 이후에도 무려 10분간 **활동적으로 땀이 흘렀다**. 심지어는 샤워를 하고 난 뒤에도 땀이 계속 났다. 내 몸은 아직 활동 중이었던 것이다. 한 연구에 따르면 이 '후연소' 효과는 지방 연소에 효과가 있다는 것을 밝혀냈다. '저강도 운동의 경우 운동을 하는 도중에 더 많은 지방질이 소모되었으나, 고강도 운동의 경우 운동 후에 더 많은 지방질이 소모되었다.'

결론적으로, 지방량 감소를 위해 운동을 한다면 시간이 아니라 강도를 중요시하라. 자신만의 히트 프로그램을 쉽게 구성할 수 있다. 기본 개념은 15~60초 간 전력을 다해 운동을 한 후 1~5분간 휴식을 취하는 것이다.

만약 러닝머신에서 운동을 하고 싶다면, 대부분의 기계에는 인터벌 훈련 모드가 있을 것이다. 나는 러닝머신이나 싸이클을 이용할 때 속도를 직접 조정하는 편이다. 즐거운 인터벌 세션을 구성하는 하나의 방법은 TV 쇼나 운동 경기를 보다가(헬스장에 TV가 있다면) 중간에 광고가 나올 때마다 광고가 끝날 때 까지 전력을 다하는 것이다. 30분짜리 쇼를 기준으로 봤을 때 광고는 총 5분에서 7분 정도를 차지하는데, 그 정도면 괜찮은 인터벌 간격이다. 시청하고 있던 쇼가 다시 방영되기 시작하면, 휴식도 취할 수 있을 뿐 아니라 여흥을 즐길 수 있으므로 동시에 두 가지 보상을 받게 되는 것이다! 나는 이 작은 방식을 통해 여러 번 즐겁게 운동을 했다. 나와 내 친구는 광고 중에 '컬 챌린지'라는 것도 해봤는데, 광고가 나올 때 마다 비교적 가벼운 아령을 여러 번 드는 것이다.

인터넷을 살펴보면 고강도 훈련을 할 수 있는 다양한 아이디어가 있을 것이다. '히트 운동' 혹은 '인터벌 훈련'을 검색해 보라. 그리고 재미있게 하라! 인터벌 훈련은 곧 소개 될 운동 관련 사소한 습관 중 하나이다.

걷기

걷는 것은 정말 좋다. 인간의 몸을 잘 살펴보면, 인간은 걷도록 설계되었다는 것을 알 수 있을 것이다. 과거에는 돌아다니려면 걷는 것이 필수적이었다. 그 이후 인간은 그다지 걷지 않아도 되는 방식을 많이 개발했지만, 걷는 것을 그만두기에는 그 이점이 너무 많다.

만약 효과적이지만 그리 위협적이지 않은 운동으로 시작하고 싶다면 걷기만큼 좋은 것이 없다. 대부분의 운동은 식욕을 증가시키는 것으로 알려졌지만, 한 연구에 따르면 걷기로 에너지를 소모할 경우 식욕이 증가되지 않았다. '이 연구는 주관적인 속도로 빠르게 걷는 운동을 할 경우 적정 강도의 에너지 소모를 유발함에도 불구하고 아실화 그렐린, 식욕, 혹은 에너지 섭취 등의 보상 반응을 유발하지 않는다는 것을 보여준다. 이 결과는 체중 관리에 있어 빠른 속도로 걷는 운동의 역할의 중요성을 뒷받침해준다.'

체중조절연구소(National Weight Control Registry)에 따르면 체중감량을 한 후 장기간 유지한 사람들이 시행한 운동 중 가장 흔하게 보고된 운동 역시 걷기였다. 개인적인 경험에 의하면, 많이 걸었을 때가 웨이트 트레이닝 등의 저항 운동을 했을 때보다 복부를 더 날씬하게 만들어 주었다. 내가 강력 추천하는 것은 걷는 것을 '기본' 활동으로 두고 보너스로 히트 운동을 시행하는 것이다. 일정 거리는 걷기를 시행한 다음 이따금씩 달리기나 전력 질주를 하는 것으로 두 가지 운동을 하나로 합할 수 있다. 이 말이 체계적이지 않게 들린다는 것을 나도 알고 있다. 하지만 체계적인 운동 루틴은 이미 강력한 운동 습관을 갖고 있는 사람에 한해서 효과가 있는 것이다.

만약 아직도 운동을 하려면 자신과의 싸움을 거쳐야하는 단계에 있다면, 체계적인 '전신 운동' 계획을 지속하는 것이 매우 어려울 것이다. '도로 끝까지 걷기, 원하면 더 멀리 걷기, 원하면 간격을 두고 걷기 중에 전력 질주하기' 등 체계적이지 않은 계획을 고려해보라. 자신의 상태에 따라 난이도 조정이 가능하기 때문에 '기력이 없는' 날에도 충분히 할 수 있다.

저항 훈련

저항 훈련은 순수 근육량을 증가시키는 데 있어 가장 효과가 좋은 운동이다. 순수 근육량은 여러 방면에서 이점이 있지만, 체중 감소에 비해서는 연구가 많이 이루어지지 않았다. 대부분의 이론은 순수 근육량은 대사를 증가시킨다는 데에서 머물지만, 한 연구에 따르면 유산소 운동이 더 체중 감소에 뛰어난 효과를 보였다. 그 이유는 저항 훈련은 지방량 감소를 야기하지 않았기 때문이다(순수 근육량 증가는 야기했다). 운동을 처음 시작할 때는 걷기와 유산소(혹은 히트) 운동에 집중하는 것을 추천한다. 투자한 시간과 에너지 대비 가장 좋은 초기 효과를 나타낼 것이기 때문이다.

하지만, 일상생활에서는 저항 훈련이 유산소 운동보다 더 유용하다. 자세를 곧게 해줄 뿐 아니라 활동적인 행동 전반의 수행능력을 향상시키며, 심지어는 연약함으로 인한 고통을 감소시키거나 부상에서 회복시켜줄 수 있다(물리 치료). 저항 훈련을 아예 제외하지는 말라! 점점 더 무거운 웨이트를 들면서 몸이 강해지는 모습을 보는 것은 무척 보람찬 일이다. 일단 운동을 즐기기 시작하면, 곧 저항 훈련도 즐길 수 있게 될 것이다.

운동에 관련된 사소한 습관들

만약 운동을 지속해본 적이 없다면, 먼저 운동 관련 사소한 습관을 기르는 것을 시도해보는 게 좋다. 이제 당신이 할 수 있는 운동 관련 사소한 습관들을 몇 가지 소개할 것이다. 주어진 예시 외에도 다양한 습관이 가능하다! 이 사소한 습관 중 대부분은 몇 분, 몇 시간이 아니라 몇 초밖에 걸리지 않는다. 이 지구상에서 가장 바쁜 사람이라 할지라도 이 습관을 시행할 시간은 있을 것이다. 이 지구상에서 가장 게으른 사람이라 할지라도 이 습관을 시행할 기운은 있을 것이다. 사소한 습관은 운동을 두렵지 않고,

재미있고, 언제든지 할 수 있게 해준다(대부분의 기존 운동 프로그램과 반대되는 특성이다). 다음은 운동 관련 사소한 습관의 목록이다.

- 팔굽혀펴기 한 번
- 턱걸이 한 번
- 윗몸일으키기 한 번
- 팔 벌려 뛰기 10회
- 제자리 뛰기 30초
- 러닝머신 뛰기 30초
- 노래 한 곡이 재생 될 동안 춤추기
- 계단을 한 번 뛰어올라갔다가 내려오기
- 짚 앞 진입로 끝까지 혹은 우편함까지 걸어갔다 오기
- 운동복으로 갈아입기(매우 진지하다)
- 운동복으로 갈아입은 후 팔굽혀펴기 한 번(혹은 다른 운동)
- 구체적인 운동 계획이 없어도 좋으니 헬스장에 '나타나기'(안 될 거라고 생각하지 말고 한 번 시도해보라)
- 30초간 지속되는 강도 높은 인터벌 운동(전력 질주, 계단 오르기, 최대한 빠른 속도로 제자리 뛰기, 등. 제자리 뛰기의 경우 어디서든 할 수 있다!). 또는 적당한 강도의 운동을 30초 동안 해도 좋다.
- 운동 비디오 재생하기(혹은 운동 비디오 30초 따라 하기)
- 일할 때 매 2시간 마다 한 번 씩 일어나서 일하기(서서 일하는 책상이 있는 경우) 혹은 앉아서 일하는 책상밖에 없는 경우 몇 시간 마다 한 번 씩 일어나서 쉬고 있는 신체 대사 깨우기

운동 보너스: 똑같은 운동을 몇 번 더 하거나 또는 다른 운동을 추가

적으로 시행하라

　운동복으로 갈아입기 vs. 운동복으로 갈아입은 후 운동 관련 사소한 습관 시행하기 vs. 헬스장에 나타나기 등 여러 가지 변주가 존재한다는 것을 눈치 챘을 것이다. 몇몇 사람들은 일하는 복장으로는 운동하고 싶은 마음이 전혀 들지 않는다고 한다. 따라서 운동복으로 갈아입지 않고 보너스 운동을 시행하라고 하는 것은 소용이 없다. 그래서 '운동복으로 갈아입기'라는 사소한 습관이 포함된 것인데, 어떤 사람의 경우 운동복을 입는 것만으로도 운동을 시작하게 될 가능성이 높기 때문이다. 전체적인 운동 과정을 시작하기 위해서는 몸을 먼저 어느 정도 움직여야 하지만, 역시 운동복차림이어야 하는 경우도 있다. 그런 사람들에게는 '운동복으로 갈아입은 후 팔굽혀펴기 한 번' 같은 습관이 가장 이상적이다. 단순히 '턱걸이 한 번' 같은 사소한 습관이 잘 맞는 사람들도 있다. 나는 하루에 팔굽혀펴기 한 번으로 시작해서 요즘에는 헬스장에 '나타나기'를 목표로 하고 있는데, 둘 다 효과가 매우 좋았다.

색다른 사소한 습관(운동이나 음식과 관련 없음)

1분 간 명상하기 : 명상은 체중감량에 있어 가장 효과가 좋은 간접적 방법이다. 왜냐하면 체중감량과 관련된 영역을 개선시키는 효과가 있기 때문이다. 코르티솔 수치를 감소시키고, 의지력을 향상시키고, 의식 및 집중 능력을 향상시키며, 숙면에 도움을 준다. 그리고 이 모든 것들은 체중 관리에 도움을 준다. 1분 간 명상하는 것만으로도 많은 변화를 야기할 수 있다. 한 번 시도해보라! 유튜브에 '1분 명상'이라고 치면 따라할 수 있는 지침이 많이 있을 것이다.

보너스: 1분 더 명상하거나 시간을 늘려서 7분까지 명상하라.

제**8**장

사소한 습관 계획

**결과를 경험하기 전까지는
모두가 코웃음을 친다.**

"어려운 것은 쉬울 때, 큰일은 작을 때 해결하라.
천리 길도 한 걸음부터이다."

- 노자 -

@사소한 습관 신호

이제 우리는 살펴보았던 사소한 습관들을 모두 합해 마치 손에 맞는 장갑처럼 당신의 삶의 방식에 꼭 들어맞는 하나의 전략으로 재탄생시킬 것이다. 다음은 여태까지 우리가 살펴보았던 사소한 습관들의 목록이다. 이 중에서 당신의 삶 안으로 통합하고 싶은 습관들을 최대 네 개 선택하라.

음식 관련 사소한 습관
- 과일 1인분(더) 섭취하기
- 채소 1인분(더) 섭취하기
- 사소하지만 건강한 음식 업그레이드를 하나 실시하기
- 하루 한 끼 정도는 건강식으로 집에서 준비하기
- 물을 한 잔 마시기
- 한 입 베어 물 때 마다 30번 이상 씹기

운동 관련 사소한 습관

- 팔굽혀펴기 한 번
- 턱걸이 한 번
- 윗몸일으키기 한 번
- 팔 벌려 뛰기 10회
- 제자리 뛰기 30초
- 러닝머신 뛰기 30초
- 노래 한 곡이 재생 될 동안 춤추기
- 계단을 한 번 뛰어올라갔다가 내려오기
- 집 앞 진입로 끝까지 혹은 우편함까지 걸어갔다 오기
- 운동복으로 갈아입기(매우 진지하다)
- 운동복으로 갈아입은 후 팔굽혀펴기 한 번(혹은 다른 운동)
- 구체적인 운동 계획이 없어도 좋으니 헬스장에 '나타나기'(안 될 거라고 생각하지 말고 한 번 시도해보라)
- 30초간 지속되는 강도 높은 인터벌 운동(전력 질주, 계단 오르기, 최대한 빠른 속도로 제자리 뛰기, 등. 제자리 뛰기의 경우 어디서든 할 수 있다!). 또는 적당한 강도의 운동을 30초 간 해도 좋다.
- 운동 비디오 재생하기(혹은 운동 비디오 30초 따라 하기)
- 일할 때 매 2시간 마다 한 번씩 일어나서 일하기(서서 일하는 책상이 있는 경우) 혹은 앉아서 일하는 책상밖에 없는 경우 몇 시간 마다 한 번씩 일어나서 쉬고 있는 신체 대사 깨우기. 내 경험상 서서 일하는 책상의 경우 구체적인 시간을 정하는 것 보다는 그냥 "잠시 일어서서 일하기"를 목표로 하는 것이 효과가 좋았다. 특히 일어서면 음악을 틀고 일하면서 몸을 흔든다.

색다른 사소한 습관

1분 동안 명상하기

더 많은 사소한 습관 아이디어를 보고 싶다면 minihabits.com 을 방문하라.

내 첫 번째 책인 '습관의 재발견'을 통해 나는 일상의 작은 관행들을 사소한 습관으로 만들어서 행동을 변화시키는 기본적인 전략에 대해 다루었다. 일단 사소한 습관을 선택했다면, 신호를 명확히 하는 것이 중요하다.

사소한 습관 신호

습관의 신호란 당신이 그 행동을 수행하도록 유발하는 것이다. 예를 들어, 기타를 연습하는 습관을 기르고자 하는 사람은 '나는 매일 저녁 7시 30분에 기타를 연습할 것이다.'고 정할 수 있다. 그렇다면 신호는 저녁 7시 30분이 된다.

좋은 소식을 하나 말하려고 한다. 체중감량은 어렵지만, 좋은 식습관을 형성하는 습관의 경우 다른 행동에 비해 수행이 쉬워지는 이점이 하나 있다. 식사 그 자체가 습관에 대한 신호가 되기 때문이다. 예를 들어, 팔굽혀펴기 한 번은 오후 6시(시간 신호)에 하거나, 샤워 직전(활동 신호)에 하거나, 하루 중 아무 때나(매일 유연하게, 구체적인 신호 없음) 할 수도 있다. 하지만 식사의 경우, 당신이 식사를 언제하든 무조건 한 번은 시행될 것이며, 식사가 진행되면 당신의 사소한 습관 역시 진행되는 것이다(즉, 식사 기반 사소한 습관의 신호는 식사 그 자체가 되는 것이다).

따라서 모든 식사 기반 사소한 습관은 활동 기반 신호를 통해 시행된다. 하나 예외 사항은 만약 당신이 모든 사소한 습관들에 대해 하루 중 아무 때나 유연하게 시행할 수 있는 신호를 선택하는 경우이다. 이 경우, 식사 사이라도 관계없으니 하루 중 아무 때나 사소한 습관을 시행하면 된다.

나는 언제나 '잠들기 전까지 아무 때나' 시행하는 유연한 신호를 선택했는데, 이건 내가 스케줄에 따라서 행동하는 사람이 아니기 때문이다. 구체적인 계획을 세우는 경우가 거의 없다고 보면 된다. 나는 '바쁜' 사람이 아니다. 거의 매일 매일을 프리스타일로 살고 있으며, 시간이나 순서에 관계없이 하루 중 해야 할 일을 마치기만 하면 흡족하다. 이런 삶의 방식을 가지고 있으면 갑자기 여행을 떠나는 등의 여유가 있어서 좋다. 내 경우 해야 할 일을 스케줄에 묶어 놓지 않는 것이 바로 자유다(그리고 자유는 인류의 오랜 핵심 욕망 중 하나다).

굳이 이 얘기를 하는 이유는 다름이 아니다. 많은 자립을 위한 조언들은 나와 같은 삶의 방식을 가진 사람들을 무시하거나, 또는 나와 같은 사람들에게 'A 유형' 사람으로 변할 것을 제안한다. 물론 그런 유형의 삶의 방식도 많은 이점이 있겠지만, 나와 같은 삶의 방식에도 나름의 이점이 있다. 형편없는 전략들은 그 전략을 강요한다(예를 들어, 다이어트 전략). 하지만 현명한 전략들은 당신의 상태에 맞출 수 있게 고안되었다. 이 책은 온갖 종류의 사람들(A, B, C, R 유형, 그리고 외계인까지도)의 삶에 방식에 맞출 수 있는 유연하고 현명한 전략을 추구한다.

신호는 3가지 중에 고를 수 있다. 활동 기반 신호, 시간 기반 신호, 그리고 유연한 옵션인 '잠들기 전 아무 때나' 신호이다. 만약 스케줄 중심으로 활동하는 사람이라면 시간이나 활동 기반 신호가 잘 맞을 것이다. 만약 즉흥적이고 스케줄이 없는 삶의 방식을 가진 사람이라면 유연한 신호가 잘 맞을 것이다. 하지만 누구에게 어떤 신호가 잘 맞을 것인지는 단정 지을 수 없다. 스케줄 중심으로 활동하는 사람이라도 정해진 활동 사이에 유연하게 작은 운동 습관을 끼워 넣을 수 있는 기회를 즐길 수 있다. 또는 즉흥적인 사람이라도 스케줄 안에 사소한 습관을 배치하여 삶에서 약간의 체계를 즐길 가능성도 있다. 어떤 신호를 택해도 좋지만, 각 사소한 습관 마다 하나씩 신호를 배치해야 한다(식사는 제외, 다음 부분에서 자세히 다루겠다).

활동 기반 신호: 활동 기반 신호는 매일 실행하기로 예정된 활동을 기반으로 하는 신호이다. 활동 기반 사소한 습관의 예시를 네 개 들어보도록 하겠다. 출근하자마자 1인분의 과일을 섭취하고, 첫 쉬는 시간에 1인분의 채소를 섭취하고, 퇴근하자마자 물 한 잔을 마시고, 일하다가 간식을 섭취할 때 한 입 베어 물 때마다 30번 이상 씹는다.(운동의 경우 좋은 활동 신호는 화장실을 이용하고 난 후 팔굽혀펴기를 한 번 하거나 여타 다른 운동을 하나 하는 것이다. 물론 그건 하루 한 번을 훨씬 넘어서겠지만, 사람에 따라 충분히 가능한 경우도 많다.)

시간 기반 신호: 시간 기반 신호는 매 순간이 계획되어 있는 촘촘한 생활 방식을 갖고 있는 사람에게 적합할 것이다. 시간 기반 사소한 습관의 예시를 3개 들어보도록 하겠다. 오후 3시 15분에 건강에 좋은 간식을 하나 섭취하고, 저녁 6시에 물 한잔을 마시고, 저녁 7시에 과일 한 그릇을 섭취한다.

하루 중 유연하게 옵션(신호 없음): 이 경우 하루가 끝나기 전이라면 아무 때나 습관을 시행하면 된다. 유연한 옵션이기는 하지만 좀 더 행동을 의식해야하는 부분이 있다. 왜냐하면 정해진 신호가 없고 매일 자신이 언제 습관을 시행할 지 스스로 선택해야 하기 때문이다. 유연한 사소한 습관의 예시를 네 개 들어보도록 하겠다. 잠들기 전에 아무 때나 과일 1인분을 섭취하고, 잠들기 전에 아무 때나 채소 1인분을 섭취하고, 하루 중 어떤 식사든 관계없이 한 입 베어 물 때 마다 30번 이상 씹고, 잠들기 전에 아무 때나 물 한 잔을 마신다.

전통적으로, 시간 기반 및 활동 기반 신호만 습관 형성에 이용할 수 있다. 하지만 사소한 습관은 워낙 작고 쉬워서 구체적인 신호 없이도 시행할 수 있다는 장점이 있다. 나쁜 습관의 경우 신호가 필요 없지 않은가? 쉬우면서도 보상이 있기 때문에 다양한 시간에 아무 때나 시행하곤 한다. 사소한 습관 또한 비슷한 경우이지만, 이것은 좋은 습관이라는 것이 차이점이다.

흡연자들은 먹을 때, 술을 마실 때, 혹은 스트레스를 받을 때 담배를 피울 것이다. 한 행동에 대한 신호가 여러 개 있는 것이다. 같은 방식으로, 유연한 사소한 습관의 경우 몇 가지 습관을 유발할 촉발 요인을 설정해 놓은 후, 그 중 하나에만 의지하지 않고 자유롭게 습관을 시행할 수 있다. 물론 촉발 요인은 있겠지만 구체적으로 하나를 정하지 않고 '야생적'으로 자라게 놔두는 것이다.

이것의 강점은 신호가 다양하다는 것이다. 신호를 각각의 뿌리로 생각해보라. 각 습관에 대해 아주 강한 하나의 뿌리를 키울 수도 있고, 약한 여러 개의 뿌리를 키울 수도 있다. 뿌리가 여러 개 있는 습관의 경우 개별적으로는 그 뿌리가 약할 수 있겠지만, 전부 합치면 단일 뿌리 습관보다 더 탄력적일 수 있다. 사실 나쁜 습관을 버리기가 힘든 이유가 바로 이것인데, 하나의 촉발 요인을 식별하여 그것을 기피한다고 해서 되는 것이 아니기 때문이다. 촉발 요인은 무궁무진

할 수 있으며, 때로는 특정 감정으로 인해 내부적으로 유발되는 경우도 있기 때문이다(이 경우 피하는 것이 불가능하다).

사소한 습관의 경우, 이 힘을 좋은 쪽으로 이용할 수 있다. 내 경우 매일 어느 정도 글을 쓰기는 하지만, 특정한 시간에 글을 쓰지는 않는다. 거의 매일 운동을 하지만, 스케줄을 짜 놓은 것은 아니다. 이 세 개의 신호 옵션 중에 자신에게 맞는 것을 선택하기 위해 각 신호의 강점 및 약점이 나타나 있는 다음의 표를 보도록 하자.

이점	신호		
	시간 '오후 4시 정각에'	활동 '아침식사 후'	기한 '잠들기 전 아무 때나'
유연성	1	2	5
기억	5	4	2
습관 형성까지 걸리는 시간	5	5	1
'절대 패배하지 않기'	2	3	4
보너스 운동	3	3	3
다중 습관	3	4	5
요구사항	규율, 믿을만한 알림	촉발 활동에 대한 의식	의식하기, 사소한 습관을 형성하는 것에 대한 헌신

각 신호는 다양한 범주에 따라 1에서 5까지의 점수를 매겼다. 최고 점수는 5이다. 각 범주의 의미는 다음과 같다.

유연성은 그 행동을 언제 할 것인지를 결정하는 데 있어 어느 정도의 자유가 있는 지를 나타낸다.

기억은 그 행동을 하는 것을 기억하는 데 있어 그 신호가 얼마나 도움을 주는 지를 나타낸다. 시간 기반 신호의 경우 특정 시간에 행동을 마쳐야 하기 때문에 유연성이 떨어지지만, 달력이나 휴대폰에 시간을 저장할 수 있으므로 습관을 시행하는 것을 기억하기에는 용이하다. 반면 하루 중 아무 때나 시행하는 유연한 옵션의 경우 구체적인 하나의 신호가 없으므로 가장 잊어버리기 쉽다. 어떤 신호를 선택하든 알림을 이용할 수 있다. 유연한 신호의 경우, 베개 위에 펜을 하나 올려 두어 잠들기 전에 사소한 습관을 해야 한다는 것을 상기시킬 수 있다(더 좋은 방법은 음식 관련 사소한 습관을 상기시키기 위해 냉장고에 포스트잇을 붙여 놓는 것이다).

습관 형성까지 걸리는 시간은 그 행동이 신경 경로를 형성하여 습관이 될 때까지의 속도를 나타낸다. 활동 및 시간 기반 신호는 습관 형성을 더 빨리하도록 도와주는데, 왜냐하면 이 경우 뇌는 하나 패턴만 인지하면 되기 때문이다. 만약 하루 중 유연하게 시행하는 계획을 선택한다면 신호를 여러 가지 설정할 수 있으며, 다중 행동 패턴의 경우 뇌가 습관으로 형성하기 까지 그만큼 시간이 더 걸린다. 유연한 습관은 우리가 의도적이지 않게 형성하는 '야생적' 습관과 매우 비슷하다. 흡연자들은 매일 오후 11시에 담배를 피워야겠다고 결정하지 않는다. 그들은 다양한 촉발 요인(다양한 신호)에 의해 담배를 피우게 된다. 다양한 신호는 나쁜 습관을 고치기 어렵게 만드는 요소이며, 마찬가지로 좋은 습관 역시 다양한 신호가 있는 경우 더 '끈질기다.' 특정한 신호 하나에 의존하지 않기 때문이다.

'절대로 패배하지 않기'는 사소한 습관을 매일 제대로 성공할 수 있는, 절대로 패배하지 않는 능력을 말한다. 이것은 시간 기반 신호인 경우 가장 어려운데, 만약 오후 2시 신호를 빠뜨렸다면 엄밀히 말해서 이미 실패한 것이기 때문이다. 하지만 하루 중 아무 때나 신호의 경우 성공할 수 있는 시간의 폭이 하루 종일이므로 잠들기 직전에 시행해도 성공한 것이다. 그렇다고 해서 시간 기반 신호의 경우 성공하는 게 무조건 어렵다는 말은 아니다. 단지 유연한 신호에 비해서 비교적 어렵다는 것이다.

보너스 운동은 사소한 습관의 기본적 요구 사항 이상을 할 가능성을 나타낸다. 이 부분에서 각 신호는 비슷한 가능성을 지닌다.

다중 습관은 각 신호가 다중 습관을 지원하는 데 얼마나 용이한지를 나타낸다. 어느 신호를 택해도 여러 개의 습관을 시행할 수는 있겠지만, 유연한 계획의 경우 하루의 일과 중 편한 때에 매일의 습관을 맞출 수 있으므로 가장 강점을 지닌다고 볼 수 있다.

가장 좋은 계획은 당신에게 잘 맞고 가장 당신의 마음에 드는 계획이다. 나는 스케줄이 없는 삶의 방식을 가지고 있기 때문에 하루 중 유연하게 사소한 습관을 시행한다. 어떤 스타일이 가장 적합할 지는 시도해 보기 전까지는 모를 수 있기 때문에 처음에는 이것저것 시도해 보는 것도 좋다. 신호를 여러 가지 혼합할 수도 있다. 예를 들어, 하루에 최소 한 잔의 물을 마시고(하루 중 유연하게), 저녁에 채소 1인분을 섭취하고(활동), 오후 3시 15분에 생 당근을 섭취하는(시간) 목표를 설정할 수도 있다. 일반적으로는 모든 사소한 습관에 동일한 유형의 신호를 설정하는 것이 가장 단순할 수는 있다. 하지만 다시 한 번 강조하는데, 유일한 '규칙'은 자신에게 가장 잘 맞는 것을 택하는 것이다.

만약 이 체계를 선호한다면, 최대 4가지 사소한 습관(그리고 각 습관에 대한 신호)을 선택해서 시행하면 된다. 또는 음식 관련 사소한 습관에 대해서는 '식사 계획'을 선택해도 좋다.

식사 계획

이 식사 계획은 전부 활동 기반 신호(식사 그 자체)를 이용하며 각 식사에 대해 각기 다른 목표가 있다. 다음의 전략은 우리가 계속 논의했던 삶을 바꾸는 개념을 공유하지만, 실제로 적용할 때는 본인에 맞게 유연하게 사용할 수 있다.

이 계획 중 반드시 **하나**만 선택하도록 하라. 이것은 하나씩 해 나가야 할 체크리스트가 아니라 하나만 선택할 수 있는 옵션이다. 이 계획은 당신이 음식 기반 사소한 습관을 언제, 그리고 어떻게 완성할 수 있는 지를 상기시켜주는 주제로 생각하면 된다. 만약 이 식사 계획 중 하나를 택한다면, 이전 부분에서 다루었던 신호를 이용하여 운동 관련 사소한 습관도 하나 추가하는 것을 잊지 말라.

1. 식사 업그레이드 계획

이것은 내가 가장 좋아하는 전략이다. 식사 업그레이드 계획을 선택한다면 당신은 식사를 할 때 마다 '업그레이드'할 사소한 습관을 하나 택해야 한다. 이렇게 한다면, 만약 건강에 좋지 않은 패스트푸드로 식사를 한다고 하더라도 보통 생각하는 것처럼 완전히 체중감량에 반하는 일을 하는 것이 아닐 수 있다. 예를 들어 한 입 베어 물 때 마다 30번 씹는 것을 선택할 수 도 있고, 탄산음료 대신 물을 마실 수도 있으며, 식사를 하기 전에 물을 한 잔 마실 수도 있고, 빵 대신에 양상추 랩을 선택하거나, 사이드 메뉴로 감자튀김 대신에 다른 것을 고를 수도 있다. 무엇을 건강한 업그레이드로 간주할 수 있는 지를 결정하기 위해서는 당신의 과거 행동을 기준으로 이용해야 한다. 만약 당신이 원래 언제나 물을 마신다면 그건 아주 멋진 일이다. 하지만 그것을 업그레이드로 간주할 수는 없다.

이 계획의 힘은 무엇을 했는지에 대해 추적을 할 필요가 없다는 것이다. 각 식사 그 자체가 원래 식사를 하는 방식에 건강에 좋은 작은 '업그레이드'를 추가하라는 신호의 역할을 한다. 보너스(언제나처럼 선택적이다) : 어느 식사든 추가적인 업그레이드를 시행하거나 전체적으로 건강에 좋은 식사를 하는 것으로 거대한 업그레이드를 실시할 수 있다.

이것을 선택한다면, 식사를 할 때마다 건강에 좋은 작은 업그레이드가 있는 지 생각하고 살피는 버릇을 형성하게 될 것이다. 그것은 어쩌면 체중감량에 가장 도움이 되는 습관일지도 모른다. 하지만 아마도 식사 전에 물을 한 잔 마신다든지 특정한 과일이나 채소를 섭취한다든지 등의 건강에 좋은 구체적인 습관을 형성하는 것은 조금 어려울지도 모른다. 왜냐하면 건강에 좋은 업그레이드는 각 식사에 따라 달라질 수 있기 때문이다.

여행을 하는 경우 이것은 매우 좋은 선택이 될 수 있다. 유연하면서도 식사 습관에 대해 의식할 수 있게 해주는 옵션이기 때문이다.

2. 식사 요새 계획(Stronghold)

여기서의 목표는 한 번에 한 식사씩 정복하는 것이다. 하루 한 끼를 정해서 그 식사에만 초점을 맞추고, 다른 식사는 마음대로 먹어도 좋다. 만약 이 계획을 선택한다면, 아침 식사부터 시작하라. 식사 시에 보통 먹는 음식 대신 과일이나 채소를 하나 먹는 것, 30번 이상 씹는 것, 먹기 전 혹은 먹는 중에 물을 마시는 것 등 당신이 선택한 모든 사소한 습관을 이 한 끼에 시행하는 것이다. 아침 식사 때 건강에 좋은 음식을 먹으면서 오래 씹고, 물을 마시는 것을 오랫동안 성공적으로 시행했다면 그 이후에 점심으로 옮겨 가도록 하라. 적어도 두 달이 지나지 않았으면 다른 식사로 옮겨 가는 것을 추천하지 않는데, 왜냐면 너무 일찍 다른 끼니에서도 같은 습관을 시행하기 시작하면 (아직 아침 식사조차도 습관화되지 않았는데도 불구하고), 너무 일찍 너무 많은 것을 하는 위험이 있기 때문이다. 이전에 다이어트를 해보았다면 잘 알겠지만 단기간에 너무 많은 것을 하려고 하다보면 실패로 이어지기 십상이다.

이것을 식사 요새 계획이라고 부르는 이유는 세 끼 식사 중 한 끼가 건강한 생활 방식을 위한 요새의 역할을 하기 때문이다. 만약 한 끼의 식사 방식을 영구적으로 바꾸는 데 성공했다면, 다른 식사 역시 변화시킬 수 있다. 전통적인 사소한 습관 방식과는 조금 다르긴 하지만, 이것 또한 매일 매일 조금씩 진전할 수 있는 방법인 동시에 다른 습관으로 이어지는 훌륭한 토대이다. 처음에 아침 식사부터 택하는 것이 좋은 방법인 이유는 하루를 시작하는 방식이 그 하루를 마칠 때 까지 지대한 영향을 끼치기 때문이다. 잘 먹는 것으로 하루를 시작하면, 그것이 점심과 저녁에 무엇을 먹을지를 결정할 때 영향을 끼칠 수 있다. 물론 '먹고 싶은 것을 마음껏' 먹어도 되지만 말이다. 모든 끼니를 완벽하게 먹어야 한다는 압박감은 없다. 따라서 건강한 아침 식사는 성공적으로 유지할 수 있을 것이다.

식사 요새 예시: 일어난 후 아침 식사를 하기 전에 물 한 잔을 마시고,

아침 식사 때 과일 혹은 채소 1인분을 섭취하고, 한 입 베어 물 때 마다 30번 이상 씹는다. 점심과 저녁식사는 마음 가는대로 먹는다. 간단한 아침 식사를 하고 싶다면 100% 플레인 요거트와 과일(시리얼만큼이나 빠르면서 더욱 건강에 좋다)을 먹어도 좋고, 만약 요리를 할 시간이 있다면 달걀과 시금치 등을 먹어도 좋다.

3. 2x2 식사 계획

이 계획에서는 하루 중 두 끼를 선택해서 다음을 시행한다. 건강에 좋은 음식을 1인분 섭취하고(대부분의 경우 채소나 과일) 식사에 한해 변형을 준다(식사 전에 물 한잔을 마시기, 씹는 횟수 세기, 80% 배가 부를 때까지만 먹기, 등). 그렇게 하면 하루 중 두 끼에 대해서 각각 건강에 좋은 음식 하나, 건강에 좋은 변형을 하나 시행하게 된다.

두 끼에 대해 두 개의 사소한 습관을 시행하면 총 네 개의 사소한 습관이 된다. 여기에다가 운동 관련 사소한 습관을 추가하면 총 5개의 사소한 습관이 되는데, 이것은 내가 보통 추천하는 것보다 많다. 이 습관들 중 두 개는 사실 새로운 사소한 습관이라기보다는 행동의 변형이기 때문에(그래서 다른 사소한 습관에 비하면 약간 더 쉬울 것이다) 어떤 사람에게는 잘 맞는 경우도 있다고 생각한다. 만약 이 계획이 너무 어렵다면 아마 습관 5개가 너무 많기 때문일 것이다.

두 개 고르기 예시: 아침 식사 때 물 한잔을 마시고 자몽을 하나 섭취한다. 저녁 식사 때 한 입 베어 물 때 마다 30번 이상 씹고 사이드 메뉴로 샐러드를 섭취한다.

이것은 각 식사 때마다 먹어야 할 음식이나 시행해야 할 변형을 구체적으로 설정하지 않기 때문에 유연한 접근방식이라고 볼 수 있다. 여행 중인 경우 보통 더 많은 유연성을 필요로 하므로 이 접근방식을 택하는 것이 좋을 수도 있다.

4. 직선 타구 계획

이 계획은 단순하고 기억하기도 쉽다. 각 식사 때마다 당신이 택한 사소한 습관을 하나 시행하는 것이다. 예를 들어, 식사 전에 물을 한 잔씩 마시거나, 각 식사에 곁들이는 음료로 물을 선택하여 마실 수 있다. 탄산음료 대신 물을 마시는 것 자체만으로도 당신의 체중과 건강에 엄청난 영향을 끼칠 수도 있다. 또 다른 옵션은 각 식사 때마다 곁들이는 음식으로 채소를 먹을 수도 있다. 만약 가장 좋아하는 채소가 있다면 특정 채소를 먹어도 좋다(하지만 항상 구할 수 있을 지 알 수 없기 때문에 조금 어려울 수 있다). 이 계획은 하나의 구체적인 행동을 정해야 하기 때문에 그다지 유연성이 있지는 않지만, 첫 번째 선택이 불가능할 경우(예를 들어 어떤 식당에서 당신이 좋아하는 채소를 제공하지 않는 경우)에 대비하여 예비 습관을 선택할 수 있다.

직선 타구 예시: 식사를 할 때마다 다른 음료 말고 물을 마신다(하루에 세 끼를 먹는다고 가정했을 때 세 개의 사소한 습관을 시행하는 것이다).

5. 유연한 작은 계획

이 계획은 아무런 식사 계획도 없는 것을 뜻한다. 과일을 먹는 것이든 건강에 좋은 작은 업그레이드를 하는 것이든 언제 어떻게 시행할지는 자신이 결정하면 된다. 유연한 계획에서는 한 식사를 선택해서 사소한 습관을 모조리 몰아서 시행해도 되고, 아침 식사 때 두 개, 점심 식사 때 하나를 시행해도 되고, 다른 어떤 조합도 전부 괜찮다. 물론 식사 사이에 습관을 시행해도 된다. 그렇지만 많은 양의 음식을 먹게 되는 경우는 아무래도 식사 때이므로 이 계획을 선택하더라도 식사 때 습관을 시행하는 것을 우선시 하는 쪽을 추천하겠다.

사소한 습관을 세 개 가지고 있다고 생각해보자. 건강에 좋은 업그레이드 하나, 과일 1인분 섭취하기, 그리고 한 입 베어 물 때 마다 30번 이상 씹기. 일요일에 당신은 보통 먹는 시리얼과 우유 대신 블루베리, 바나나, 딸기를 곁들인 요거트를 섭취했다. 요거트는 우유에 대한 '작은 업그레이드'로 볼 수 있으며(프로바이오틱 및 장 건강에 도움) 과일을 여러 종류 섭취했으므로 하루의 과일 섭취 목표 역시 초과 달성한 것이다. 그럼 이미 세 개 중 두 개를 완료한 것이다. 점심에는 패스트푸드를 섭취한다. 저녁에는 스테이크와 감자를 먹는데, 한 입 베어 물 때 마다 30번 이상 씹는다(그리고 스테이크의 경우 좀 더 씹을 수도 있다). 그럼 세 개 중 세 개를 완료한 것이다. 성공!

식사 계획에 대한 마지막 말

식사 계획은 한 번에 하나만 선택해서 시행하는 것이다. 물론 여행 중이라면 대체로 다른 식사 계획을 선택할 수 있겠지만, 그렇지 않다면 하나를 고르고 계속 같은 계획을 유지하라. 그렇게 함으로써 뇌를 변화시키고 평생 동안 당신을 이롭게 해 줄 좋은 습관을 형성할 수 있는 것이다.

여기서 고르는 식사 전략이 핵심적인 음식 전략이 되겠지만, 운동, 간식, 명상 등 식사와 관련되지 않은 사소한 습관들도 고려할 수 있다. 이것을 잊지 말라! 나는 식사 계획과 더불어 운동 관련 사소한 습관을 하나 선택하는 것을 추천한다. 물론 활동 기반, 시간 기반, 혹은 유연한 일상적 신호도 하나 골라서 선택해야 한다. 단순함을 위해, 또 '건강한 삶의 방식 시너지 효과'를 위해 운동 관련 사소한 습관에 대한 신호를 식사로 설정할 수도 있다(예를 들어, 저녁 먹기 전에 팔굽혀펴기 한 번). 운동은 식사 전에 하는 것이 좋은데, 식사 직후에 운동하는 것은 그다지 좋은 기분이 아니기 때문이다.

만약 이 계획이 '충분하지' 않다고 느낀다면 아마 아직도 기존 다이어트 관점에서 생각하면서 진정한 장기적 변화의 힘을 과소평가하고 있는 것일지도 모른다. 이것을 생각해보라. 일단 건강에 좋은 식습관을 기르면, 그것은 곧 **별다른 노력 없이도** 가능하게 되며, 그렇다면 거기서부터 시작하여 훨씬 더 많은 것을 이룰 수 있게 된다. 많은 사람들은 이것이 화려하지 않으며 자연스럽게 작동하는 습관이기 때문에 그 힘을 과소평가한다. 다이어트는 한 번에 너무 많은 것을 우리 뇌와 몸에 요구하기 때문에 실패로 이어진다. 딱 이 정도의 변화가 슬며시 당신을 더욱 강하게 만들어 줄 것이다.

긍정적인 변화를 삶에 통합하는 방식에 대한 전반적인 구조를 다루었으니, 이제 추가적으로 궁금할 수 있는 사항을 다루어보도록 하겠다.

추적하기

진행 상황을 추적하는 것은 세 가지 이유에서 중요하다. 헌신에 대한 의지를 향상시키고, 매일 더 나아갈 수 있도록 격려를 해주며, 시간이 지나며 얼마나 진전했는지를 정확히 알 수 있게 해준다.

진행 상황을 추적할 수 있는 전략들이 몇 가지 있다. 어떤 전략을 선택하든, 잠들기 전에 그 날 성공했던 사항을 정리하는 것을 추천한다. 만약 하루 중에 성공한 사항을 표시해버리면, 이미 성취감을 얻었기 때문에 '보너스 운동'을 할 동기부여가 감소할 수도 있다. 또한 잠들기 전에 성공한 사항을 체크하는 것을 습관화 시키면 잘 잊지 않게 되므로 좋다.

커다란 달력(추천)

이것은 사소한 습관 진행 상황을 추적하기 위해서 내가 택한 방식이다. 나는 내 방 벽에 있는 아주 큰 달력을 이용한다. 내가 선택한 사소한 습관들은 달력 옆에 놓인 칠판에 써 두고, 모든 습관을 시행하는 데 성공하면 달력에 표시를 한다. 단순하지만 매우 효과가 좋은 방법이다. 성공한 날을 표시하는 것은 사소한 습관을 시행한 후 몇 달이 지나도 여전히 즐겁다!

또 하나 옵션은 하루 마다 표시 할 경우 '한 눈에 보이는' 연간 달력을 사용하는 것이다. 또는 온라인에서 찾을 수 있는 무료 달력을 인쇄해서 쓰는 것도 돈도 아낄 수 있고 좋은 방법이다(팁 : 그냥 지메일에 있는 달력을 인쇄해도 된다). 물리적으로 표시를 하는 것은 디지털 방식으로 추적하는 것보다 좀 더 성공을 실감할 수 있게 해준다. 뿐만 아니라, 만약 눈에 띄는 장소에 달력을 놓으면 자주 볼 수 있어서 볼 때마다 사소한 습관, 현재 진행 상황, 그리고 성공에 대해 의식할 수 있게 될 것이다. 이 효과를 과소평가하지 말라!

사소한 습관들은 실패하기에는 너무 쉽기 때문에 연속적인 성공을 끊어버리는 경우는 습관을 시행하는 것을 잊어버렸을 때뿐이다. 하지만 잊었다는 것 역시 그다지 좋은 핑계는 아닌데, 왜냐하면 달력이 뻔히 보이는 장소에 놓여있을 것이며 그렇게 되면 매일 밤 잠이 들기 전에 '오늘 사소한 습관을 시행했나?'라고 자신에게 물을 수밖에 없게 될 것이기 때문이다. 또 이 부분을 짚고 넘어가자면, 사소한 습관들은 한 몇 달 해 본 뒤 포기하는 유행 같은 것이 아니라 평생 동안 추구할 수 있는 것이다. 그만두기에는 효과도 좋고 매우 유연하기 때문이다!

처음에 사소한 습관들을 손으로 적은 뒤 시행하면서 표시를 하는 것은 성공에 **매우 중요**한 부분이다. 건너뛰지 말라. 사소한 습관을 어떻게 추적하느냐에 관계없이, 적어도 습관들 자체는 잘 보이는 곳에 손으로 적어 넣는 것을 추천한다.

앱으로 추적하기

어떤 이들은 스마트 폰으로 추적하는 것을 더 좋아할 수도 있다. 나는 옛날 방식을 선호하는 편이기는 하지만, 스마트폰 역시 몇 가지 중요한 강점을 가지고 있다. 첫 번째는 역시 접근성이다. 사람들은 스마트 폰을 항상 지니고 다니며, 이것은 해외로 휴가를 가도 마찬가지이다. 두 번째는 가시성 및 알림이다. 어떤 앱들은 사소한 습관을 시행하라고 당신을 상기시켜줄 것이며, 또는 스마트폰 자체가 습관을 시행하라는 구체적인 신호가 될 수도 있을 것이다.

추천하는 앱 목록의 업데이트 판을 보려면
http:// minihabits.com/ tools/ 를 방문하라.

모든 디지털 앱에 대한 마지막 주의사항

앱이나 웹사이트를 이용하는 경우 미리 제작된 건강에 좋은 습관에 대한 아이디어를 보게 될 것이다. 하지만 아주 사소한 습관이 아니라면(그럴 가능성은 낮다) 그 습관을 시행하고 싶은 욕망을 억제하는 게 좋다. 만약 그 습관들 중 하나가 정말 마음에 든다면, 레퍼토리에 추가하기 전에 사소한 습관으로 만드는 것을 잊지 말라! 하루에 팔굽혀펴기를 100번씩 하는 게 재미있어 보일지는 모르겠지만, 막상 그만두게 되면 그렇지 않을 것이다. 대신 하루에 팔굽혀펴기를 한 번씩 하는 것을 목표로 삼고 200일 넘게 연속으로 그 목표를 이루는 것이 훨씬 재미있을 것이다.

사소한 습관의 시행을 위해 주사위 굴리기

다음 기법은 원하는 대로 사소한 습관 계획에 통합시키면 된다(혹은 전혀 이용하지 않아도 상관없다). 심지어는 매일 사소한 습관을 결정할 때 이 즐거운 방법을 이용해도 된다. 결정은 당신에게 달려있다. 만약 여러 개의 선택지 중 고르는 데에 어려움이 있다면, 이 방법이 잘 맞을 것이다!

종이나 휴대폰에 같은 종류의 사소한 습관(음식 또는 운동 중에 선택) 중 여섯 개를 적어라. 예를 들어, 운동 관련 사소한 습관의 경우 이렇게 리스트를 작성할 수 있다.

1. 팔굽혀펴기 한 번
2. 윗몸일으키기 한 번
3. 팔 벌려 뛰기 10회
4. 30초 동안 제자리뛰기
5. 진입로 끝까지 걸어가기
6. 한 곡이 재생되는 동안 춤 추기

책상이든, 냉장고든, 휴대폰에 있는 앱이든 매일 매일 잘 볼 수 있는 곳에 리스트를 두어라. 사소한 습관을 실행할 준비가 되면, 주사위를 한 개 또는 두 개 준비하라(또는 주사위 앱도 좋다).

주사위 한 개 이용

주사위를 하나만 이용한다면 매일 주사위를 굴려서 나오는 번호에 해당하는 사소한 습관을 시행하면 된다. 만약 위의 목록을 이용했고 오늘 주사위를 굴렸을 때 5가 나왔다면 당신의 진입로 끝까지 걸어가면 된다. 그 이후 보너스 운동을 할 수 있는 두 가지 기회가 있다. 진입로를 넘어서서 더 멀리 걷거나, 주사위를 한 번 더 던지는 것이다!

중요: 하나의 목록은 사소한 습관 **하나의** 자리를 차지할 뿐이다. 목록에 몇 개가 있든 그 중에 하루에 하나만 시행할 것이기 때문이다. 만약 이 아이디어가 정말 마음에 든다면 리스트를 4개 작성해서(사소한 습관 4가지) 그날 무엇을 할 것인지 결정할 때마다 주사위를 굴려도 좋다.

주사위 두 개 이용

주사위를 두 개 이용한다면 목록을 12개 까지 늘려서 나오는 번호의 습관을 시행할 수 있다. 또는, 6개가 적힌 목록을 유지하면서 두 번호 중에 선택할 수 있는 옵션도 있다. 만약 위의 리스트를 이용하고 3, 4가 나왔다면 팔 벌려 뛰기를 10번 하는 것과 30초간 제자리 뛰기를 하는 것 중에서 선택하면 된다. 만약 6이 두 개가 나왔다면 무조건 춤을 춰야 한다!

선택적 기능

목록에 좀 어려운 행동을 추가할 수도 있다. 예를 들어, 1번에 0.8km 달리기라는 옵션을 추가하고, 만약 주사위를 굴려서 1이 나오면 0.8km를 달려야 하는 것이다. 이것은 사소한 습관은 아니지만 전체적인 난이도를 높이기 때문에 비교적으로 사소한 습관이 굉장히 쉬워 보이게 만든다(이건 좋은 일이다!).

만약 어려운 도전을 목록에 추가한다면, 또 다른 번호에는 보상을 넣는 것도 좋은 방법이다. 예를 들어, 6번을 '자유 선택'으로 정하고 6이 나오면 사소한 습관을 스스로 고를 수 있다. 또는 '노래 한 곡이 재생될 동안 춤추기'를 유지하고 보너스로 작은 사탕 조각을 추가할 수도 있다. (보상 아이디어를 더 보려면 minihabits.com 을 참고하라.)

주사위를 굴리는 것의 이점

주사위를 굴리는 것의 무작위성은 재미있고 활동을 다양하게 해준다. 이것은 당신의 경험을 신선하고 즐길 수 있게 만들어 준다. 이 방법을 이용하면 매일의 행동이 다양해지겠지만(이것은 습관 형성을 저해하는 것으로 보일 수 있다), 매일 매일 운동 및 식사에 대해 조금씩 진전하는 습관을 형성하게 된다는 측면에서 긍정적이다. 근본적인 목표는 활동적인 삶을 사는 것과 건강에 좋은 음식을 먹는 것에 대한 개념과의 관계를 변화시키는 것이며, 이것을 통해 그 목표를 성취할 수 있다.

다음에 무엇을 할 지 결정하기 위해 주사위를 굴리는 것은 사실 행동에 대한 저항감을 더 낮추는 효과가 있다. 주사위를 굴리는 것은 나오는 대로 행동하겠다고 동의하는 계약과 마찬가지이다. 이것은 친구와 내기를 하는 것의 약한 버전이다. '그들이 지면 내가 덩크 탱크에 들어가서 물에 빠질게. 하지만 만약 그들이 이기면 네가 저녁

사는 거야.' 원래대로라면 덩크 탱크(과녁에 공을 던져서 맞추면 사람이 물이 가득 찬 곳으로 빠지는 게임)에 들어가기를 자원하는 사람은 별로 없겠지만, 친구와 내기를 하는 경우에는 기꺼이 그렇게 할 것이다. 주사위 굴리기는 자신과 하는 재미있는 내기이다. 굴려서 무엇이 나오든, 그대로 해야 한다.

마지막으로, 주사위 굴리기를 통해 결정이 더 쉬워진다. 약간이라도 불편한 기분이 드는 행동을 하기로 스스로 결정하는 것 대신(운동 관련 사소한 습관 같은), 단순하게 주사위를 굴려서 사소한 습관의 과정을 시작하면 되는 것이다.

주사위 굴리기를 사소한 습관 계획에 포함시키는 것은 한 단계를 추가하게 되는데, 이것은 일반적으로 좋은 일은 아니지만, 주사위가 가져다주는 이점과 재미를 생각해보면 꽤 할 만한 일이다. 체중감량을 매우 성가시고 비참한 일로 생각해 온 사람들이 있다면, 이렇게 '게임화'하는 것이 성공을 위해 꼭 필요할지도 모른다.

사소한 습관 문제 해결

만약 사소한 습관을 시행하는 데 문제가 있다면 여기를 살펴보면 된다.

습관을 실행하는 데에 저항감이 느껴져요.

저항은 당신이 하려는 행동에 대해 잠재의식이 불편함을 느낀다는 신호이다. 현재의 관점이 올바른 지를 확인하기 위해 다음의 체크리스트를 확인해보라.

나는 지금 사소한 습관을 목표로 하고 있는가? 혹시 사소한 습관을 목표로 하는 척 하면서 비밀리에 더 많은 것을 목표로 하고 있는 것은 아닌가? 잠재의식을 속일 수는 없으므로 그런 시도는 하지 않는 것이 좋다. 당신의 의도는 작아야 한다. 한 걸음씩 나아가는 것을 명심하라. 이것은 앞으로 절대 더 큰 일을 할 수 없을 것이라는 이야기가 아니다. 그저 더 큰 곳에 도달하는 가장 좋은 방식은 작고, 점진적인 단계를 밟아 나가는 것이지, '작은 단계를 밟겠어.'라고 생각하면서 비밀리에는 더 많은 것을 요구하는 것이 아니라는 것이다.

내 사소한 습관은 정말 사소한가? 사소한 습관을 적용할 때 가장 많이 본 문제 중 하나는 사람들이 행동을 충분히 작게 만들지 않는다는 것이다. 예를 들어, 어떤 사람은 나에게 하루에 10페이지 씩 책을 읽는 게 너무 어렵다고 말했다. 음, 하지만 내 사소한 습관은 하루에 두 쪽에 불과하고, 그건 5배나 더 적다! 10페이지라고 하면 그다지 크게 느껴지지 않을지 모르겠지만, 기분이 울적하고 동기부여가 안 되는 날이라면 그것조차도 부담스러운 일이 될 수 있다. 사소한 습관은 진정으로 작아야 하며, 그래야 저항을 느끼지 않게 된다. 양 보다는 지속성이 훨씬 더 중요하다. 그렇기 때문에 애초에 습관을 작게 만든 것이다.

나는 아직도 저항을 느끼고 있는가? 의지력이 있기 때문에 어느 정도의 저항을 느끼는 것은 괜찮다. 이 작은 행동들은 워낙 작아서 의지력이 부족하여 행동하지 못할 일은 없을 것이다. 이 전략은 이런 방식으로 성공을 목표로 고안되었다. 취하고자 하는 행동을 감당할 수 있을 정도만 된다면 의지력은 믿을만한 것이다. 때에 따라 변하는 감정에 의존하는 것은 승리를 위한 전략이 될 수 없다. 어느 분야든 가장 크게 성공한 사람들 중에 행동을 하고픈 기분이 들 때만 선택적으로 행동을 취함으로써 성공에 이른 사람은 없다. 그들은 아무리 삶이 힘들어도 매일 매일 해야 할 일을 했을 것이다. 일반적인 목표의 경우 '행동에 비해 말은 쉽지' 범주에 들어간다. 하지만 사소한 습관의 경우, 말도 쉽고 **행동도 쉽다**. 오늘 하루 동안 아무리 안 좋은 일을 겪었더라도 물 한잔을 마시거나, 사과 한 개를 먹거나, 팔굽혀펴기를 한 번 하는 것은 해낼 수 있다!

어떤 사소한 습관에 대해 저항감을 느낄 때 마다, 반드시 거기에 도전을 해야 한다. 1분 간 춤을 추고 싶지 않다고 해서 그 감정을 그대로 받아들이지 말라. 그 행동이 얼마나 쉬울지, 그리고 끝내고 나면 얼마나 기분이 좋을지를 생각해보라. 일어나서 춤을 출 수 있도록 자신에게 도전하라. 초기의 저항감을 극복하고 사소한 습관을 시행하는 것을 연습하면 할수록 그 과정에 대한 믿음이 생길 것이고, 더 좋은 결과를 얻을 수 있게 될 것이다.

사소한 습관을 계속 빼먹었어요.

스스로에게 다음 질문들을 하라.

나는 이것에 진지하게 임하고 있나? 그러니까, 당신은 수십 킬로그램을 감량하고 싶은데 '음식을 30번 씹기'같은 습관들을 시행하라는 것이 좀 어이없게 들린다는 걸 나도 안다. 하지만 좀 역설적인 부분이 있다. 속성 다이어트나 극기 훈련 같은 것들이 삶을 변화시키기 위한 진지한 노력인 것처럼 보일 수는 있겠지만, 사실은 그런 프로그램의 목표는 우리가 추구하는 목표보다 훨씬 작다. 그런 프로그램이 추구하는 단기간에 체중감량 따위의 목표는 사소한 습관들을 통해 궁극적으로 성취할 수 있는 영구적인 삶의 변화에 비하면 아무것도 아니라는 것이다. 속성 다이어트나 극기 훈련은 신체 구성을 단기적이고 피상적으로 변화시킬 뿐이다. 우리는 더 깊은 곳을 목표로 한다. 우리는 당신의 **뇌를 변화시키고**, 음식과 운동에 대해 생각하는 방식을 변화시키고자 한다. 사람들이 그런 미친 것 같고 고통을 야기하는 프로그램에 일시적으로 현혹되는 이유는 보장된 결과에 대한 절박함이 있기 때문이다. 지속되는 습관적 변화의 결과가 훨씬 더 크다는 것을 이해할 수만 있다면, 사소한 습관들을 진지하게 받아들일 수 있을 것이다. 물론 '진입로 끝까지 걸어라'라는 습관에 대해 소리 내어 웃지 말라는 뜻은 아니다. 그저 아무리 표면적으로는 웃기더라도 확실히 해내라는 것이다.

적절한 신호를 가지고 있는가? 무슨 이유에서든지 습관을 시행하고 있지 않다면, 당신이 선택한 신호를 면밀히 살펴보도록 하라. 만약 시간 기반 혹은 활동 기반 신호를 택했다면, 어쩌면 좀 더 유연성이 필요한 것일지도 모르니 유연한 일상적 신호로 바꾸어 보라. 만약 유연한 일상적 신호를 선택했는데 자꾸 습관을 미루거나 잊게 된다면, 좀 더 체계적인 신호(시간 혹은 활동)를 선택하는 게 더 좋을 수도 있다.
사소한 습관을 너무 많이 가지고 있는 것은 아닐까? 내가 아무리 강조를 해도, 이 책을 읽고 난 후 곧바로 10개 이상의 사소한 습관을 시행하는 사람들이 꼭 있다(나는 최대 네 개를 추천한다고 말했다). 한 남성은 나에게 와서 자신은 사소한 습관을 20개 넘게 가지고 있는데 매일 시행하는 게 너무 어렵다고 말했다.

너무 많은 사소한 습관들을 시행하려고 하면, 해야 하는 일의 숫자 때문에 압도당하게 되고, 여타 압도적인 목표와 같은 결과를 낳게 된다(즉, 실패). 뿐만 아니라, 만약 사소한 습관을 네 개 선택했다고 해도 그것조차도 너무 많을 가능성도 있다. 개인적으로는 두 개나 세 개 정도의 습관이 가장 좋은 것 같다. 네 개 째를 추가하게 되면 꼭 문제가 생기니 말이다. 또한 나도 처음에는 단 하나 사소한 습관(하루에 팔굽혀펴기 한 번)으로 시작했다는 점을 덧붙이겠다. 이 하나의 사소한 습관은 내 삶을 변화시켰으며 운동과 내 관계를 개선시켰다. 그러므로 사소한 습관이 단 하나 밖에 없더라도 그것이 쓸모없다고 생각할 필요는 전혀 없다! 만약 사소한 습관을 전부 시행하는 데 문제가 있다면 몇 개 줄이는 것도 고려해보라.

만약 사소한 습관을 일부만 하고 나머지는 하지 못했다면 어떻게 하나요?

사소한 습관의 경우 일부만 완료하는 것은 실패로 간주한다. 이 행동들은 매우 작기 때문에 인생 중 최악의 날이라 하더라도 전부 완료할 수 있어야만 하기 때문이다. 따라서 일부는 시행하지만, 나머지는 하지 못한다면 자꾸 시행하지 못하게 되는 습관을 아예 버리거나 또는 어째서 그 습관이 자신에게 그리 큰 도전이 되는지를 알아내도록 하라. 습관을 실행하기 위한 전략적 계획을 통해 사소한 습관 계획을 살짝 조정하는 것도 시도해볼 수 있다. 이 전략은 매일 매일 100% 성공하는 것을 목표로 하지만, 구체적인 전략 및 사소한 습관의 개수를 조정해야 하므로 시작하자마자 바로 100%를 성취하는 것은 어려울 수 있다. 사소한 습관의 크나큰 이점 중 하나는 어떤 이유에서든 아무 때나 프로그램을 아주 쉽게 다시 시작할 수 있다는 것이다. 만약 '말에서 떨어지더라도', 단 5분이면 다시 말 위에 올라타는 것이 가능하다! 사소한 습관을 100% 완료하는 것을 목표로 하라. 만약 그것을 성취하지 못한다면, 성취할 때까지 전략을 조정해야 한다.

저는 보너스 운동을 하는 경우가 한 번도 없어요. 뭘 잘못하고 있는 거죠?
보너스 운동은 단지 보너스일 뿐이다. 기본 습관을 '뛰어넘는 경우가 없더라도' 당황할 필요가 전혀 없다. 어떤 습관은 뿌리를 내리는 데 더 오래 걸리는 경우가 있다. 예를 들어, 내 독서 사소한 습관의 경우 꽤 오랜 시간이 걸렸으며, 팔굽혀펴기의 경우 보통 속도였지만, 글쓰기 사소한 습관의 경우 마치 경주마처럼 빠른 속도로 습관화되었다. 속도가 다양한 것은 일반적이지만, 그렇지 않다면 다음을 고려해보라.

사소한 습관이 너무 작은 것은 아닐까? 이 부분은 첫 번째 사소한 습관들 책에서는 언급하지 않았는데, 너무 작다는 것이 가능하다고 생각하지 않았기 때문이었다. 하지만 어느 날, 독자로부터 메일 한 통을 받았다. 그 여성은 30일 동안 겨우 30 단어를 썼다는 것이었다. 즉, 하루에 한 단어뿐이었다. 이것을 통해 나는 깨달음을 얻게 되었다. 만약 목표로 하는 행동 과정을 시작하게 만드는 것을 실패한다면, 그 사소한 습관은 너무 작은 것이다.

예를 들어, 더 많은 글을 쓰는 것이 당신의 목표라면, 한 단어를 쓰는 것으로는 글쓰기 과정을 시작할 수 없다. 왜냐하면 최소 단위로 보더라도 글을 쓰는 것은 무엇인가 의미가 있는 구절을 형성하는 것으로부터 시작되기 때문이다. 그렇지 않으면, 예를 들어 'The' 만 쓰고 생각하는 것을 멈출 수도 있다. 내 글쓰기 사소한 습관은 하루에 50 단어이다. 이렇게 하면 거의 언제나 더 많은 아이디어와 더 많은 글쓰기로 이어져서 글쓰기 과정을 시작하게 만든다. 그리고 그 분량은 한 단락 정도밖에 되지 않기 때문에 위협적으로 느껴질 염려도 없다. 덕분에 나는 글 길이 막히는 일이 거의 없다.

하루에 팔굽혀펴기를 한 번 하는 것은 아주 작지만 운동의 과정을 시작하게 만드는 사소한 습관의 좋은 예시 중 하나이다. 팔굽혀펴기 자세를 잡고 한 번을 시행하기 시작하면, 몇 번 더 하게 될 가능성이 높다. 많은 사람들은 운동을 하려면 꼭 운동복을 갖춰 입어야 하므로, 그런 경우라면 '운동복으로 갈아입기' 혹은 '운동복으로 갈아입은 후 팔굽혀펴기 한 번' 또는 '운동복으로 갈아입고 헬스장 가기' 등으로 사소한 습관을 변경할 수 있다.

어느 날, 현관에 있는 철봉을 설치할 때마다 내가 턱걸이를 한 번 하는 경향이 있다는 것을 발견했다. 그 이후로 나는 턱걸이를 한 번 하는 것을 목표를 설정한 게 아니라 그저 철봉을 설치하는 것을 목표로 삼았다. 얼마 후 그것은 습관이 되었다.

사소한 습관이 무엇이든, 어떤 것이 과정을 시작하게 만드는 지를 잘 살펴보라. 만약 당신의 사소한 습관이 미니 당근을 먹는 것인데 언제나 그 당근 하나만 먹는 것에서 그친다면, 당근 두 개로 사소한 습관을 바꾸어 보고 그것을 통해 당근 파티를 시작할 수 있는 지를 시험해 보라. 이상적인 사소한 습관은 최소한의 저항으로 목표 행동의 과정을 시작하게 만드는 것이다.

질문과 답변
만약 하루를 빠뜨리면 어쩌죠?
무슨 이유든 간에 사소한 습관을 빠뜨린다 해도, 그다지 큰일은 아니다. 전혀. 습관 형성에 관한 한 연구에 따르면 하루쯤 빼먹는다고 해도 성공적인 습관 형성에는 영향을 끼치지 않았다고 한다. 하루를 빼먹는 것의 유일한 문제점은 그 하루가 이틀이 될 수도 있다는 것이다

(이것은 잘못된 방향으로의 습관을 형성하는 첫걸음이다). 하루를 빠뜨렸다면, 걱정은 하지 말되 다음 날(가능하다면 일찍) 사소한 습관을 시행하는 것을 최우선순위로 두라.

사소한 습관의 이점 중 하나는 좌절을 경험하더라도 아주 쉽게 '제자리로 돌아올 수' 있다는 것이다. 단 5분 만에 '다시 마차에 뛰어오를 수 있으므로' 헌신하기만 한다면 성공을 지속할 수 있을 것이다.

자신에게 보상을 해야 할까요?

습관 형성 과정(신호, 행동, 보상)에 익숙한 사람이라면, 내가 보상에 대해 언급할 것을 기대하고 있을 지도 모르겠다. 하지만 사소한 습관의 경우 보상은 선택적이다. 목표를 달성하는 것 자체로 본질적인 보상이 존재하며, 사소한 습관은 그 보상만으로 충분하다. 만약 좀 더 어려운 행동을 한다면 보상에 대해 논의해볼 필요가 있겠지만, 사소한 습관의 경우 매우 쉽기 때문에 외부적으로 보강을 해주는 보상 없이도 행동을 해낼 수 있다. 즉, 사소한 습관에서는 성공이라는 본질적 보상으로 충분하다는 것이다. 외부적 보상의 유일한 의미는 보상이 없이도 그 행동을 할 수 있는 수준에 도달하도록 뇌를 변화시키는 데 있다. 즉, 행동을 하는 데 있어 보상은 필수적이지 않다는 것이다(그래서 이 전략이 우월한 것이다!). 손자가 말했듯이 '승리하는 전사들은 이미 승리한 상태로 전쟁에 임한다.'

또한 보상에 대해 생각하지 않는 것이 좋은 이유가 하나 더 있다. 보상을 추가하면 신경 써야 할 것이 하나가 더 늘어나기 때문이다. 이 전략은 단순할 때 가장 빛을 발하므로 가능한 한 가장 단순한 형태로 유지하는 것을 추천한다. 하지만, 전반적으로 자기 자신에게 보상을 주거나 자신이 좋아하는 일을 하면서 그것을 사소한 습관의 성공과 연결시키는 것은 괜찮다. 그것은 확실히 가치가 있는 일이지만, 보상을 엄격한 규칙으로 만들 필요는 없다는 것이다.

사소한 습관을 몇 가지나 해야 할까요?

사소한 습관은 한 번에 최대 4개까지 권장한다. 사소한 습관 말고도 건강과 체중 관리를 향상시킬 수 있는 다양한(선택적인) 기회가 있을 것이다. 충분하지 않을까봐 걱정할 필요는 전혀 없다! 이 전략은 오래가는 변화를 위한 기초를 닦는 과정이기 때문에 다른 전략보다 이미 더 우월하며, 추후에 단기간의 진전을 할 기회도 분명히 있을 것이다.

한 입 베어 물때마다 30번 씩 씹는 걸 기억했을 때는 이미 식사를 반 정도 마친 상태였어요. 그래도 습관을 시행한 걸로 쳐도 되나요?

물론이다. 식사의 반 정도를 30번 씩 씹는 것 역시 사소한 습관이다 (만약 원한다면 이것을 기준이 되는 사소한 습관으로 설정해도 괜찮다). 이 전략의 정신은 어떤 종류의 진전이라도 가치가 있다는 것이다. 물론 처음부터 음식을 30번 씩 씹는 것을 기억하는 것이 더 좋겠지만, 어쨌든 노력을 하고 있다면 좋은 쪽으로 해석하는 편이 좋다. 두 번째로 중요한 것은(첫 번째는 일관성이다) 진행 상황에 대해 긍정적인 마음을 지니는 것이다.

건강한 식사란 무엇인가요?

모든 건강한 식사는 한 가지의 공통점을 지니고 있다. 자연 그대로의 식재료 및 최소한으로 가공된 재료를 사용한다는 것이다. 방부제, 식용 색소, 감미료, 유화제, 첨가제, 그리고 기다 화학 첨가제를 포함하지 않는다. 하지만 이런 것들이 포함되어있지 않다는 문구를 쓰는 회사가 있더라도 조심해야한다. 인공적인 색소나 맛을 첨가하지 않았더라도 다른 끔찍한 가공식품이 함유되어 있을 수 있기 때문이다. 진정으로 건강한 식품은 드물다.

과일 1인분이란 무엇을 말하나요?
사소한 습관에서는 캔이나 소스 형태의 과일은 과일로 간주할 수 없다. 신선한 과일 또는 냉동 과일은 거의 어디에서든 구하기 쉬우며, 이미 그 자체로도 맛과 달콤함이 풍부하다(과일 컵에 넣는 설탕 가득한 시럽은 필요 없다는 뜻이다). 만약 크리미한 드레싱이 뿌려진 과일 샐러드라면 그것을 1인분으로 간주할지 말지는 본인 선택에 달려있다. 나는 어느 쪽으로든 자신을 속이지 않는 것을 추천하겠다. 당신의 목표는 '체계를 속이고' 과일 스낵 주머니를 오늘 먹을 1인분의 과일로 간주하는 것이 아니라 더 많은 과일을 섭취하는 것이기 때문이다! 만약 시럽이나 블루베리 잼에 뒤덮인 블루베리 네 알을 섭취했다면 그건 목표에 도달했다고 말하기 힘들다.

채소 1인분이란 무엇을 말하나요?
이 부분에서 이상적인 목표는 생채소를 섭취하는 것이다. 두 번째로 좋은 것은 삶거나 찌거나 구운 야채이다. 그렇긴 하지만, 만약 당신이 잘게 잘라서 소스 형태로 만들거나 소금을 친 야채만 먹는 사람이라면 거기서부터 시작해도 괜찮다. 건강에 좋지 않은 음식만 섭취하는 것 보다는 건강에 좋지 않은 음식으로 덮인 건강에 좋은 음식을 먹는 것이 낫기 때문이다. 따라서 만약 당신이 몸에 좋지 않은 무언가로 뒤덮였을 때에만 브로콜리를 먹는다면 그렇게 하라.

    패스트푸드 햄버거에 들어 있는 아주 약간의, 그것도 저 품질의 양상추와 토마토 역시 아무것도 먹지 않는 것 보다는 낫지만 우리가 목표로 하는 것과는 거리가 멀다. 채소 1인분으로 간주하려면 당신이 섭취하는 음식의 질량 중에서 채소가 '차지하는 비율이 가장 높아야한다'는 기준을 두는 것을 추천한다. 예를 들어, 감자튀김 같은 경우, 감자이기 때문에 엄밀히 말하면 채소이기는 하지만 식물성 기름에 튀기는 것으로 그 사실을 무색하게 만든다.

만약 채소를 먹을 때 좀 더 강한 맛을 원한다면 후추가 좋다. 후추는 기본적으로 거의 모든 짭짤한 요리에 건강하고 맛있는 풍미를 추가한다. 물론 다른 향신료도 매우 많다. 내 경우 유기농 다목적 조미료를 거의 모든 요리에 사용한다. 건강에 좋은 음식은 그대로 먹어도 맛있는 경우가 대부분이지만, 음식과 입맛에 따라서는 실험을 해봐야 하는 경우도 있다.

만약 [여기에 건강에 좋은 음식을 넣는다]를 싫어하면 어떻게 하나요?

좋아하지 않는 음식이면 먹지 않아도 된다. 과일과 채소의 경우 맛, 식감, 그리고 요리 형태가 워낙 다양하기 때문에 채소류를 전부 싫어한다는 것은 거의 불가능한 이야기이다. 자신의 마음에 드는 조합을 찾기만 하면 된다. 내 경우 샐러드, 블루베리, 망고, 딸기, 브로콜리, 그리고 시금치를 가장 좋아하기 때문에 가장 많이 먹는다. 하지만 내가 선호하는 과일과 채소는 주어진 선택지에 비하면 아주 작은 일부에 불과하다. 때때로 나는 콜리플라워도 먹지만, 특별히 좋아하지는 않는다. 버섯은 절대 먹지 않는다. 닭고기가 붉은 살코기보다 몸에 좋은 것을 알지만, 나는 소고기와 브로콜리를 선택하는 경우가 더 많은데 두 식재료의 어우러짐이 마음에 들기 때문이다. 결국 모든 음식의 좋고 나쁨에는 상대적인 등급을 매길 수 있는 것이기 때문에, 콩기름으로 만든 랜치 소스에 담근 브로콜리라 할지라도 마카로니 앤 치즈를 먹는 것보다는 건강하다는 것을 기억하라.

만약 건강에 좋지 않은 음식을 먹는 것을 관둘 수 없으면 어떻게 하나요?

유혹을 이기는 전략은 다음 장에서 자세히 다룰 것이다. 잠시 미리보기식으로 대답을 한다면 다음과 같다. 의지력으로 형편없는 식단을 벗어날 생각을 하면 안 된다. 형편없는 식단을 벗어나는 방식은 제한이 아니라 풍부함이다! 건강에 좋지 않은 음식은 보상을 제공하기 때문에, 같은 정도의 보상을 받을 수 있는 대체적인 방식을 떠올려야 한다. 그 강력한 보상을 완전히 끊어내는 것은 그리 오래가지 못할 것이기 때문이다!

변화를 통합시키는 과정에서 건강에 좋지 않은 음식도 어느 정도 섭취하게 될 것이다. 괜찮다. 단기적인 관점의 경우 정크 푸드는 일절 섭취하면 안 된다고 말하겠지만, 그 말을 들으면 곧바로 치즈버거가 먹고 싶어질 뿐이다. 풍요로운 방식으로, 건강에 좋지 않은 음식에서 멀어진다고 생각하기 보다는 건강에 좋은 음식으로 가까워진다고 생각하라. 다음 장에서 좀 더 구체적이고 실행 가능한 전략을 제공하겠지만, 관점은 정말 중요하다.

만약 별로 당근을 먹고 싶지 않은 기분이면 어떻게 하나요?

조금 전에, 나는 뭔가를 좀 먹기 위해서 글 쓰는 것을 잠시 멈추었다. 당근을 하나 먹을까 생각했지만, 당근보다는 좀 더 든든한 무언가를 (제대로 된 한 끼 식사 같은) 먹고 싶은 기분이었다. 제대로 된 식사 또는 든든한 간식을 먹고 싶은 욕구가 들었기 때문에 '당근 하나'를 먹고 싶은 마음이 약해졌다. 채소의 경우 칼로리가 높지 않기 때문에 이런 경험은 아마도 매우 흔할 거라고 생각한다. 이 경우, 나는 보통 당근 말고 다른 무언가를 먹겠지만, 이번에는 당근을 먹는 것을 상상해보았다. 그 맛, 식감, 아삭 하고 깨물 때의 만족감을 생각하자 곧바로 당근을 먹고 싶은 마음이 다시 생겼다. 하지만 결국 당근을 먹기로 결정하게 만든 핵심 생각은 내가 지금 당근을 먹는다고 하더라도 이후에 다른 것도 먹을 수 있다는 것이었다. 따라서 나는 기분 좋게 당근을 먹었다. 그 후로 얼마 지나지 않아 다시 좀 더 든든한 식사를 하고 싶다는 생각이 들긴 했지만, 이제는 뱃속에 당근이 하나 든 상태였다.

혹시 이런 경험을 한 적이 있다면, 당근을 먹는 게 '낭비'였다고 생각할지도 모른다. 왜냐면 당근을 먹었는데도 불구하고 그 전과 똑같이 배가 고프기 때문이다. 하지만 그것은 사실이 **아니다**. 포만감을 얼마나 제공하느냐에 관계없이 채소는 그 자체로 건강에 도움이 되는 영양소를 많이 제공해주기 때문이다. 뿐만 아니라, '당근을 먹었음에도 불구하고 그 전이랑 아주 똑같이 배고파.'라고 말할 수 있을 정도로 배고픔에 대한 감각이 그렇게 예민하고 정확하지는 않다. 그 전과 그 이후에 배고픔의 정도를 측정해보았는가? 무엇을 기준으로?

채소 섭취가 언제나 '식사 대체용'이 될 필요는 없다. 배가 고프다면 당연히 무언가를 더 먹는 것이 좋다. 설사 건강에 좋지 않은 식품이라 할지라도, 만약 채소를 섭취한 후에도 계속해서 배가 고프다면 다른 무언가를 먹도록 하라. 희소성을 추구하는 다이어트 사고방식을 버려라. 당근 세 개를 먹고 샐러드까지 먹은 후 핫도그를 먹었다고 하자. 다이어트 규칙에 의하면 당신은 실패한 것이다. 하지만 실제로는 굉장한 성공이다! 만약 당근과 샐러드를 먹지 않았다면, 어쩌면 핫도그를 두 개, 아니면 세 개 먹었을지도 모르는 일이기 때문이다. 만약 채소를 섭취하여 그만큼 뱃속에서 공간을 차지하고 에너지를 제공했는데도 불구하고 아주 기적적으로 물리학 법칙을 파괴하고 조금도 당신의 배고픔을 채워주지 못했다 할지라도 건강상의 이점, 그리고 체중감량에 대한 이점 때문에 충분히 섭취할 만한 가치가 있다.

이것은 매우 중요한 관점이다. 변화 초기에는 건강에 좋은 음식이 건강에 좋지 않은 음식에 대해 1:1로 대체 식품이 되지는 못할 수도 있다. 작은 샐러드를 먹고 난 뒤 약 35%만 만족하는 느낌이어서 만약 다음과 같이 생각한다면 무언가 결핍된 것 같은 기분이 드는 게 당연한 것이다. '젠장. 샐러드로 식사를 하려고 했는데, 아직도 배가 고프잖아. 피자를 먹었으면 배가 불렀을 텐데. 역시 건강하게 사는 것은 고통이군.' 아니, 아니, 아니다! 저 말이 얼마나 틀렸냐면 타자로 치는 것 조차도 끔찍했다. 기름진 피자 세 조각보다 나은 게 뭔지 아는가? 기름진 피자 세 조각, 그리고 샐러드다. 샐러드 때문에 추가되는 칼로리의 양 때문에 걱정이 된다면, 음, 다시 한 번 생각해보라.

건강에 좋은 음식을 먹을 때는 그 음식이 식욕을 얼마나 만족시켜줄지에 대해서는 생각하지 않는 게 좋다. 가벼운 샐러드를 먹으면서 치즈 스테이크 샌드위치만큼의 포만감을 기대할 수는 없는 것이다. 내가 먹는 샐러드를 '메가' 샐러드라고 부르는 데는 이유가 있다! 만약 건강에 좋은 것을 먹은 후에도 배가 고프다면, 그 음식을 좀 더 먹거나 아니면 다른 걸 먹어라. 그러면 된다. 식욕 조절은 몸에 맡기면 된다. 배가 고프면 먹고, 만족스러우면 그만 먹어라.

치즈는 살이 찌나요?

나는 그렇지 않다고 생각한다. 진짜 치즈는 영양소가 가득한 건강에 좋은 음식이다. 하지만 영화관에서 먹는 나쵸 치즈 같은 것은 진짜 치즈라고 볼 수 없다. 물론 치즈가 함유되어 있기는 하겠지만, 그 것 외에 다른 것들이 많이 들어 있기 때문이다. 집에서 직접 만든 나쵸의 경우, 치즈 보다는(진짜 치즈라고 한다면) 오히려 칩이 더 살이 찌는 음식일 것이다.

이전에 논의한 바와 같이, 치즈는 기본적으로 우유와 같은 식품군에 속해 있다. 물론 '올해의 체중감량 음식' 상을 받을 일은 없겠지만, 그렇다고 해서 보통 인식되는 것만큼 나쁘지도 않다. 우유와 마찬가지로, 100% 치즈를 선택해야 한다. 과학 연구 결과는 하나같이 전유보다 저지방 우유가 더 살이 찌고 건강에 해롭다고 말한다.

아보카도(82%가 지방)나 블루베리(당도가 높음) 같은 음식은 체중감량에 도움이 될 뿐 아니라 세상에서 체중감량에 가장 좋은 음식에 포함되기도 하며, 연구에 따르면 그것은 사실이다. 따라서 우리는 다량 영양소에 대해서 신경 쓰기보다는 음식 전체의 품질에 더욱 주의를 기울여야 한다. 수많은 연구는 우리를 살찌게 만드는 것은 고지방, 고당도 음식이 아니라 가공식품이라는 것을 지속적으로 밝혀내고 있다.

대부분의 경우, 가공이 많이 된 식품은 생기가 없고, 섬유소가 적고, 포만감도 낮고, 생물학적으로 이용 가능한 다량 영양소도 낮고, 염증을 유발하며, 칼로리, 지방, 당도는 높다. 이 중 어느 특성 하나를 가리킨 후, '그것 봐! 섬유소가 적은 음식 때문에 살이 찌는 거야!' 라고 말할 수 있겠지만, 이 모든 것은 궁극적으로 유전자 변형 식품의 길로 우리를 인도한다. 실험실에서 제작된 음식은 말 그대로 실험이며, 수많은 실험들이 그렇듯이 실패로 돌아갈 확률이 있다. 이런 음식을 먹는다고 해서 곧바로 병에 걸리지는 않겠지만, 몸을 혼란시키고, 영양소가 부족하게 만들며, 살을 찌우고 면역력을 약화시킨다. 실험은 실패한 것이다. 이제 생존을 위한 주식을 다시 진짜 음식으로 삼아야 할 때가 왔다.

유기농 식품을 사야 하나요?

때에 따라 다르다. 사람들이 이 문제에 대해서 유기농 옹호 또는 유기농 반대의 입장을 취하는 것이 좀 웃기다고 생각한다. 왜냐하면 유기농 식품을 살지 말지는 그 때 그 때의 상황에 따라 결정되어야 하는 것이기 때문이다. 내 경우 아보카도는 유기농 제품을 구매하지 않는 반면 베리류는 항상 유기농을 구매한다. 왜 그럴까?

환경연구단체(Environmental Working Group, 워싱턴 DC 소재)는 농산물의 농약 잔여물 양을 시험한다(유기농 농산물의 경우 농약을 사용하지 않는다). 2016년 기준 농약 잔여물이 가장 많았던 15개의 식품은(가장 많은 순으로) 딸기, 사과, 승도복숭아, 복숭아, 셀러리, 포도, 체리, 시금치, 토마토, 파프리카, 방울토마토, 오이, 깍지 채 먹는 콩, 블루베리, 감자였다. 농약 섭취를 최소화하기 위해서는 위에 언급한 식품은 유기농으로 구매하는 것이 좋을 것이다. 반면 유기농으로 구매하지 않아도 괜찮은 10개의 식품(농약 잔여물이 가장 적었다)은 아보카도, 옥수수, 파인애플, 양배추, 단 콩, 양파, 아스파라거스, 망고, 파파야, 키위, 그리고 가지였다. 전체 목록은 웹사이트에서 확인 할 수 있다.

유기농 식품의 경우 재배 방식의 차이 때문에 더 많은 영양소를 함유할 가능성도 있다. 예를 들어, 우유에 관한 연구에 따르면 '유기농 우유는 기존 방식으로 생산된 우유에 비해 $\omega-6$ 지방산은 25% 적었던 반면 $\omega-3$ 지방산은 62% 많았다.' 그것은 지방산의 비율이 매우 우수하다는 것을 뜻한다. 하지만 유기농 제품은 더 비싸기 마련이고 다양한 예산 사정을 고려했을 때, 어디서 시작할지를 아는 것이 중요하다. 유기농 제품 구매를 시작해야 할 영역은 물론 농산물부터겠지만, 모든 농산물을 유기농 제품으로 사야하는 것은 아니다. 그러니까 식단 예산이 빡빡한데도 불구하고 유기농 아보카도를 사고 있다면 그럴 필요가 없다는 뜻이다!

유전자 변형 식품은 어떤가요?

유전자 변형은 인간이 식품을 조작한 또 하나의 방식이다. 너무 깊이 들어가지는 않겠지만, 내 경우 최대한 그런 식품을 피하려고 하는데, 유기농 제품을 구매하면 비교적 쉽게 유전자 변형 식품을 피할 수 있다. 유전자 변형 식품은 뜨거운 감자이지만, 만약 당신이 매일같이 패스트푸드를 섭취하는 사람이라면 유전자 변형 식품부터 걱정할 게 아니다(하긴, 패스트푸드의 경우 대부분 유전자 변형 식품이 가득 포함되어 있으므로 걱정해야 할지도 모르는 일이다). 식단을 건강하게 변화시키면 자동적으로 유전자 변형 식품을 덜 섭취하게 될 것이다. 즉, 이미 당신의 식단이 인구의 95% 보다 더 건강한 상태가 아닌 이상 유전자 변형 식품은 우선적으로 걱정할 사항이 아니라는 것이다.

보너스 도전

이 책에서 나는 '작은 도전'이라고 이름 붙인 새로운 개념을 소개하고자 한다. 작은 도전은 크기 면에서는 사소한 습관과 같지만 선택적이고 상황적이라는 특성을 지니고 있다. 이 작은 도전은 필수 사항이 절대 아니고, 당신의 핵심 사소한 습관 계획의 일부가 될 필요도 없다. 단지 보너스로 진전할 기회일 뿐이다.

대부분의 다이어트 및 체중감량 프로그램은 완벽히 수행했을 때의 결과에 눈이 멀어서 참가자들에게 지나친 규칙과 제한을 요구한다. 하지만 전략을 성공적으로 수행하기 위해서는 필수 요구 사항(즉, 규칙)이 자율성을 보존하고 지쳐 떨어져 나가는 번아웃 현상을 방지할 수 있도록 많은 주의를 기울여야 한다. 물론 선택적 활동은 제한을 두지 않아도 부정적 영향이 없는데, 왜냐하면 그것을 수행하지 **않**더라도 자존감이나 연속적인 수행 성공에 해를 끼치지 않기 때문이다.

이것이 얼마나 신나는 일인지 알겠는가? 한 번 상상해 보라. 현재의 나 자신과 내가 되고 미래의 내 모습의 격차에 압도당하는 대신, 하루 동안 할 **아주 쉬운** 사소한 습관들 목록이 있고, 또한 원한다면 수행할 수 있는 작지만 강력한 행동적 도전 목록도 가지고 있는 것이다. 그 두 번째 목록은 의무가 아니라, 기회일 뿐이다. 의무는 부담을 주지만, 기회는 무겁지 않으면서 유혹적이다.

이 선택적인 도전들(그리고 사소한 습관들)은 안전한 환경에서 건강한 삶을 경험하게 도와줄 것이다. 다이어트를 해 본 사람이라면 매우 통제적이고, 결과를 원하면 고통을 감내해야하는 환경에서의 건강한 삶을 경험해보았을 것이다. 안타깝게도 후자가 '건강한 삶'에 대한 가장 흔한 관점이다. 수치심, 또는 과거에 다이어트를 실패했던 경험 등을 포함한 온갖 감정적인 앙금으로 짓눌려 있다. 건강한 삶이 '재미있는 삼촌'같이 언제나 유쾌할 수만은 없겠지만 부정적인 것과 연관시키는 것을 그만 두고 **자신만의 방식**으로 삶을 경험한다면 그래도 꽤 즐거울 수 있을 것이다. 고정 관념을 전부 버리고 이것저것 시도해보라. 이 여정은 놀랄 만큼 즐거울 테니.

작은 도전의 기반이 되는 공통적인 개념은 다음과 같다. 그 양에 관계없이 활동적인 것은 가치 있는 것이다.

TV 도전: TV를 보기 전에, 20초 간 운동을 하거나 몸을 움직여라(팔 벌려 뛰기, 팔굽혀펴기, 제자리 뛰기, 광대처럼 춤을 추기, 등). 무언가 알림이 필요한가? 그럼 TV나 리모콘에 뭔가를 붙여라. 작은 표시를 해도 되고 스티커를 붙여도 된다. 무엇이건 그 의미를 자신은 알 수 있을 것이다. 겨우 20초는 의미가 없다고 생각한다면 그 생각을 당장 시험해보라. 20초간 빠른 속도로 리듬에 몸을 맡긴 후 생각이 어떻게 변하는지 보라.

20초는 물론 짧은 시간이지만, 몸을 움직이고 있으면 생각보다 그리 짧지 않다! 춤을 추고 난 후 심장 박동이 빨라진 것을 느끼면 그 20초가 그리 '쓸 데 없지는 않다'는 것을 잘 알 수 있을 것이다. 이 작은 도전의 경우 20초가 적절한 것 같은데, 왜냐하면 20초라는 시간은 시작하면서 그 끝이 가늠이 되면서도 시작하자마자 끝나지는 않으며, 실행할 때에 저항감은 적으면서 그 보상은 의외로 만족스럽기 때문이다. 낮은 저항감과 만족스런 보상은 행동을 지속하게 하는 강력한 공식이다(이 공식을 통해 나쁜 습관이 지속되는 것이다).

TV 도전 보너스: TV를 30분 시청했을 때마다 일어나서 또 다시 20초간 몸을 움직인다. 가족들을 놀래키기 위해 춤을 추는 것을 추천한다. 가족과 함께 TV를 시청하다가 갑자기 몸을 일으켜서 아무런 설명도 없이 춤을 추기 시작한다면 나와 평생 친구가 될 수 있을 만한 사람으로 인정하겠다.

TV 광고 도전: TV를 보다가 광고가 나올 때마다 일어나서 몸을 움직여라. '운동'을 할 필요도 없고, 그냥 일어나서 움직이기만 하면 충분하다. 어차피 광고는 재미도 없다. 집 안을 돌아다니는 것도 좋고, 약간의 청소를 해도 좋다. 이렇게 하면 TV를 보는 동안 신진대사가 느려지는 것을 방지할 뿐 아니라, 몸에 좋은 행동을 하면서 TV 시청을 할 수 있다! 시청하고 있던 TV 프로그램이 재개되면 여가 시간을 더 '획득'하는 기분이 들 것이다. 작고 우스운 일로 들릴지는 모르겠지만, 소용없다고 생각하기 전에 딱 한 번만 시도해보라. 정말 좋은 기분이다.

건강한 삶에서 건강에 좋지 않은 음식을 '획득'하는 것은 좋지 않다. 하지만 건강한 삶에서 휴식과 여흥을 '획득'하는 것은 **매우** 좋은 일이다. 휴식과 여흥은 해롭지 않다. 오히려 건강한 삶의 필수적인 부분이며 열심히 일한 뒤의 마땅한 보상이다. 사람들은 때때로 TV를 너무 많이 보는 것을 창피한 일로 여기지만, 그것은 TV 시청이 비활동적이며 한 번에 너무 많은 시간을 몰아보게 되기 때문이다. 여가 시간을 보내며 활동적인 것을 추가하기 되면 시너지 효과가 일어나게 되어 다방면으로 이익을 얻을 수 있다. 특히 '게으름으로 인한 수치심'을 느끼지 않아도 되므로 여가 활동을 더욱 즐길 수 있게 된다.

계단 도전: 가능할 때마다 계단을 이용하라! 엘리베이터나 에스컬레이터를 타지 않는 것을 자랑스럽게 여겨라. 내가 사는 아파트에서 7층에 살면서 계단을 이용하는 사람은 나 밖에 없다. 남들과 다른 결과를 원한다면, 남들과 다른 방식으로 생각하며 살아야 한다. 계단을 이용하는 것 역시 하나의 방법이다.

모 아니면 도로 생각할 필요는 없다. 만약 18층까지 가야한다면, 3층까지만 계단을 이용하고 3층부터는 엘리베이터를 타도 좋다. 또는 엘리베이터를 타고 올라가면서 제자리뛰기를 하는 것도 괜찮다 (특히 다른 사람들과 함께 엘리베이터를 탈 경우에). 만약 에스컬레이터와 계단이 여러 층에 걸쳐서 있다면, 먼저 계단으로 올라간 다음 에스컬레이터를 타는 것도 괜찮다. 정해진 규칙은 없다. 아무도 '어! 저 사람 계단으로 올라가다가 에스컬레이터로 바꿔 탔어! 진짜 일관성 없다! 진짜 이상한 걸!'이라고 말하지 않을 것이다.

주차 공간 도전: 상점에서 가장 멀리 떨어진 곳에 주차하라. 사실 그렇게 멀지도 않을뿐더러, 다른 사람들처럼 '최고의 주차 공간'을 찾기 위해 고군분투할 필요도 없다. 비밀을 하나 알려주도록 하겠다. '최고의 주차 공간'은 상점에서 가장 멀리 떨어진 곳인데, 왜냐하면 가장 많이 걷게 해주고, 바깥 날씨도 가장 많이 즐길 수 있으며, 스트레스를 받을 필요도 없고, 가장 큰 보상감을 주기 때문이다.

걷기/자전거 타기 도전: 차를 타는 대신 걸어가거나 자전거를 타고 갈 수 있는 곳이 있다면 그렇게 하라. 걸어서 어딘가를 가는 것은 생각보다 굉장히 즐거운 일이다.

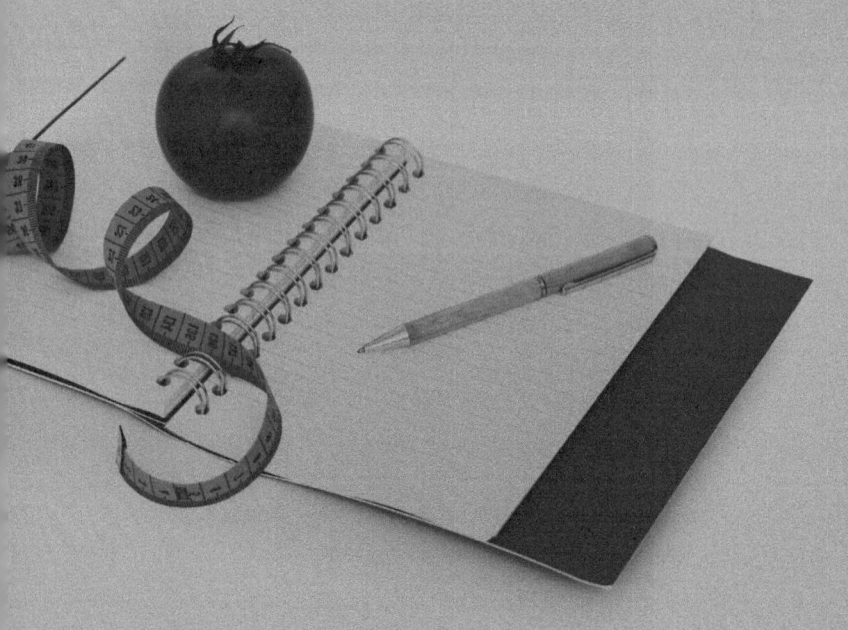

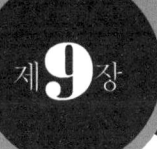

상황별 전략

**규칙은 어길 수 있다.
하지만 전략은 영원하다.**

"누구나 그럴듯한 계획을 가지고 있다.
얼굴에 한 대 얻어맞기 전 까지는."

마이크 타이슨(Mike Tyson)

Mini Habits for Weight Loss

전략 개요

다이어터들은 삶에 무언가 예상 밖의 일이 일어나기 전까지는 먹어도 좋은 음식과 먹어서는 안 될 음식의 리스트를 잘 따르는데, 예상 밖의 일은 삶에서 꽤 자주 일어난다는 게 문제다. 규칙은 깨질 수 있지만, 전략은 영원하다.

다음의 전략들은 지켜야만 할 규칙이 아니다. 오히려 언제든 이용할 수 있는 그 순간의 사고방식 및 행동이다. 이 전략을 이용할지 말지, 또 언제 이용할지는 전적으로 당신에게 달려있다. 여기에 있는 모든 전략들은 당신 및 당신이 내리는 결정이 올바른 방향으로 갈 수 있도록 도와줄 것이다. 또한 의무가 아니므로 순간적인 기분으로 아이스바를 먹는다고 해도 '망쳤다'는 기분이 들지 않을 것이다.

이전 장에서 다루었던 핵심적인 사소한 습관 계획이 '메인 코스'이며, 앞으로 다룰 전략들은 매우 추천하기는 하지만 해도 되고, 안 해도 되는 '사이드 메뉴'이다. 이것은 건강한 삶의 특성을 반영하는데, 삶의 대부분은 습관에 의해 결정되지만 이차적으로는 우리의 관점 및 매일 내리는 선택에 의해 결정되기 때문이다.

이론보다는 실제 삶에 적용하는 게 더 중요하므로, 실제 삶에서 맞닥뜨릴 수 있는 상황의 몇 가지 예시를 통하여 당신이 좀 더 이로운 선택을 할 수 있도록 도와줄 전략을 자세히 살펴보도록 하겠다.

유혹 전략 : 작은 루틴

당신이 계획을 세웠다고 하자. 환상적인 계획이다. 그런데 갑자기 쿠키 일곱 개를 한꺼번에 먹고 싶은 강한 욕망이 밀려오기 시작한다. 어어! 어쩌지? 여기서 할 수 있는 최악의 선택은 먹고 싶은 욕망을 억지로 누르고 박탈감을 느끼는 것이다.

음식에 대한 갈망은 오히려 한 걸음 더 진전할 수 있는 보기 드문 기회이다. 대체 왜냐고? 음식에 대한 갈망 뒤에는 명확한 동기가 있고, 그 동기를 이용할 수 있기 때문이다! 목표를 이루고자 하는 사람이라면 누구나 동기부여가 있기를 희망한다. 지금 분명히 그 강력한 동기가 존재하지만, 쿠키를 먹고자 하는 동기는 안타깝게도 우리의 목표와 어긋난다. 그렇다면 어떻게 이것을 이용할 수 있을까?

나는 다음과 같은 전술을 이용해서 극적인 긍정적 효과를 냈다. 내가 가지고 있는 좋지 않은 습관 중 하나는 비디오 게임을 과도하게 하는 것이다. 심지어는 열 시간이 넘게 비디오 게임을 한 적도 여러 번 있다(이전에 언급한 대로 나는 무척 게으르다). 게임을 하고 싶은 마음이 솟구쳐 오르면 이전에 과도하게 게임을 했던 경험을 떠올리면서 **게임을 해선 안 돼** 혹은 **너무 오래 해선 안 돼** 라고 내 자신에게 말한다(혹시 음식에 대해 비슷한 생각을 한 적이 있지 않은가?). 이런 생각들은 수치심에 의한 것이며 박탈감을 유발해서 상황을 악화시킨다.

따라서 나는 수치심보다 나은 전략을 찾아냈다. 내 우선적인 목표가 게임을 줄이고 생산성을 향상시키는 것이라고 하자. 유혹을 이기고 이 목표를 성취하기 위해 나는 게임과 내 사이에 작고 위협적이지 않지만 유익한 장애물을 하나 놓는다. 그리고 만약 게임을 하게 되더라도 수치심을 느끼지 않을 것이라는 조건을 설정한다. 즉, 수치심으로부터 자유로운 게임이다. 이 전략을 통해 나는 게임을 하지 않고 몇 시간 동안 생산적으로 일을 한 적이 많다. 또는 어느 정도 일을 하고 약간의 게임도 한 적도 있지만 두 가지를 통해 모두 만족감을 얻었다. 결과가 어떠하든 만족스러운 결과를 얻는다. 이제 건강에 좋지 않은 음식이 당신을 유혹할 때 이 전략을 어떻게 적용할 수 있는 지에 대해 살펴보도록 하자. 핵심적인 사소한 습관 전략을 제외하고는 이 전략이 어쩌면 이 책에서 가장 재미있을지도 모른다.

음식에 대한 갈망을 느낄 때 피해자 대신 기회주의자가 되는 방법

음식을 갈망하면 보통 어떤 행동을 하게 되는가? 일단 저항해보지만 결국에는 그 갈망을 이기지 못하고 음식을 먹는다. 싸워서 힘을 뺀 다음 항복하고 그 유혹적인 음식을 먹고 마는 것이다. 즉, 갈망이라는 공격의 피해자가 되는 것이다. 그리고는 전투에서 패한 사람처럼 패배감을 느낀다. 만약 이 '피해자'들이 단순히 이 공격을 방어하는데 그치는 것이 아니라 직접 맞대응하여 공격할 수 있다면 어떨까? 우리는 판을 완전히 뒤엎어서 다시는 똑같은 상황이 일어나지 않도록 할 것이다.

아주 예리한 질문 하나로 시작해보겠다. 장기적인 체중감량 목표에 가장 해를 끼치는 것은 다음 중 무엇일까? 건강에 좋지 않은 간식을 먹는 것? 아니면 건강에 좋지 않은 간식을 먹는 것에 대해 수치심을 느끼는 것? 장기적으로 보았을 때 둘 중에 체중증가에 더 큰 영향을 끼치는 것은 무엇일까? 일단 음식에 대한 갈망에 대한 이야기를 하고 다시 이 질문으로 되돌아오도록 하자.

갈망은 일종의 자력과 같아서 당신을 점점 그 쪽으로 끌어당긴다. 어느 정도는 저항을 할 수 있을지 모르겠지만 잠시라도 한 눈을 팔면 바로 끌려가게 된다. 우리의 전략은 음식에 대한 갈망과 당신 사이에 작은 장애물을 놓는 것으로 이 강력한 힘을 역이용하는 것이다. 갈망을 다른 것으로 대체시키는 것이 아니라, 갈망과 당신 사이에 장애물을 놓는 것이다. 이 작은 장애물이 무엇인지를 살펴보기 전에 올바른 관점부터 설정해야 한다.

이 작은 장애물을 하나씩 거쳐 가면 점점 그토록 먹고 싶은 쿠키(혹은 당신이 먹고 싶은 다른 무언가)에 가까워진다. 하지만 그렇다고 해서 그 쿠키를 '획득'하는 것이 아니라는 것을 반드시 염두에 두어야 한다. 이 장애물을 거쳐 가는 이유는 건강에 좋지 않은 무언가를 먹을 권리를 '구매'하기 위함이다. 건강한 행동으로 건강하지 않은 음식을 '구매'하는 개념은 마치 두 가지가 서로를 상쇄시키고, 서로 비슷한 가치를 지니고 있는 것으로 느껴지게 만든다. 즉, 약간의 선이 약간의 죄악 혹은 그와 비슷한 잘못된 신념을 덮는 것이다. 사실 쿠키를 구매하는 것이 아니라 '수치심으로부터 자유로워지는' 카드를 구매하는 것이다. 작은 장애물을 통과하고 나면 그 음식을 먹어도 수치심을 느끼지 않을 수 있다. (그럼에도 불구하고 수치심을 느낀다면 그 사실에 대해 수치심을 느껴야한다! 아니, 취소하겠다. 그것도 좋지 않다. 어쨌든 요점은 이해했기를 바란다. 만약 수치심을 느끼기 시작한다면, 좋은 것으로 나쁜 것을 상쇄시켰다는 것을 기억하라.) 장애물을 통과하고 나면 먹고 싶었던 음식을 먹어도 수치심을 느끼지 않아도 된다고 자신과 협상하라.

그냥 원하는 음식을 먹으면 간단할 텐데 어째서 이 작은 장애물을 통과해야하는 지 의문이 든다면, 그 태도가 마음에 든다. 질문은 많을수록 좋기 때문이다. 답은 이 전략은 매우 효과적인 이유는 대부분의 경우에 작은 장애물이 포함된 옵션을 기꺼이 선택하게 될 것이기 때문이다. 어째서일까? '바로 쿠키를 먹는 선택지'에 비해 작은 장애물이 포함된 선택지는 음식을 먹을 수 있으면서 수치심은 느끼지 않아도 되기 때문이다. 같은 이유로 나는 비디오 게임을 하기 전에 일을 먼저 하는 쪽을 선호한다. 일을 하고 나서 비디오 게임을 할 수도 있고 하지 않을 수도 있지만 뭔가 긍정적인 것을 하기로 결정하면 기분이 좋을뿐더러 비디오 게임을 하는 것에 대해 불편한 마음을 가지지 않아도 되기 때문이다.

음식에 대한 갈망에 대한 직접 저항은 소용없는 짓이며 심지어 해롭기까지 하다. 오늘 성공적으로 저항을 한다는 것은 내일은 유혹에 대해 더 약해질 것을 의미하며, 만약 다음날도 저항하는 데 성공한다면 그 다음날에는 더욱 더 약해져있을 것을 의미한다. 유혹에 대한 대응 중 가장 흔한 것이 바로 직접 저항이다. 하지만 이것이 좋은 전략이 아닌 세 가지 이유가 있다. 첫 번째, 박탈감을 유발한다. 그리고 박탈감에서 벗어날 선택을 할 수 있다면 그 박탈감을 오래 견디는 사람은 드물다. 두 번째, 유혹의 원인에 대해 더욱 초점을 맞추게 된다. '초콜릿을 먹으면 안 돼.'라고 생각하는 것은 계속 초콜릿에 대해 생각하는 것이다. 그럼 유혹의 힘이 더 커지게 되고 의지력은 약해지게 된다. 세 번째, 수치심을 유발한다. 뿐만 아니라 만약 유혹에 굴복하게 되면 '올바른 결정'을 하고 싶지만 틀린 결정을 내렸을 때와 같은 비참한 감정을 느끼게 된다. '간식'을 획득하는 것이 아니라 '수치심으로부터 자유로운' 결과를 획득하는 것이라고 말한 이유가 바로 이 때문이다.

즉, 이것은 갈망에 저항하기 위한 싸움이 아니다. 특정 시점에는 갈망에 저항하는 데 성공했다고 하더라도 아무런 소용이 없다. 의지력과의 싸움이 거기서 끝나는 것이 아니기 때문이다. 오늘 아침 쿠키 싸움에서 승리했다고 하더라도, 점심 때 치즈버거 소동, 혹은 저녁의 치즈케이크 전투에서는 약해질 수 있는 것이다. 한 시간 동안 저항하는 데 성공한다고 할지라도 곧 항복할 수도 있다. **며칠 혹은 몇 주 동안 저항을 한 후 37일이 되는 날 이성을 잃고 폭식을 할 수도 있다.** 유혹은 끊임없이 반복되는 위협이다. 그래서 전략이 무엇보다도 중요한 것이며 직접 저항은 역효과를 내는 것이다. 이 전략은 유혹을 이길 수 있는 가능성을 끊임없이 향상시키는 동시에 의지력을 잃게 하지도 않고 박탈감을 느끼게 만들지도 않는다. 하루에 몇 번 씩 이 전략을 반복해도 문제없다. 왜냐하면 만약 유혹에 무너진다 할지라도 이 과정을 거치는 것 자체가 당신을 더 강하게 만들기 때문이다.

올바른 관점을 요약하자면 다음과 같다. 수치심이나, 후회나, 자기 판단 없이 먹고 싶은 음식을 먹을 수 있도록 자신을 허락하라. 단, 다음 부분에서 다룰 목록에 적힌 작은 장애물 중 두 가지를 통과한 후라면. 이 전략을 통해 맛있는 음식을 먹고 싶은 동기를 작은 장애물을 넘고자 하는 강력한 동기로 탈바꿈시킬 수 있다. 왜냐하면 작고, 성취하기 쉬운 조건을 통해 자신에게 수치심으로부터 벗어날 수 있는 면죄부를 부여할 수 있기 때문이다. 표면적으로는 체중증가 혹은 체중감량에 대한 허가를 내주는 것처럼 보일 수 있다. **지금 이 별것도 아닌 작은 행동을 하기만 하면 아무런 수치심 없이 이 정크 푸드를 먹어도**

된다는 말인가? 미친 것 아닌가?!

이 부분은 심리학적으로 직관적이지 않다. 수치심으로부터 자유로워지는 통행증은 쿠키를 전부 먹어치우고 싶은 마음에게도 매우 매력적이지만 동시에 '체중감량을 위해 건강에 좋은 을 먹고 싶은' 마음에게는 **훨씬** 더 유익하기 때문이다.

이제 정리를 해보도록 하자. 동기(음식을 먹는 것)를 더욱 매력적으로 보이게 만드는 인센티브(수치심을 느끼지 않고 음식을 먹는 것)는 수치심을(즉시) 감소시키는 이익을 줄 뿐 아니라 때로는 **음식을 먹지 않아도 만족하도록** 고안된 매우 유익한 작은 루틴을 수행하도록 동기부여를 해 준다. 음식을 먹을 수도 있고 먹지 않을 수도 있지만, 승리와는 전혀 관계없는 일이다. 승리의 척도는 자신을 강화시켰느냐 **약화시켰느냐**이다. 그럼 처음에 했던 질문으로 되돌아가보도록 하자. 건강에 좋지 않은 것은 먹는 것, 혹은 폭식을 하는 사건은 일시적인 현상이다. 하지만 건강에 좋지 않은 음식을 먹는 것이나 폭식을 하는 것으로부터 비롯된 수치심은 악순환을 유발해서 몇 년까지도 해를 끼칠 수 있다. 어느 쪽이 더 큰 위협으로 다가오는가?

다음에 다룰 작은 루틴은 당신을 더욱 의식적으로 만들어주고 의지력과 자기 통제력을 길러줄 뿐 아니라 당신을 무너뜨리는 대신 더욱 견고하게 만들어 줄 것이다. 이것은 개인적인 사례가 아니라 당신의 미래 모습이다. 음식에 대한 갈망에 '패배'하고도 행동 변화에 대한 목표를 눈에 띄게 진전시킬 수 있다.

이게 얼마나 강력한 전략인지 느껴지는가? 이 전략과 '뚱뚱한 것에 대한 비난'으로 시작되는 굶기와 폭식의 악순환, 그리고 융통성 없는 다이어트의 차이점을 알 수 있겠는가? 이것이 바로 진정한 전략이 가져오는 상쾌한 변화이다. 진정한 전략은 이 세상에서 가장 똑똑한 의사가 알려주는 체중감량을 위해 먹어야할 음식 목록보다 더 효과적이다.

　마지막으로 한 가지 더 고려해야 할 사항이 있다. 유혹을 느끼고 이 작은 도전을 감행하기로 결정하는 것은 자주 할수록 좋은 일이지만(윈-윈 전략이기 때문에) 반드시 처음 두 단계를 거쳐야 한다. 목록에 있는 단계는 그것보다 훨씬 긴데, 원하는 경우 추가적인 단계를 수행할 수 있기 때문이다. 모든 것은 당신에게 달렸다! 핵심적인 사소한 습관 전략과 마찬가지로 바닥은 낮고 천장은 없다.

　만약 당신이 수행한 도전들이 먹고 싶은 음식을 수치심을 느끼지 않고 먹을 만큼 '충분치' 않았다고 느껴진다면? 일단 축하의 말을 전해야겠다. 왜냐하면 드디어 올바른 적과 싸우고 있다는 뜻이기 때문이다. 음식이 문제가 아니라 자기 파괴적인 태도가 문제이며, 수치심은 자기 파괴적인 태도 중 최고봉이다. 여기서 다시 한 번 짚고 넘어가야 할 것은 수치심을 음식과 연결시키는 일은 절대 없어야 한다는 것이다. 다양한 음식은 우리 몸에 다양한 영향을 끼치므로 음식에 도덕성(좋고 나쁨)을 부여할 수는 없다. 그리고 만약 필요하다고 느끼면 같은 도전을 여러 번 수행해도 괜찮고 다음 도전으로 넘어가도 된다. 어떤 결정을 내리든 최종적인 목표는 수치심으로부터 자유로워지는 것임을 기억하라.

　다음은 유혹을 이기게 도와줄 작은 도전들의 목록이다. 이전에 장애물이라고 지칭한 이유는 A부터 B까지 도달하는 길목에 놓여있는 장애물과 같은 역할을 하기 때문이다. 하지만 좀 더 긍정적인 언어로는 작은 도전이라고 부를 수 있다.

유혹에서 벗어나기 위한 작은 루틴

순서는 내가 임의로 정한 것이지만 사람에 따라 다른 순서가 더 효과적일 수도 있다. 명상을 제일 첫 번째 순서에 둔 이유는 명상이 마음을 진정시키고, 의식을 향상시키고, 행동을 지연시키고, 감정을 완화하기 때문이다. 따라서 음식을 먹고 싶은 마음의 유발 요인 몇 가지를 진정시킬 수 있는 효과가 있다. 그 다음은 생물학적인 갈망을 충족시키기 위한 대체 식품 섭취하기, 건강하게 살기, 동기를 유발하기 위한 운동하기, 때때로 배고픔과 혼동할 수 있는 갈증을 충족시키기 위한 물 마시기, 행동을 잠깐 지연시키기, 자신이 선택한 다른 활동 하기, 뇌물 제공하기, 산책하기, 그리고 마지막으로 섭취할 양 협상하기 순이다. 쿠키를 먹고 싶은 상황을 예시로 각 도전을 구체적으로 살펴보겠다.

1. **1분 동안 명상하기.** 이것은 정신을 맑게 하고 당신을 침착하게 만들어 줄 좋은 방법이다. 쿠키를 먹는 것을 잠시 미룬다고 생각하는 것이다. 그래, 쿠키를 먹을 수 있어. 하지만, 그 전에 1분 동안 명상을 하는 거야. 이렇게 단순히 행동을 지연시키는 것(그리고 명상의 효과)만으로도 쿠키에 대한 갈망이 없어질 수도 있다.

   어딘가 조용한 곳으로 가서 앉아라. 만약 파티에 참석 중이라면, 조용한 방, 실외, 혹은 화장실로 장소를 옮겨라. 1분간 호흡에만 집중하라. 자신의 생각이나 욕망과 싸울 생각을 하지 말고, 마치 제 3자인 양 내면의 소리를 관찰하라. 만약 안내가 필요하다면 유튜브에 '1분 명상'이라고 검색해 보라. 왜 이 전략이 1번일까? 명상은 즉시 스트레스를 감소시키며, 감정적 상태를 향상시키고, 자신을 좀 더 의식적으로 만들어주기 때문이다. 명상을 통해 유혹에 대한 강력한 세 가지 방어효과를 누릴 수 있다. 만약 1분이 충분지 않을 거라고 생각한다면, 한 번 직접 시도하여 그 효과를 경험해보라.

속임수를 써서는 안 된다. 최대한 호흡에 집중하라. 맛있는 간식, 또는 다른 어떤 것에 대한 생각이 미칠 가능성이 높은데, 그 경우 살며시 다시 호흡에 대해 생각하라. 예전에도 말했지만 다시 한 번 강조하는데, 명상을 하는 동안 여러 차례 정신이 산만해지더라도 여전히 효과는 있을 것이다. 다른 것과 마찬가지로, 명상은 연습하면서 나아지는 것이지 첫 시도에 완벽해 해낼 수 있는 것이 아니다.

2. **건강에 좋은 음식 먹기.** 만약 갈망을 느끼고 있는 것이 음료의 일종이라고 해도, 가능하다면 건강에 좋은 식품을 하나 먹는 것을 추천한다. 만약 건강에 좋은 음식을 구하기 어려운 상황이라면, 3번을 2번 대신 활용하라.

3. **팔굽혀펴기 한 번, 윗몸일으키기 한 번, 1분 간 춤추기, 1분 간 제자리 뛰기, 혹은 팔 벌려 뛰기 15회 하기.** 나중에 결정하기 보다는 자신이 선호하는 작은 운동을 미리 선택해두는 편이 좋다. 어쨌든 활동적인 무언가를 하는 것이 목표이다. 이 운동을 통해 감각을 더 예민하게 만들고, 건강한 생활 방식에 대한 동기를 부여할 수 있으며 때로는 제대로 된 운동을 하게 될 수도 있다. 사소한 습관들과 마찬가지로 더 할 수 있을 것 같은 기분이 든다면 그렇게 하라.

언제 간식을 먹게 되는지를 한 번 생각해보라. 편안할 때, TV를 시청할 때, 그리고 약간 게으른 기분이 들 때 주로 간식을 먹을 것이다. 하지만 팔굽혀펴기(혹은 다른 운동)을 한 뒤에는 게으른 기분이 들지 않는다! 운동을 하면 건강에 좋지 않은 음식을 저항하기 쉽게 되거나 그 음식을 먹고 싶지 않은 정신 상태가 된다.

4. **물 한 잔을 마시기.** 때때로 우리는 갈증을 배가 고픈 것이라고 착각

하는 경우가 있다. 그런 경우라면 물 한잔을 마시는 것으로 해결 될 수 있다!

5. **10분 간 행동 지연하기.** 이것은 아주 효과적인 의지력 관련 전략이다. 어떤 행동을 완전히 저항하는 것보다 적은 의지력을 소모하면서도 유혹을 약화시키기 때문이다. '왜 나는 항상 결심만 할까?(The Willpower Instinct)'의 저자 켈리 맥고니걸(Kelly McGonigal)에 의하면, "우리의 뇌에 10분을 기다린 후 먹을 수 있는 쿠키와 체중감량이라는 장기적인 관점의 보상을 비교할 시간을 주면 전자에 대한 한 쪽으로 치우친 편향이 줄어들게 된다. 즉각적인 보상의 '즉각적인' 특성이 순간적으로 뇌를 장악해서 선호도를 뒤바꾸는 것이기 때문이다."

6. **무언가 다른 활동을 함으로써 집중을 다른 곳으로 돌리기.** 유혹에 대비하여 무엇을 할 수 있을지 몇 가지 활동을 미리 정해두는 것이 좋다.

7. **대체할 수 있는 보상이나 뇌물을 자신에게 제공하기.** 나쵸를 먹는 대신 재미있는 TV 프로그램을 시청할 수도 있고, 아이스크림을 구매하는 대신, 사고 싶었던 T셔츠를 구매할 수도 있다. 즉, 체중증가를 유발하지 않는 음식이 아닌 보상을 선택하는 것이다.

8. **산책을 하라.** 일단 현관 밖으로 나서서 밖으로 나가는 것이다. 당신이 안전한 동네에 산다는 가정 하에 산책은 꽤 즐거운 활동이 될 것이다.

9. **산책은 어땠는가?** 만약 여기까지 왔다면, 이미 **엄청난** 승리를 거둔 것이다! 아직도 그 음식이 먹고 싶지만, 수많은 작은 승리를 거두었기 때문에 또 다른 승리를 하나 더 거두고 싶다면, 구체적인 음식의 양을 정하거나 다른 날을 지정해서 그 때 음식을 먹도록 하라. 이 때 중요한 것은 수치심을 느끼지 않는 것(생각 없이 탐닉하지 말

것)과 행복(양을 너무 줄이지는 말 것) 사이의 균형을 찾는 것이다. 이렇게 유혹에서 벗어나기 위한 작은 루틴이 완성된다. 만약 순서를 바꾸고 싶다면 그렇게 하라. 다른 도전에 비해 당신에게 더 효과가 좋은 도전도 있을 수 있다. 하지만 유혹이 있을 때 순서를 바꾸는 것은 금물이다. 왜냐하면 결정을 내리는 것은 의지력을 요하기 마련이며 의지력은 최대한 아끼는 것이 좋다(특히 유혹에 맞서는 경우에는)!

상황에 따라 즉흥적일 필요도 있다. 만약 기본적인 순서는 위의 목록과 같지만, 바로 옆에 대체할 수 있는 보상이 있다면(목록에서 7번) 그것을 맨 처음에 시행해도 된다. 하지만 될 수 있으면 똑같은 순서로 작은 도전을 시행하는 게 좋은데, 똑같은 행동을 더 많이 하면 그 행동이 유혹에 맞설 때의 습관으로 정착될 것이기 때문이다. 따라서 작은 도전의 순서를 미리 정해놓고 때에 따라 약간의 수정을 가하는 것을 추천한다.

음식에 대한 갈망의 사례

밤 11시 34분이다. 당신은 소파에 앉아있는데, 갑자기 **'어떻게 해. 지금 당장 아이스크림이 먹고 싶어.'**라는 생각이 들었다. 이게 바로 음식에 대한 갈망이다. 침착하라. 이것을 고압적인 '다이어트에 관련된 결정'으로 만들 필요가 전혀 없다. 갈망에 항복하는 것에 두려움을 갖지 말라. 최대한 침착하게 행동하라.

여기서의 진정한 적은 수치심이며, 수치심을 느끼지 않고 아이스크림을 먹기 위해 작은 도전을 두어 개 시행할 수 있다. 과거의 당신은 완전한 통제에 대한 욕망 때문에 엄격한 규칙을 선택한 후 곧 반란을 일으켰다. 하지만 지금은 모 아니면 도 식으로 전혀 음식을 먹지 않거나 폭식하거나 둘 중 하나를 택하는 대신 침착하게 결정을 내리는 쪽으로 변화하고 있다.

1) 1분 동안 명상하기
2) 건강에 좋은 음식 먹기(불가능하다면 3번으로)
3) 팔굽혀펴기 한 번 하기(또는 다른 운동)
4) 더 많은 도전을 시행하거나 이제 먹고 싶은 만큼 음식 먹기. 금지된 일도 아니고, 당신을 멈출 사람도 아무도 없다. 하지만 생각 없이 먹지는 말라. 모든 과정을 의식한 채로 음식을 즐기되, 이것저것을 고려해봤을 때(체중증가 요소를 포함하여) 어느 정도의 양을 먹으면 진정으로 만족할 수 있을지를 생각해보라.

한계 효용의 법칙에 의하면 우리는 다섯 번째 조각의 피자보다 첫 번째 조각의 피자를 더 즐길 것이다. 이것은 모든 것에 적용되는 법칙이다. 따라서 음식을 먹을 때 의식적으로 먹는 것이 중요한 것이다. 우리는 모두 맛을 즐기지도 못하면서 끊임없이 건강에 좋지 않은 음식을 먹었던 경험이 있을 텐데, 이것은 의식을 하고 있지 않았기 때문이다. 무엇을 먹든, 의식적으로 먹어야 한다.

먹어야 한다면, 맛있게 먹어라

때로는 작은 도전을 시행하고 나서도(물론 시행하지 않았을 수도 있지만) 양파 튀김이나, 탄산음료, 혹은 패스트푸드를 먹게 될 수도 있다. 괜찮다. 사람이니까 어쩔 수 없는 것이다. 그런 때가 오면, '다이어트용' 간식 따위로 몸을 속이는 짓은 **절대** 금물이다.

다이어트 식품은 절대로 섭취하지 말라.

일반적으로 다이어트 식품은 체중을 증가시킨다. 체중 증가는 신진대사와 관련이 있고 다이어트 식품은 대사에 설탕보다도 더 큰 악영향을 끼치기 때문이다. 뿐만 아니라 "다이어트 식품"을 섭취하는 것은 당신이 체중감량을 시도할 때 할 수 있는 일 중에 가장 심리적으로 잘못된 행위이다.

이것은 일말의 걱정도 없이 구운 감자 칩을 폭식하는 사람의 전형적인 모습이다. 또 다이어트 탄산음료를 끝도 없이 마시는 사람의 모습이다. 하긴, 왜 안 되겠는가? 0 칼로리인데! 마치 이제 곧 젖소가 멸종될 것 마냥 저지방 우유를 들이키는 사람도 있다. '다이어트' 제품은 그것을 섭취해도 살이 찌지 않는다는, 혹은 '다이어트 식품이 아닌' 제품보다는 덜 살이 찔 것이라는 환상을 심어준다. 이것은 수치심을 감소시키는 것이 아니라 진실을 가리는 것이다! 이 믿음은 그 자체로도 매우 잘못되었지만, '다이어트 식품이니까' 평소 섭취할 양보다도 훨씬 더 섭취하게 되면 더 큰 문제가 된다.

건강에 좋지 않은 음식을 섭취할 경우, 진짜 지방과 진짜 설탕으로 만든 식품인지를 반드시 확인하라.

첫 번째로, 지방과 설탕이 함유되어 있을 경우 생물학적으로 만족감을 얻을 수 있다. 왜냐하면 지방과 설탕은 몸에서 소화시킬 수 있는 성분이기 때문이다. 두 번째로, 결정에 대해 좀 더 의식하게 된다. 신용카드보다는 현금을 쓰라고 추천하는 것과 같은 이유이다. 플라스틱 카드로 몇 십만 원 어치를 긁는 것에 비해 현금을 직접 건네주게 되면 돈을 잃고 있다는 고통을 좀 더 실감할 수 있게 된다. 비슷하게,

트리플 초콜릿 퍼지 아이스크림을 맛 보는 순간, 바로 살이 찔 것 같다는 생각을 하게 될 것이다! 물론 수치심을 버리는 방법을 배웠으니 수치심은 아니겠지만, 그래도 체중증가에는 영향을 끼칠 것이기 때문이다. 이런 음식을 체중증가와 연관시키는 것은 괜찮다. 왜냐하면 아무리 음식이 아닌 각종 화학약품이 들어있고 '저칼로리' 혹은 '다이어트'라는 문구가 붙어있더라도 체중증가를 유발하는 것은 부정할 수 없는 사실이기 때문이다.

 이 말을 하는 것은 건강에 좋지 않은 음식을 먹는 것에 대해 죄책감을 심어주려는 것이 전혀 아니다. 단지 만약 하루 종일 케이크만 먹으면서 손쉽게 체중감량을 할 방법은 없다는 것이다. 진짜 음식을 섭취하면 염증을 감소시키고, 제대로 된 보상 및 포만감 반응을 유발하고, 프랑켄 푸드를 섭취하여 망가진 부분을 치유할 수 있게 해주며 대사 체계를 회복시킨다.

유혹 제2부 : 자신과의 싸움을 그만두어라.

       이 책에 있는 전략들이 아무리 훌륭하더라도, 만약 식습관 및 운동 습관에 대해 다음과 같은 생각을 한다면 자신에게 해를 끼칠 것이다. '내 몸을 위해 최선을 다하기 위해서 어려움과 맞서 싸워야만 해!' 이 문장은 무해해 보일지도 모른다. 하지만 실제로는 그렇지 않다. 현재의 식습관 및 운동 습관에 대해 대항하는 자세를 취하는 것은 곧 잠재의식에 대해 전쟁을 선포하는 것이나 마찬가지다. 절대 좋지 않은 생각이다! 많은 사람들이 '습관의 재발견'을 읽고도 체중감량에 어려움을 겪었던 이유는 과거의 관점을 버리지 못했기 때문이었다.

이 책에서 소개한 사소한 습관들 및 다른 선택적인 전략들은 매우 가볍고 쉬운 전략들이다. 뿐만 아니라 이런 내적 전쟁을 유발하지 **않는다**는 것이 바로 그 전략들의 장점이다. 현재의 생활 방식을 위협하지 **않는다**는 것 또한 그 장점이다. 택시를 탈 때처럼, 아무런 판단도 하지 않고 당신이 있는 곳에 당신을 데리러 온 다음 새로운 곳으로 데려다 주는 것이다.

다음에 강조할 것은 굉장히 중요하므로 필요하면 몇 차례 반복하여 읽도록 하라. 사소한 습관 혹은 유혹에서 벗어나기 위한 일련의 작은 도전을 시행하는 데 있어 저항감이 느껴진다면 그것은 '**틀린 방식**'으로 저항하고 있기 때문이다. '옳은 일'을 하려고 너무 많은 노력을 하고 있다는 증거이다.

무언가가 당신을 유혹한다면, '어쩌지, 이 음식을 먹고 싶은 갈망이 드네. 어떻게 하면 이 갈망을 멈출 수 있지?'라고 생각해서는 안 된다. 그 생각 이후에 제대로 된 행동을 한다고 하더라도 유혹에 대해 초기에 직접 저항을 함으로써 이미 아주 불리한 위치에 놓이게 된 것이다.

굉장히 중요한 개념이므로 3번 반복해서 쓰겠다.

저항을 하면 할수록, 저항감은 커질 것이다.
저항을 하면 할수록, 저항감은 커질 것이다.
저항을 하면 할수록, 저항감은 커질 것이다!

'나쁜 행동을 하는 것'에 대한 저항감은 잠재의식을 자극시키고 (잠재의식은 나쁜 행동을 하고자 하는 마음이므로), 그렇게 되면 팔굽혀펴기 한 번 또는 물을 한 잔 마시는 것과 같이 아주 간단한 행동에도 저항감이 생긴다. 개별적으로 보았을 때 이런 행동은 우스울 정도로 쉽지만 '재미있는 것'에 대한 장애물로 보기 시작하면 사람들이 매 번 도달하는 데 실패하는 커다란 목표와 별 반 다를 바 없게 되는 것이다.

사소한 습관들을 통한 성공을 가로막는 가장 큰 장애물은 '신속한 방법'에 대한 잘못된 신화다. 행동 변화를 성취하는 방법은 자유, 현재 자신의 위치를 받아들이는 것, 그리고 더 나은 행동을 향한 지속적인 움직임이다. 올바른 관점을 더 효과적으로 설명하기 위해 구체적인 예시를 살펴보도록 하겠다.

좋은 생각: '이 쿠키는 정말 맛있겠다. 하나 먹고 싶군. 하지만 쿠키를 먹으면 살이 찌니까 일단 작은 도전을 두 개 시행하고 다시 생각해봐야겠어.'

나쁜 생각: '이 쿠키는 정말 맛있겠다. 하나 먹고 싶군. 윽. 하지만 먹으면 안 되지! 그러면 안 돼! 진짜 체중감량을 하고 싶단 말이야! 하지만 정말 맛있겠다! 대체 어떻게 하지! 어떤 전략을 시행해야 이 쿠키를 먹지 않을 수 있는 거지?'

첫 번째 반응은 차분하며, 침착하고, 가볍고, 느긋하다. 반면 두 번째 반응은 정신이 없고, 방어적이며, 통제 불능의 상태이다. 첫 번째 생각이 더 효과적인 이유는 승리 또는 패배의 상황을 만들지 않고 즉각적인 변화를 요구하지도 않기 때문이다. 한마디로, 숨을 쉴 틈을 준다.

또 하나 나쁜 생각: '나는 이 갈망과 싸워 이기기 위해서 작은 도전을

이용할거야.'

　사소한 습관을 시행하는 최종적인 목표는 사소한 습관을 하는 것에서 그친다. 다른 목표를 위한 수단이 되어서는 안 된다. 사소한 습관이 즉각적으로 유혹에서 당신을 건져주거나, 제대로 된 운동을 하게 만들거나, 갑자기 원래는 잘 먹지 않았던 콩을 무척 즐기게 만들어 줄 거라고 생각해선 안 된다. 물론 시간에 지남에 따라 사소한 습관은 건강에 관련된 **다양한 영역**을 전반적으로 향상시켜줄 것이다. 무슨 말인지 이해가 되는가? 사소한 습관이 지금 당장 즉각적인 변화를 일으킬 것이라고 기대한다면 더 이상 사소한 습관이 아닌 그 기대가 최종적인 목표가 되는 것이다. 이것을 예방하기 위해서는 개별적인 사건이나 결과에 초점을 맞추는 대신 작은 행동 변화를 지속하는 것에 초점을 맞추는 것이 필요하다. 체중감량을 위한 여정에서 크고 작은 전투들은 모두 나름대로의 의미를 가지고 있다. 하지만 그 중 어느 한 전투가 전반적인 전쟁에서 승리를 거두게 해주지는 않는다. 작은 전투 중 하나에서 패배하는 것을 두려워 할 것이 아니라, 그 작은 전투에 감정적으로 휩쓸려서 전쟁에서 패해할 것을 두려워해야 한다.(이것은 '쿠키를 먹는 것이 더 나쁜가 아니면 쿠키를 먹는 것에 대한 수치심이 더 나쁜가?'와 관련 있다.)

　당신이 **진심으로** 변화하고 싶다는 것은 이해한다. 당신이 원하는 몸매와 건강으로부터 멀어지게 하는 나쁜 습관을 진심으로 버리고자 한다는 것을 이해한다. 바로 그 에너지를 이용하여 이 전략을 완전히 익힌다면 단 열흘 만에 5kg를 뺀 후 다음 60일 동안 7kg가 찌는 요요 현상이 아니라 진정한 변화를 맛볼 수 있게 될 것이다.

감정에 의한 케이크 악순환

맛있는 음식에 대한 갈망은 감정적인 현상이며 특정 감정에 의해 유발되는 경우도 많다. 쾌감을 위해 음식을 먹는 것은 배고픔을 충족시키기 위해 음식을 먹을 때와는 다른 화학적 보상 신호를 유발한다.

음식에 대한 유혹이 감정에 의해 유발된다면, 이것을 생각해보도록 하자. 그렇다면 음식에 대한 직접적인 저항은 감정 상태에 어떤 영향을 끼치는가? 그것은 당신의 의식 및 잠재의식의 욕망 사이의 갈등을 증폭시킨다. 내적 갈등이 증폭되면 전체적인 감정 상태가 더욱 불안정하게 되고, 감정 상태가 불안정하게 되면 맛있는 음식을 탐닉하고 싶은 잠재의식적 욕망이 더욱 커진다.

1. 케이크를 본다.
2. 케이크를 먹고 싶다.
3. 체중감량 목표를 생각하며 케이크를 거부한다.
4. 열심히 저항하는 한 편 방금 내린 결정에 대해 갈등이 생긴다(이미 머릿속에서 케이크에 대한 생각은 더욱 커졌다).
5. 결정을 하는 과정이 너무 힘들었기 때문에 스트레스를 받고, 지치고, 의지력이 고갈 된 상태가 된다.
6. 앗, 그런데 지금 케이크를 먹으면 이 기분이 나아질 것 같다!
7. 케이크를 한 입 먹자, 달콤함이 입 안에서 퍼지면서 뇌에 보상감이 전달되고, 그 즉시 안도감을 느끼면서 진정하게 된다. 하지만 얼마 지나지 않아 또 다른 스트레스 및 수치심이 당신을 압도하기 시작한다. 그렇게 열심히 싸웠는데도 불구하고 전투에서 패배했기 때문이다. 이제 전보다도 더 최악의 기분이다.
8. 스트레스와 수치심이 높아질수록, 케이크에 대한 욕망은 커져만 간

다. 이제 이성을 잃고 케이크를 폭식한다. 왜냐하면 이미 다방면에서 패배한 느낌이 들고, 모든 것을 포기하고 싶기 때문이다. 그 순간에는 아무렇지 않은 척을 한다. 하지만 사실은 또 다시 패배감에 휩싸이고 싶지 않고, 미래에 도움이 되지 않을 선택을 했다는 사실을 감당할 수 없기 때문에 자기합리화를 하는 것뿐이다.

혹시 이와 거의 유사한 경험을 한 적이 있는가? 이제 어째서 색다른 접근방법이 필요한 지 이해할 수 있겠는가?

음식에 대한 갈망이 강하게 밀려오면, 어떻게 반응할 지를 아주 짧은 시간 안에 결정해야 한다. 만약 그 반응이 아주 정신없는 '안 돼! 먹으면 안 돼!'라면, 아마 당신은 그 전투에서 패배하게 될 것이다. 그러지 말고, 숨을 깊게 들이쉰 다음 천천히, 그리고 침착하게 이 책에 나온 전략을 살펴보라. 유혹을 이기는 전략을 시도해보고 싶다면 그렇게 하고, 만약 하지 않기로 결정한다고 해도 괜찮다.

식료품점 전략 : 건강한 교체

구입하면, 섭취할 것이다.

집에서 먹는 음식에 대한 전쟁에서 승리하느냐 패배하느냐는 식료품점에서 결판이 나게 되어있다. 어떤 식품을 구매하느냐가 집에서의 음식 환경을 좌우할 것이며, 만약 그 환경이 당신이 설정한 목표에 비우호적이라면 그 환경에 맞서 싸우기란 매우 힘이 들 것이다.

만약 건강에 좋은 음식만 구매한다면, 건강에 좋지 않은 간식을 자꾸 먹게 되는 문제를 즉시, 그리고 쉽게 해결할 수 있다. 물론 당신과 같은 목표를 갖고 있지 않은 다른 가족 구성원들이 있을 수 있기에 문제가 복잡해 질 수도 있다. 그런 경우라면, 그들에게 몸에 좋지 않은 간식을 눈에 띄지 않게 숨겨달라고 부탁할 수도 있다.

식료품을 구매할 때 다음과 같은 전략을 추천한다. 평소와 다름없이 식료품을 구매하라. 결제를 하기 전에, 몸에 좋지 않은 음식 하나를 빼고 몸에 좋은 음식 하나로 교체하라. 왜 이런 식으로 해야 하는가? 그것은 적어도 하나의 채소나 과일을 사라고 말하는 것은 좀 애매해 질 수 있기 때문이다. 당신의 식습관이 극도로 형편없는 경우가 아니라면, 보통 과일이나 채소를 어느 정도는 구입하기 마련이며, 따라서 '적어도 하나'를 구매하라는 요구사항은 아무런 변화도 가져오지 못할 것이기 때문이다. 하지만 당신이 보통 구매하는 건강에 좋지 않은 제품을 건강에 좋은 제품으로 교체하는 것은 두 배로 효과적이다.

사소한 습관들과 마찬가지로, 대체 식품의 가지 수를 점점 늘려가는 것은 좋지만, 처음에는 하나로 시작하라. 몇 가지 예시를 들어보도록 하겠다.

- 초콜릿 바를 무설탕 혹은 설탕이 적게 들어간 다크 초콜릿으로 교체하라.
- 아이스크림을 바나나로(얼리면 아이스크림과 비슷한 맛을 낸다) 혹은 다른 과일로 교체하라.
- 일반 스파게티를 스파게티 호박 혹은 통밀 파스타로 교체하라.
- 흰 빵을 통곡물 빵(가능하면 배아 곡물로)으로 교체하라
- 탄산음료를 탄산수 혹은 생수와 100% 과일 주스로 교체하라(그리고 물에 주스를 아주 조금만 섞어서 맛을 내라).
- 채소에 찍어먹는 소스를 허무스나 과카몰리로 교체하라(또는 재료를 구입해서 직접 만들면 더욱 좋다!).

- 샐러드 드레싱을 올리브유와 발사믹 식초로 교체하라.
- 시리얼과 우유를 요거트와 과일로 교체하라.(그래놀라도 시리얼보다는 좋은 선택이지만, 감미료를 첨가하지 않은 제품을 찾기가 어렵다). 또는 스틸컷 귀리나 일반 압착 귀리 역시 괜찮다(스틸컷이 좀 더 낫다). 설탕 범벅인 인스턴트 오트밀은 피는 것이 좋다.
- 육류를 생선류로 교체하라.
- 가공식품 간식을 당근, 셀러리, 무, 방울토마토, 브로콜리, 견과류 등으로 교체하라(간식용).

만약 당신이 가공식품만 구입하는 사람이라면, 적어도 한 종류의 신선한 채소, 혹은 냉동 채소를 구입하는 것에서부터 시작하라(물론 어떤 방식으로 섭취할 것인지를 구체적으로 생각하고 구입해야 한다. 호박 하나를 사서 옷장에 넣어둔 뒤 썩게 놔두지 말라. 아 물론 애초에 채소를 옷장에 넣지 않는 것이 좋겠다).

건강에 좋은 음식의 비용

많은 사람들은 건강한 식습관은 돈이 많이 든다고 생각하지만, 정말 그럴까? 결론부터 말하자면 조금 더 돈이 많이 드는 것은 사실이다. 총 10개국에서 시행한 27개의 연구를 종합하여 분석한 결과 건강에 좋은 식단과 건강에 좋지 않은 식단의 총 비용 차이는 1인당 하루에 1.5달러였다고 한다. 즉, 당신의 건강 및 체중, 그리고 웰빙에 긍정적인 변화를 위해서는 한 달 기준으로 45달러, 그리고 일 년 기준으로는 547달러의 비용을 더 투자해야한다는 것이다. 진부한 표현으로 들리겠지만 건강에 좋은 음식을 섭취하면서 건강관리를 더 잘 할 경우 의료비용을 줄일 수 있는 것도 사실이다. 즉, 건강에 좋은 음식의 비용은 건강에 좋지 않은 음식의 비용보다 오히려 적게 든다고 볼 수 있다.

많은 미국인들은 라떼나 다른 불필요한 음식이나 음료에 하루 평균 5달러 이상을 지출한다. 사실, 하루에 1.5 달러는 식당에서 탄산음료를 구매하는 값과 비슷하고, 저소득층이 다른 사람들에 비해 탄산음료 및 설탕이 포함된 음료를 더 많이 섭취한다는 연구결과도 있다. 따라서 우선순위로 두기만 한다면 누구라도 건강에 좋은 음식을 구매할 수 있다.

집에서의 음식 전략

집에서 먹는 음식의 질을 향상시키기 위해 할 수 있는 최선의 전략은 건강에 좋은 음식에 대한 접근을 쉽게 만드는 것이다. 접근성은 더 나은 식습관을 갖고자 하는 의지에 있어서 커다란 역할을 한다. 그저 건강에 좋은 음식을 구매하는 것은 완전한 답이 될 수 없는데, 왜냐하면 건강에 좋은 음식을 구매하고 난 후 다른 것을 섭취하는 동안 그 음식을 상하게 만들어버리는 것 역시 매우 쉬운 일이기 때문이다. 집에서 건강에 좋은 음식의 접근성을 향상시키는 방법은 세 가지 요소로 구성되어 있다.

1. 섭취 방법을 계획하라. 예를 들어 브로콜리를 구매한다면, 그것을 어떤 방식으로 먹을 것인지를 알아야 한다. 구체적으로, 끓는 물에 데칠 것인가? 아니면 팬에 기름을 두르고 볶을 것인가? 캐서롤을 만들 때 쓸 것인가? 생으로 먹을 것인가? 그럼 무언가에 찍어 먹을 것인가? 냉장고에 두고 한 두 개씩 아무 때나 꺼내 먹는 간식용인가? 아니면 좀 더 든든한 간식으로 한 번에 서너 줄기씩 섭취할 것인가?

샐러드에 넣어 먹을 것인가? 정확히 어떻게 먹을 것인지를 결정할 필요는 없지만, 그래도 그 음식을 먹고자 하는 방식을 한두 가지 정도는 알고 있는 것이 좋다. 의도의 씨앗은 큰 차이를 만들 수 있으며, 또한 당신이 식료품점에 있을 때 그 방식을 위해 필요한 다른 식품도 구매할 수 있도록 도와줄 것이다. 예를 들어 브로콜리를 샐러드에 넣어서 먹는 것을 즐기는데, 양상추가 하나도 없다면 아마 브로콜리를 먹을 확률이 많이 감소하게 될 것이다.

2. 더 빠르게 요리할 수 있는 방법을 배워라. 만약 당신이 나와 비슷하다면, 제대로 된 식사를 준비하는 데 걸리는 시간을 별로 즐기지 않을 수도 있다. 그렇지만 몸에 좋은 식사를 빠르게 준비할 수 있는 방법도 많다. 내가 즐겨하는 요리 방식 중 하나는 채소와 고기를 볶는 것이다. 최대 20~30분 정도가 걸리는 방법이며 요리가 끝나면 모든 조리기구와 식기류를 식기 세척기에 던져버린다. 아주 쉽다. 또 밥솥이나 전기 찜솥의 경우 시간은 더 오래 걸리지만, 실제로 준비하는 시간은 일분이면 된다!

샐러드는 가장 건강에 좋은 음식 중에 하나이면서, 조리 과정이 필요치 않기 때문에 가장 빠르게 만들 수 있는 음식이기도 하다. 나는 때로는 양상추나 몇 가지 채소를 넣고 올리브유, 식초, 후추, 다용도 조미료, 그리고 치즈를 추가하여 간단한 샐러드를 만들고, 때로는 15개 이상의 재료가 들어간 메가 샐러드를 만들기도 한다. 제일 쉬운 방법은 처음에 많은 양의 채소를 적절한 크기로 미리 썰어 놓는 것이다. 무 한 줌, 셀러리 한 묶음, 당근 몇 개, 파프리카, 토마토 등을 대량으로 썰어 놓는다. 그리고 샐러드를 만들고 남은 양은 비닐이나 타파 용기에 밀봉해 두면 된다. 적어도 3~4일 간은 신선하게 유지될 것이며, 샐러드를 먹고 싶을 때는 재료를 전부 꺼내서 바로 그릇에 던져 넣으면 곧바로 맛있는 메가 샐러드가 완성된다! 내 경우, 이렇게 간단하게 할 수 있느냐 없느냐가 집에서 샐러드를 먹을 지 아니면 밖에 나가서 외식을 할지를 결정한다.

3. 자신에게 다양한 선택지를 제공하라. 달콤한 음식이 먹고 싶을 때를 대비하여 과일은 충분히 사다 두었는가? 견과류, 혹은 바로 먹을 수 있는 과일이나 채소 같은 건강에 좋은 간식이 있는가? 저녁 식사로 먹을 수 있는 건강에 좋은 음식의 선택지가 충분히 있는가? 가공식품은 건강에 좋은 음식에 비해 언제나 준비과정이 훨씬 간단할 것이다. 따라서 나는 되도록 가공식품을 애초에 구입하지 않는다(나는 구입한 음식을 전부 먹기 때문이다). 하지만 가공식품도 없고 건강에 좋은 식재료도 없다면 유일한 선택지는 외식을 하는 것이다(그리고 제발 그 식당이 좋은 식재료를 사용하기만을 바랄 뿐이다).

만족스러운 건강 식단을 유지하는 것은 충분히 가능한 일이지만 그러기 위해서는 **충분한 양의 음식을 보유해야 한다.** 음식의 양은 첫 번째 요소(섭취 방법 계획)와 잘 결합시켜야 한다. 왜냐하면 충분한 양의 음식이 없는 것보다 더 나쁜 것은 충분한 음식이 있지만 섭취 방법을 계획하지 않아서 전부 상하게 두는 것이기 때문이다. 그렇게 되면 시간과 돈을 낭비할 뿐 아니라 건강한 음식을 먹고자 하는 동기까지 사라져버리게 된다.

전체적인 목표는 건강한 삶에 도움이 되는 집안 환경을 조성하는 것이다. 건강에 좋지 않은 음식 대비 건강에 좋은 음식의 비율을 점차 늘리고, 섭취 방법을 계획하고, 어떤 방식으로 음식을 조리할 수 있을지를 미리 생각해 두어라. 내 경우 몸에 좋은 음식을 먹는 것을 좋아하긴 하지만, 매일 매일 두 시간씩 요리를 할 자신은 없다. 만약 요리를 좋아하는 사람이라면 그렇게 해도 된다. 하지만 그렇지 않다면 요리를 조건에 넣지 말라. 간편하고 쉬운 방법을 찾으면 된다. 그럼 순조롭게 진행할 수 있을 것이다.

간식 전략

감정적인 음식 섭취는 불필요한 간식 섭취를 유발하는 주요 원인이며, 극복하기가 매우 어렵다. 나도 안다.

감정적인 음식 섭취를 막기 위해서 당신의 감정 상태를 점검하는 편이 좋겠다는 조언을 예상했을지도 모르겠지만, 이 책에서는 그런 조언은 하지 않을 것이다. 사소한 습관은 감정적인 조종에 의존하지 않기 때문에 효과적인 것이기 때문이다.

감정을 극복하는 가장 현명한 방식은 간접적인 방식이다. 왜냐하면 감정에 직접적으로 맞서는 경우 패배할 수밖에 없기 때문이다. 감정은 잠재의식에서 발현되며, 사라지기를 바란다고 해서 사라지는 것이 아니다. 다른 기분을 느끼기 위해서는 다른 행동을 해야만 했다. **감정은 선택할 수 없지만, 당신이 내리는 선택은 감정에 영향을 끼칠 수 있다.**

모든 사람이 살다가 어느 시점에는 자신이 통제할 수 있는 것들에만 신경 쓰는 것이 낫다는 것을 깨닫게 되기를 바란다. 따라서 폭식을 유발하는 감정을 바꾸려고 노력하는 대신, 우리는 당신의 감정적 반응 양상을 재설정해보도록 할 것이다. 가령, 스트레스를 받거나 우울할 때 현재의 당신은 감자 칩이나 아이스크림, 혹은 초콜릿 바를 가득 먹는 반응을 보인다고 하자.

두 가지 감정적 지지 체계

인간으로 사는 것은 어려운 일이다. 모두가 이 말에 동의할 것이라고 생각한다. 삶은 힘들다. 그래서 우리는 다른 이들, 그리고 다른 것들의 지지를 필요로 하는 경향이 있다.

어떤 사람들은 소파에 앉아 아이스크림을 먹으면서 TV를 보는 것에서 감정적 지지를 얻는다. 이것은 조금도 잘못된 일이 아니다. 하지만 삶에서 감정적인 어려움을 느낄 때마다 주기적으로 가장 처음에 찾는 심리 치료사가 이와 같다면 당신의 몸은 지방을 축적할 수밖에 없다.

헬스장에 가고, 건강에 좋은 음식을 섭취하고, 명상을 하는 것으로부터도 비슷한 종류의 감정적 지지를 얻을 수 있다. 이런 종류의 지지는 장기적인 관점에서 마음과 몸, 그리고 감정의 견고함을 강화시키기 때문에 더욱 효과적일 뿐 아니라 '과도하게' 시행해도 어떠한 부정적인 결과가 없다는 장점이 있다. 마음껏 해도 좋다!

특정한 결과(체중감량)를 성취하기 위해 행동 변화를 마주한 사람이라면 포기해야만 할 즐거운 일들을 떠올릴 수 있을 것이다. 하지만 무엇을 얻을 수 있을지에 대해서도 생각해보는 게 좋다. 균형 잡힌 관점이 최고의 관점이기 때문이다.

예를 들어, 농구를 두 시간 정도 한 뒤의 기분은 이루 말할 수 없을 정도로 좋다! 좋은 쪽으로 약간 힘이 빠지고 지친 상태가 되는데, 활동적인 행위를 한 것으로부터의 만족감도 있고, 엔돌핀이 도는 것을 느낀다. 운동은 스트레스를 감소시키고 기분을 개선시키는 것으로 알려져 있으며, 명상 역시 마찬가지이다. 마티유 리카드(Matthieu Ricard)는 '세상에서 가장 행복한 사람'이라는 별명을 가지고 있는데, 모든 것이 명상 덕분이라고 말한다. 리카드는 불교 승려이며, 테드

(TED) 연설에서 동료 승려들의 뇌 촬영 결과를 공유했다. 승려들은 행복을 관장하는 영역인 두뇌의 왼쪽 전두엽 피질의 활동이 표준 편차로 4단계 정도 더 높았다. 이 수치로 본 그들의 행복 지수는 측정이 불가할 정도였는데, 이것은 그들이 명상을 많이 하기 때문이었다. 이런 운동 및 명상 활동은 감정적인 음식 섭취에 대해 아주 강력한 방어가 될 수 있다. 왜냐하면 근본적인 감정적 건강을 증진시키기 때문이다.

간식을 좋아하는 사람은 간식을 먹게 되어 있다.

간식은 전혀 문제될 것이 없다. 무엇이 문제겠는가? 지금 굶는 다이어트를 하는 것도 아닌데 말이다. 간식에 대해서는 여타 식사와 다름없는 관점으로 접근하면 된다. 물론 컵케이크보다는 셀러리를 먹는 편이 좋긴 하겠지만, 배가 고파서 간식을 먹는 것이라면 음식 섭취를 제한하는 것은 매우 어리석은 일이다. 체중감량(장기적)은 음식을 덜 먹는 것으로 달성하는 것이 아니라 건강에 좋은 음식을 더 많이 섭취함으로써 달성하는 것이기 때문이다.

어떤 이들은 간식을 아예 먹지 말고 차라리 하루에 3~5끼의 식사를 하라고 말한다. 그건 간식을 즐기는 사람들을 전혀 이해하지 못하는 발언이다! 뉴스 특보를 하나 말하려고 한다. 간식을 즐기면서 동시에 체중감량에 성공할 수 있다. 간식을 금지하는 것은 불필요하게 음식 섭취를 제한하여 반란을 일으키고 도넛을 폭식하게 만드는 예시 중 하나이다.

만약 건강에 좋지 않은 무언가를 간식으로 먹기로 결정했다면, 섭취하기를 희망하는 양을 정해서 그릇에 놔두어라. 원하는 양보다 일부러 적은 양을 정하는 것도 좋지 않다. 그것은 잘못된 대상과 싸우는 것이기 때문이다. 만약 전부 먹은 뒤에도 정말로 부족함을 느낀다면 더 먹어도 괜찮지만, 다음번에는 정확한 양을 정할 수 있도록 노력하라. 연구에 따르면 '두 그릇 째'의 음식은 처음에 만족할 만한 양의 음식을 담아서 먹는 것보다 총 섭취량을 증가시킨다고 한다.

간식의 양을 미리 정하는 것은 인위적으로 섭취를 제한하기 위해서가 아니라 생각 없이 '봉지 채 끊임없이 먹는 행위'를 피하기 위해서다. 물론 과일이나 채소를 간식으로 섭취한다면 봉지 채 먹어도 좋다. 체중감량에 도움이 되는 음식은 양을 의식하지 않고 먹어도 괜찮다. 하지만 생과일 및 채소를 유기농 채소 칩이나 설탕 가득한 과일 컵 등 '가짜로 몸에 좋은' 음식과 헷갈려서는 안 된다.

다음과 같은 규칙을 따르면 좋다. 심심할 때가 아니라 배가 고플 때 간식을 먹어라. 심리 치료사가 필요할 때가 아니라 에너지가 필요할 때 간식을 먹는 것이다. 만약 간식을 먹고 싶은 욕구가 드는데 배가 고파서가 아니라면 유혹에서 벗어나기 위한 작은 도전을 한 번 살펴보는 것이 좋겠다. 만약 음식에 대한 갈망이 감정적인 스트레스 때문이라면 작은 도전을 수행함으로써 기분이 나아지고 갈망을 줄이거나 제거할 수 있을 것이다.

우리의 목표가 반드시 전략과 일치하지는 않는다는 것을 기억하라. 우리의 목표는 간식을 먹을 때 아이스크림이나 쿠키가 아닌 다른 것을 선택하거나, 만약 먹더라도 너무 많은 양을 먹지 않는 것이다. 좋은 전략은 자신의 갈망을 존중하는 것이지 박탈감을 유발하는 것이 아니다. 유혹에서 벗어나기 위한 작은 도전을 시행하는 것 등 침착하게 이성적인 선택을 내리고, 먹을 양을 미리 정하고, 의식적으로 먹고, 만족할 만큼만 먹어라. 이것을 잊고 '이런, 감자 칩이 먹고 싶잖아. 만약 성공하고 싶다면 이 욕구에 저항해야만 한다!'와 같은 다이어트 사고방식으로 되돌아가지 말라. 그러면 체중감량에 실패할 수밖에 없게 된다. 직접 저항은 소용이 없으며, 당신의 목표는 전략이 될 수 없다. 절대 잊지 말라!

물론 목표도 잊어서는 안 된다. 건강한 음식을 더 많이 먹는 목표를 의식해야 한다. 만약 목표를 잊고 생각 없이 이 책에 적힌 전략을 그대로 수행한다면 고전하게 될 것이다. 목표는 의식하는 한 편 행동은 전략적으로 하라. 그러면 체중감량에 성공하게 될 것이다.

외식 전략

외식을 자주 하는 경우, 체중감량이 어려운 경우가 대부분이다. 나 또한 외식을 무척 좋아해서 자주 하지만, 무엇을 어디서 먹을지에 대해서는 굉장히 까다로운 편이다. 음식점에서 제공하는 음식은 몸에 좋지 않은 첨가물이나 불필요한 양의 설탕, 소금, 지방을 함유하고 있을 확률이 높다. 음식점은 건강이 아니라 맛을 우선순위로 음식을 만든다. 특히 어떤 식재료를 사용했는지에 대해 고객들이 자세히 알 수 없기 때문이다(나는 식재료를 알 수 없다는 것이 참 답답하다).

고객들이 식재료 및 영양 성분에 대해 질문하는 것은 극히 드문 일일 것이다. 과거에는 음식이 좀 더 단순하게 구성되었으므로 괜찮았을지 모른다. 하지만 이제는 자신이 무엇을 먹고 있는 지를 명확히 알 필요가 있는데, 음식점에서는 특히 '아무것도 모르고' 먹어야 하는 경우가 많다.

음식이 굉장히 단순한 경우(예를 들어 더운 야채 등)나 어떤 식재료를 사용하는지(혹은 사용하지 않는지)를 명백히 명시한 경우가 아니라면 음식점에서 먹는 음식은 대부분 건강에 이롭지 않다고 보면 된다. 요즘에는 인공 색소나 감미료, 방부제를 사용하지 않는다거나, 무항생제 고기를 사용한다는 것을 광고하는 음식점이 점점 많아지고 있다. 하지만 그럼에도 불구하고 음식점에서 제공하는 음식에는 설탕, 소금, 그리고 지방이 과도하게 함유되어 있을지도 모른다.

재료를 확인하라.

음식점에 가기 전에 구글에 '[음식점 이름] 재료'라고 먼저 검색해보는 것을 추천한다. 식재료를 온라인에 공개하는 음식점이 그리 많지는 않지만 일부 대규모 체인점의 경우는 그렇게 한다. 만약 구체적인 식재료를 찾지 못하더라도 그들이 사용하는 재료에 대한 평가 정도는 찾을 수 있을지도 모른다. 만약 재료 목록을 찾았는데 무슨 말인지 알 수 없는 재료가 있다면 화학적인 방부제나 인공 감미료일 확률이 높다. 재료 목록이 지나치게 긴 것도 경고 신호로 간주할 수 있다.

체중을 관리한다는 것은 곧 음식에 들어간 재료에 대해서 신경을 쓴다는 것을 의미한다. 만약 좋은 식재료를 쓰는 것이 표준이라면 좀 더 쉽겠지만, 좋은 식재료는 더 비싸기 마련이고, 재료에 대해서 캐묻는 고객은 그렇게 많지 않다. 사업을 운영하는 입장으로써 음식점은 맛도 좋고 값도 싼 식재료를 사용하는 편이 훨씬 매력적으로 느껴질 것이다.

외식을 얼마나 자주하느냐보다 더 중요한 2가지는 다음과 같다.

1. 어디서 식사를 하는가?
2. 어떤 음식을 시키는가?

일반적으로, 건강한 식사란 채소(채식주의자가 아닌 경우 고기도 포함)로 구성된 단순한 요리이며, 튀긴 음식, 기름, 그리고 소스(소스는 생각보다 매우 살이 찌도록 만든다)를 포함한 요리는 최악이라고 할 수 있다. 소스나 드레싱은 맛있긴 하지만 거의 대부분의 경우 건강에 좋지 않은 지방(콩기름), 설탕, 그리고 화학 첨가물이 다량 함유되어 있고, 포만감도 주지 않는다.

음식점에서 제공하는 음식에 대해 더 예민해질수록 외식을 하는 횟수 및 외식을 할 때의 선택을 잘 통제할 수 있게 될 것이다. 가장 좋아하는 음식점의 음식 품질에 대해 조사를 해보라. 식재료를 살펴보는 것도 좋지만 온라인에 제공된 메뉴에 혹시 건강에 좋은 음식은 없는 지 잘 살펴보는 것도 좋다.

적절한 질문을 하라.

고기나 생선이 포함된 요리를 주문하는 경우 요리 방식을 물어보라. 석쇠나 오븐, 또는 그릴에서 구운 방식이 좋다. 이전에 몇 번 실수로 튀김 요리를 주문한 적이 있는데, 메뉴에 요리 방식이 쓰여 있지 않았기 때문이었다. 이제는 요리 방식이 쓰여 있지 않으면 묻는 습관을 들였다.

물론 정해진 규칙은 없다. 먹고 싶은 것을 먹어도 된다. 올바른 방식을 알고 있는 것과 완벽한 삶을 살아야 한다는 압박감을 받는 것은 배우 다르다. 외식을 할 때는 특히 건강에 좋지 않은 음식을 건강에 좋은 음식이라고 착각하기 쉬우므로 구체적인 사항을 알아두는 게 좋다. 실제로는 그렇지 않은데도 불구하고 건강에 좋은 음식을 먹고 있다고 착각하는 것은 최악의 상황이다!

관점 체크: 양질의 음식을 섭취하는 것이 체중감량을 원하는 사람들에게 '필수적인 고통' 혹은 '벌'이 될 필요는 전혀 없다. 나는 이 관점을 가지고 외식을 한다. 물론 나는 과체중이 아니고 단지 건강에 대해 신경을 쓸 뿐이다. 때로는 재료에 신경을 쓰지 않고 외식을 하는 경우도 있긴 하지만, 주기적으로 방문하는 식당의 경우 그들이 무슨 식재료를 쓰는지 알고 있다. 가장 자주 하는 일이 장기적인 결과에 영향을 끼치기 때문이다.

사회적 압박 전략

핫도그의 보이지 않는 힘

어렸을 때, 나는 맛 때문에 음식을 먹었다(맛이 좋아서 챕스틱도 먹었다는 것을 기억하는가?). 만약 내가 여전히 맛으로 음식을 먹었다면, 아마 핫도그를 매우 즐겨 먹었을 것이다. 하지만 이제 핫도그를 보면, 방부제가 가득한 빵과 역겨운 재료로 가득한 소시지가 보인다.

음식에 들어가는 식재료에 대해 이야기하는 것은 많은 문화권에서 일반적이지 않은 일이다. 특히 미국의 경우, '그냥 핫도그 하나일 뿐이야.'라는 말을 듣기 십상이다. 인간이 섭취하기에 적합하지 않은 실험실의 산물을 섭취하는 것을 거부하는 사람은 그다지 많지 않다. 왜일까? 특히 '우리 삼촌은 매일 하루에 하나씩 핫도그를 드시고도 88세까지 장수하셨어.' 같은 일화를 한 번쯤은 들어봤을 것이다. 사실 그것은 핫도그가 섭취에 적합한 식품이라는 증거라기보다는 그 삼촌이 매우 건강한 사람이었다는 사실을 의미할 뿐이다. 음식을 다른 무언가에 연관시키기 때문이기도 한데, 이 경우에는 부정적인 결과를 낳는다. 많은 사람들은 최고의 추억을 건강에는 최악인 음식과 연관시킨다. 미국에서는 즐거운 야구 관람과 핫도그가 연관되어 있고, 영화 관람은 거의 대야 수준의 거대한 탄산음료와 커다란 통에 담긴 짭짤한 버터로 범벅된 팝콘과 연관되어있다. 파티나 휴일 즐거운 모임들도 거의 언제나 건강에 좋지 않은 음식과 함께한다는 것은 말할 필요도 없다. 이런 심리적 연관은 우리에게 많은 영향을 끼친다. 개인적인 추억일 뿐 아니라 사회적으로 두 가지를 한 쌍으로 연관시키게 되고(핫도그와 야구, 케이크와 생일, 등,), 게다가 현대의 사회적인 관습규범(친구들과 맥주 마시러 가기, 대학교에서 피자 먹기 등.) 이기 때문이다.

    이런 사회적인 힘은 세상에서 가장 강력한 영향력을 끼치는 것들이며, 궁극적으로 우리를 더욱 살이 찌도록 한다. 만약 내가 핫도그가 얼마나 식품답지 않은 제품인지를 설명하기 시작하면 기분이 상하는 사람도 있을 것이다. 어쩌면 아버지와 야구경기를 보러가던 추억을 매우 소중히 여기는 사람인데, 그 때마다 아버지가 사주시던 핫도그를 기억할 수도 있다. 그의 아버지가 돌아가신 후 핫도그를 볼 때마다 아버지를 떠올리게 되었고, 따라서 핫도그가 얼마나 몸에 안 좋은 지를 말하는 것은 마치 그런 나쁜 식품을 자식에게 먹인 그의 아버지를 형편없는 사람으로 매도하는 것처럼 들리거나 핫도그를 먹는다는 이유만으로 그 사람을 판단하는 것처럼 들릴 수 있다. 따라서 음식에 대한 논의는 단순히 칼로리나 영양성분, 그리고 음식의 품질에 대한 것이 아니다. 문화, 사회, 추억, 감정, 습관, 그리고 경험에 대한 이야기가 되는 것이다. 대부분의 체중감량 관련 책들은 표면적인 것에 불과한 음식의 품질에 대해서만 논의한다. 하지만 우리가 무엇을 먹는지에 가장 큰 영향을 끼치는 것은 잠재의식에 존재하는 다른 요소들인데도 불구하고 말이다.

다른 결과를 원한다면 다른 행동을 해야 한다.

2016년에 시행된 한 연구에 따르면 4가지 건강한 생활 습관 특성(비흡연, 건강한 체지방률, 활동적인 생활방식, 건강한 식단)을 모두 지니고 있는 미국인은 겨우 전체 인구의 2.7%에 불과했다. 그다지 놀라운 연구결과는 아닐 것이다. 사람들과 어울릴 때 술을 마시지 않거나, 간식으로 채소를 먹거나, 식사로 커다란 샐러드를 주문하는 것은 우리 사회에서 이상한 일이다. 안타깝게도, 진짜 음식을 먹는 것은 더 이상 우리 사회에서 정상적인 일이 아니다.

건강한 체중을 유지하려면 평균적인 생활방식을 갖고 있는 사람과는 다르게 살아야 한다. 왜냐하면 오늘날 많은 국가들의 평균적인 사람들은 과체중이기 때문이다. 몇몇 사람들은 이 개념을 잘 이해하고 있으면서도 잘못된 응용 방식을 갖고 있다. 다이어트 음식이나 음료를 섭취하거나, 굶거나, '해독' 프로그램을 시행한다. 매 년 4,500만 명의 미국인들이 다이어트를 하는 것으로 추정되지만, 그 중 체중 감량에 성공하는 사람들은 얼마 되지 않는다. 당신은 과체중인 인구와 다른 결과를 얻어야 할 뿐 아니라 다이어트를 하는 인구와도 다른 결과를 얻어야 한다. 다시 말하면, 거의 대부분의 사람과는 다른 생활방식을 선택해야 한다는 것이다(사소한 습관들에서 추구하는 생활방식은 차별화되어 진정한 효과를 보인다).

우월한 정보가 있어도 행동의 변화는 느릴 수 있다.

최근은 영양 정보가 개선되어 더욱 많은 사람들이 변화를 도모한다. 예를 들어, 2015년에는 탄산음료 섭취량이 30년 만에 최저치를 기록했고, 그 중에 다이어트 탄산음료의 감소량이 제일 두드러졌다(만세!). 즉, 아직 희망은 있다. 우리 중 일부는 끔찍한 결과를 낳게 된 가공 식품 실험의 실체에 눈을 뜨게 된 것이다.

하지만 식품 영양에 대한 교육 수준이 증가하여 무엇이 옳은 선택인지에 대해 알고 있다고 하더라도 지속적인 행동 변화를 성취하는 사람들은 여전히 드물다. 미국인 중 25%는 매일 패스트푸드를 섭취한다고 한다. 미국의 패스트푸드 산업 이익은 2015년에 2,000억 달러를 돌파했다. 전 세계적으로 보면 그 수치는 무려 5,700억 달러이다. 그것은 실로 엄청난 수치이다.

그래서 더더욱 이 책이 당신의 삶을 진정으로 변화시킬 수 있는 것이다. 이 책의 전략들의 힘은 엄청나기 때문에 분명히 당신을 비만이라는 전 세계적인 흐름에 역행할 수 있도록 도와줄 것이다.

사회적 압박 전략

이제 건강한 생활 방식을 어렵게 만드는 사회적 압박이 얼마나 심한지에 대해서 알아보았으니 그것을 대처하는 방식을 다루어보도록 하자. 첫 번째로, 만약 건강하지 않은 생활 방식을 유지하는 것에 기반을 두는 친구 관계가 있다면 그것은 말 그대로 건강하지 않은 관계라는 것을 기억하라! 진정한 친구라면 이로운 결정을 하는 것에 대해서 당신을 판단하거나 당신의 기분을 불편하게 하지 않을 것이다. 사소한 습관들을 통해 점진적으로 행동의 변화를 이루더라도 친구들과 관계를 유지할 수는 있겠지만, 아무리 점진적이라도 생활 방식의 변화는 주위 사람들과의 역학 관계에 어느 정도 영향을 끼칠 수밖에 없다.

음식에 대한 선택을 할 때 주위 사람들에게 영향을 받는 기분이 들 때마다 자신에게 무엇이 더 중요한 지를 물어 보라. 자신의 건강인가? 아니면 주위 분위기에 순응하는 것인가? 이것은 당신이 어떤 판단을 내리든지 그것을 비하하기 위함이 아닐뿐더러, '언제나 건강을 우선시 하라'라는 말을 하기 위해서도 아니다. 더 건강한 선택지가 있지만 그것보다는 주위 사람들과 어우러지기를 선택하는 경우도 있을 수 있다. 물론 그래도 괜찮다. 하지만 만약 그 선택에 대한 결정권이 전혀 없고 언제나 사회적 압박에 순응하는 쪽을 선택하게 된다면 문제가 된다. 만약 언제나 사회적 압박에 항복하는 전력이 있다면 좀 더 독립적으로 선택을 하는 연습을 해야 한다. 그 선택에 의해 삶에 영향을 받는 것은 당신의 주변 사람들이 아니라 오로지 당신 자신이다. 사회적 압박이라는 지뢰밭을 헤쳐 나갈 수 있는 방법을 몇 가지 소개하겠다.

의무가 아니라 기호를 기반으로 말하라. 대부분의 경우 사람들은 상대방의 기호를 존중한다. 만약 어떤 음식을 먹고 싶지 않다고 말한다면 사람들은 그것을 먹으라고 그리 강요하지는 않을 것이다. 하지만 만약 '다이어트 때문에' 그 음식을 '먹을 수 없다'고 말하면 당신이 그 음식을 탐닉하도록 구슬려볼지도 모른다. 사람들이 그 음식을 먹도록 당신을 꼬드기는 이유 중 하나는 건강에 이롭지 않은 자신의 생활 방식에 누군가 동참해준다면 좀 더 안심이 되기 때문이다. 만약 다른 사람들은 전부 후라이드 치킨과 감자튀김을 주문했는데 당신만 샐러드를 주문하면, 다른 사람들은 자신의 결정에 의문을 품게 된다(또는 불편한 느낌을 갖게 된다). 마치 그들이 후라이드 치킨을 먹으려는 순간 당신의 샐러드 그릇에 담겨있는 양상추가 건강에 대한 설교라도 늘어놓을 것 같은 기분이 든다는 것이다.

친구들의 유혹에도 불구하고 당신은 더 건강한 선택을 했다고 하자. 대단하다! 그러나 친구들 중 한 명이 당신의 선택에 대한 지적이나 질문을 한다(건강한 식생활은 보기 드문 것이기 때문에 이것은 흔한 일이다).

뭐라고 대답할 것인가?

 여기서 택할 수 있는 최악의 답변은 초콜릿 케이크를 먹지 않는 것이 실은 자신의 선택이 아닌 것처럼 말하는 것이다. 이것은 자신의 결정에 대한 책임감을 줄이기 위해 어떤 결정권자를 언급하는 것이다. '그저 지시사항을 따를 뿐'이라고 말하면 질문을 회피할 수 있을 것만 같지만 사실 그렇지 않다. 오히려 주위 사람들이 잘못된 반응을 하도록 만든다. 만약 내가 당신의 친구고 당신이 실제로는 존재하지도 않는 어떤 결정권자 때문에 '나는 케이크를 먹을 수 없어'라고 말한다면 나는 어쩌면 당신이 삶을 즐기지 못하게 방해하고 있는 그 결정권자로부터 당신을 해방시키고 싶어질지 모르는 일이다. 왜냐하면 당신은 방금 케이크를 먹고 싶지만 선택에 대한 자유가 없기 때문에 먹지 못한다는 암시를 한 것이나 마찬가지이기 때문이다. 이 실체가 없는 결정권자에 대해 당신 역시 반기를 들고 싶은 마음이 들지도 모른다. 재미있는 것을 방해하는 경찰은 아무도 좋아하지 않기 때문이다!

 하지만 당신이 아주 당당하게 그 초콜릿 케이크를 먹고 싶지 않다고 답한다면, 당신의 친구들도 그 말에 반박할 동기가 별로 없다. 음식에 대한 선택을 할 때 궁극적인 결정권자는 당신의 개인적 기호이며, 대부분의 사람들은 이것을 직관적으로 이해하고 존중한다. 만약 그럼에도 불구하고 계속 음식을 권하는 사람이 있다면, 계속 자신이 무엇을 원하는 지(혹은 원하지 않는 지)를 반복하여 말하면 된다. 정말 간단하다. 디저트를 먹지 않기 위해서 '난 다이어트 중이야.'같은 핑계거리를 떠올리지 않아도 된다. **자신의 판단을 기반으로 한 다른 이유도 충분히 많기 때문이다.**

올바르고 강력한 답변

'나는 [건강에 좋지 않은 음식]을 원하지 않아.'
'나는 [건강에 좋은 음식]을 먹고 싶어.'
'나는 [건강에 좋지 않은 음식] 보다는 차라리 [건강에 좋은 음식]을 먹겠어.'

약한 답변

'나는 [건강에 좋지 않은 음식]을 먹을 수 없어. 다이어트 중이거든.'
'고맙지만 됐어. 나는 체중 관리 중이거든.'
'나는 이 [건강에 좋은 음식]을 먹어야만 해.'

당신의 건강한 선택을 다른 사람들에게 강요하지는 말라. 건강에 좋은 음식을 먹기로 결정하면서 당신이 할 수 있는 가장 좋은 방법 중 하나는 다른 사람이 어떤 식생활을 하는지에 대해 가치 판단을 하지 않겠다는 것을 명확히 하는 것이다(그래선 안 된다!). 무엇을 먹을지는 개인적인 결정이며, 도덕성과는 아무런 관련이 없고, 다른 사람의 간섭도 필요 없다. 누군가 나에게 당신의 식사는 건강에 이롭겠다고 말하는 경우 그것은 본인이 선택한 음식에 대한 수치심에서 비롯되었을 수도 있다. 따라서 나는 그들이 선택한 음식을 칭찬하거나 나 또한 그 음식을 먹는다고 말을 하는 편이다. 그리고 그건 사실이기도 하다. 이전에 언급했듯이, 나도 다른 사람들과 마찬가지로 건강에 좋지 않은 음식을 가리지 않고 섭취한다. 다른 사람들이 무엇을 먹는지를 보고 판단을 하는 것은 터무니없는 일이며 전혀 생산적이지도 않다.

만약 주위 사람들에게도 건강한 식생활을 권장하고 싶다고 하더라도 죄책감을 심어주는 방식은 절대 안 된다. 건강한 음식을 강요하는 경찰을 좋아하는 사람은 아무도 없다. 좋은 의도로 건강에 좋은 음식을 추천한다고 해도 죄의식을 암시할 가능성이 있다. 음식에 대한 의견은 많은 사람들에게 민감한 주제이므로 매우 조심해야 한다! 최선의 방법은 이 책, 즉 **체중감량을 위한 사소한 습관들** 과 같은 방식으로 접근하는 것이다. 음식에 대한 선택은 나쁘거나, 틀리지 않으며, 금지할 일도 아니고, 불법은 더더욱 아니다.

물론 우리의 건강과 체중에 해를 끼치는 음식도 존재하지만, 원한다면 그 음식을 선택하여 먹을 권리가 있다. 이 책을 읽고 난 후 이 부분만 기억하고 하루 종일 침대에 누워서 아주 편한 마음으로 케이크를 먹기로 결정한다고 할지라도 그것은 당신의 선택이며 나는 당신을 손가락질 하지 않을 것이다. 지속적인 성공에 도달하는 방법은 자유, 선택, 권한, 그리고 상황에 대한 의식을 통해서이지 죄책감과 수치심을 통해서가 아니다.

결론적으로, 사회적 압박을 이기는 방법은 상호 존중이다. 음식에 대한 당신의 선택과 욕망에 대해 존중을 요구하고, 다른 사람들의 선택과 욕망 역시 존중하라.

파티와 연휴 전략

연휴, 삶에서 뿐만 아니라 체중감량에 있어서도 매우 중요하다. 텍사스 테크가 시행한 한 연구에 따르면 미국인들은 6주간의 연휴 시즌 동안 약 0.7kg의 체중이 증가한다고 한다. 이는 1년 동안의 평균 체중 증가 무게 중 75%를 차지하는 것이다. 1년 동안 1kg 정도의 체중 증가는 별 것 아닌 것처럼 보일 수도 있지만, 20년이라고 생각하면 거의 20kg에 달하는 무게가 된다.

연휴 기간 동안의 체중 증가는 얼핏 보기에는 별 것 아닌 것처럼 보이지만 사실은 장기적인 체중감량 계획에 매우 해롭다. 연휴 기간 및 다른 때의 파티에서의 행동이 중요한 이유는 사회적 압박, 그리고 '특별한 경우'라는 영향 때문에 음식에 관련된 좋지 않은 결정을 내릴 가능성이 크기 때문이다.

파티 스낵 심리학

간식이 가득한 파티에 와 있다고 상상해보자. 간식 중에는 몸에 좋은 간식도 있고, 그렇지 않은 간식도 있다(사실 파티에서 몸에 좋은 간식이 하나라도 있다면, 당신이 그걸 가져온 장본인일지도 모르겠다). 채소와 쿠키를 볼 때, 모 아니면 도라는 관점에서 생각하지 말라. 그러면 반항을 저지르고 싶어지기 때문이다. 채소나 쿠키, 둘 중 하나를 선택해야하는 것이 아니다. 단 것을 먹고 싶은 마음과 건강을 위한 목표를 어떻게 하나로 결합 시킬 수 있을 지를, 그리고 어떻게 하면 최대한 '건강한 방향'으로 향할 수 있을 지를 생각해보아라. 건강한 식생활을 가지고 있는 사람과 그렇지 않은 사람의 차이는 생각보다 크지 않다. 한 쪽은 건강한 방향으로, 다른 쪽은 건강하지 않은 방향으로 기울어져 있을 뿐이다. 한 쪽은 연휴 기간 동안 0.7kg 정도의 체중이 증가하고, 다른 쪽은 매 달 체중의 변화가 없거나 또는 조금씩 체중을 감량하며, 연휴 기간 역시 마찬가지이다. 작은 선택은 시간이 지나며 축적되어 큰 변화가 된다.

연휴는 특별한 경우이기는 하지만, 음식에 관련된 특별한 경우는 아니다. 음식이 연휴를 특별하게 만드는 것은 아니다. 아니, 그래서는 안 된다. 그렇지 않다면, 연휴는 근사한 뷔페에 가는 것과 별반 다를 것이 없기 때문이다.

연휴의 즐거움을 음식 및 맥주와 분리시키도록 최선을 다하라. 연휴기간 동안 건강에 좋지 않은 것을 일절 섭취하지 말아야한다는 뜻은 아니다. 단지 '아, 연휴기간이잖아. 지금은 아무 생각 없이 먹어도 돼!'라고 생각하며 음식에 대한 책임감을 완전히 포기하지 말라는 뜻이다. 만약 사소한 습관들을 통해 진정한 변화가 시작된다면 건강한 생활 방식은 일 년 중 46주가 아니라 일 년 내내 유지될 것이다. 따라서 연휴를 어떤 방식으로 보내는지는 사실 당신이 어디까지 진전했는지를 알 수 있는 아주 좋은 기회이다. 다이어트를 하는 사람들은 연휴 기간마다 엄청난 갈등 상황에 처하게 된다. 왜냐하면 무엇을 '해야 할지'는 잘 알고 있지만 그것을 하고 싶지는 않기 때문이다. 반면 근본적인 잠재의식적 기호를 변화시킨다면 건강에 좋지 않은 음식에 대한 욕망이 예전만큼 크지 않을 것이다.

'더 이상 즐거운 일을 할 수 없어'라는 느낌을 풍기지 않으면서 성공을 위한 의식적인 정신과 지속성의 중요성을 전달하기는 어렵다. 이전에 시도해본 각종 다이어트 때문에 우리 대부분은 '____ 때문에 나는 xxx을 할 수 없어.'라는 관점이 매우 익숙할 것이다. 하지만 그것은 실패로 이르는 관점이다. 진정한 변화라면 xxx를 하고 싶지 않아야 한다.

파티 전략

파티는 '조심해야 하고' '주의해야 할' 상황이 아니다. 이렇게 생각하는 것은 잘못된 메시지를 전달하기 쉽다. 그렇게 되면 다이어트를 하는 관점과 직접 저항하는 버릇으로 바로 되돌아가게 될 것이다. 파티는 차분한 마음, 그리고 전략적인 태도로 임하라. 자신과 협상과 거래를 하라. **의식적으로 행동하라**. 예를 들어, 달콤한 사탕을 좀 먹기로 결정하면서 그 대신 물을 한 잔 마실 수도 있고, 술을 마시기로 결정하면서 안주로는 당근과 셀러리를 먹을 수도 있다. 맛있는 음식을 충분히 즐기면서도, 차분하게 성공에 한 걸음 더 다가가는 것이다.

어떤 음식을 얼마나 먹느냐에 대한 결정을 할 때 가장 좋은 관점은 단순히 자신의 몸과 건강에 대해 유의하는 것이다. 그 생각을 견지하는 것만으로도 그 정도의 가치가 없는 음식을 원하지 않는 마음이 생길 수 있다. 내가 사탕을 잘 먹지 않는 이유도 마찬가지이다. 사탕이 내 몸에 끼치는 해로운 영향을 알고 그 정도의 가치가 없다고 느끼기 때문이다. 하지만 때로는 몸에 좋지 않은 것을 알면서도 그 맛을 생각하면 그 정도의 가치가 있다고 느껴지는 음식도 있다. 예를 들어, 트리플 퍼지 케이크가 그렇다고 하자. 이런 경우, 한 조각을 잘라서 천천히, 의식적으로, 수치심을 느끼지 않고 먹으면 된다.

트리플 퍼지 케이크 한 조각을 먹을 때 당신이 택할 수 있는 몇 가지 방법이 있다.

1. 급하게, 정신없이, 스트레스를 받으면서, 갑자기 이성의 끈이 끊어진 것처럼 먹는 것. 마지막 순간까지도 케이크를 먹지 않기 위해 저항하다가 더 이상 이기지 못하고 케이크를 입에 집어넣는 것이다. 그리고 이 때 느끼는 안도감은 설탕과 케이크의 맛보다도 저항의 전투가 드디어 끝났다는 것에서 비롯된다.
2. 평범하게 케이크를 먹지만, 수치심과 패배감으로 자신을 공격하면서 먹는 것.
3. 케이크를 먹지 않고 삶에 어떤 낙이나 기쁨도 없는 것 같은 기분을 느끼는 것.
4. 한 조각의 케이크를 천천히, 의식하면서, 그리고 기쁘게 먹는 것.

수치심 없이 한 입 한 입을 즐기고, 그만 먹어도 될 정도로 만족감을 느끼는 순간을 알 수 있도록 의식을 하는 것(접시에 담긴 것을 전부 먹지 않았을지라도).

체중감량의 적은 가공식품이지만, 체중감량을 위한 행동 변화(가장 중요한 요소)의 적은 의식하지 않고 먹는 것, 수치심, 지속하지 못하는 것, 그리고 포기라는 것을 잊지 말라.

의식적인 사람의 모습
- 건강에 좋지 않은 음식을 먹고 싶지 않을 때는 먹지 않는다.
- 건강에 좋지 않은 음식을 '약간' 먹고 싶을 때는 정말 먹고 싶은 마음이 들 때 까지 기다려본다.
- 건강에 좋지 않은 음식을 먹게 되면 한 입 베어 물때마다 그 맛을 즐기고 그 누구보다도 그 음식을 맛있게 먹는다.

수치심 없이 먹는 사람의 모습
- 건강에 좋지 않은 음식을 먹더라도 폭식을 할 확률이 훨씬 적다.
- 건강에 좋지 않은 음식을 먹었다고 하더라도 그것이 다음 선택에 영향을 끼치지 않는다(좋은 일이다).
- 건강에 좋지 않은 음식을 먹은 후에도 체중감량을 향한 여정에서 강하고 자신감 있는 모습을 유지한다. 무능력하고 충격에 휩싸인 모습이 절대 아니다.

지속적인 사람의 모습
- 지속적으로 건강에 좋은 음식을 먹기 때문에 가끔 건강에 좋지 않은

음식을 먹더라도 성공에 해로운 영향을 끼치지 않는다.
- 지속적으로 새로운 방식으로 행동하면 습관을 형성하게 되어 그 방식을 선호하게 된다.
- 지속적으로 승리를 거두면 언제나 승리를 기대하게 되고 항상 승자다운 태도를 유지한다.

절대 포기하지 않는다면 어떤 일이 일어날까?

절대 포기하지 않는다면 성공에 이르게 된다. 모든 성공 일화의 공통점은 지속성이다. 사소한 습관들을 통해 매일 작은 성공을 거둔다고 해서 잘 안 되는 날이 하나도 없지는 않을 것이다. 하지만 그런 날들로 인한 심리학적 피해를 최소화시키는 것이 중요하다. 그것은 위에 언급한 요소와 절대 포기하지 않겠다는 결정을 통해 실현시킬 수 있다.

차분하고, 전략적인 관점을 지니고 파티에 참석하면 파티를 즐기면서도 목표를 한 걸음 진전시킬 수 있는 사람이 될 수 있을 것이다. 시간이 지나면서 점점 더 나은 결정을 하게 될 것이고, 더 건강한 것을 선호하게 될 것이다.

제10장

결론

**다이어트는 이미 여러 번 시도해 보았을 당신,
한 번만 이것을 시도해 보라.**

"모든 이들은 내가 승리할 때 이용한 전술이
무엇인지를 볼 수 있지만, 그 중 어떤 전략이 나를 승리로
이끌었는지는 아무도 알지 못한다."

– 손자 –

새로운 관점

나는 하루에 팔굽혀펴기 한 개를 하는 습관을 통해 운동을 자주 하는 사람으로 변화했다. 지속성을 최우선 순위에 둔 그 습관을 통해 나는 뇌를 변화시켜 운동에 익숙해졌고, 습관을 시작하자마자 작은 성공을 맛봄으로써 단기 및 장기적인 동기부여를 할 수 있게 되었다. 또한 하루도 빠지지 않고 운동을 시작함으로써 목표를 향해 나아가는 데 탄력이 붙었으며 연속적인 성공을 통해 나의 의욕을 증진시켰다.

하루에 팔굽혀펴기 한 개를 '하루에 팔굽혀펴기 100개'와 비교하는 사람도 있을 것이다. 하지만 근본적인 전략을 고려하지 않고 이 작은 전술들을 표면적으로만 비교하게 되면 옳지 못한 선택을 할 가능성을 증가시킨다. 하루에 팔굽혀펴기 100개의 근간을 이루는 전략은 비교적 약하다. 이 전략의 기본 개념은 빠른 진척을 통해 동기부여를 증폭시킨다는 것이다. 하지만 우리의 뇌는 그렇게 빨리 변화에 적응할 수 없다. 동기란 때론 변덕스럽고, 우리의 의지력은 제한적이며, 삶은 예측불가능하다. 따라서 이 전략이 성공을 거두는 경우는 매우 드물다.

체중을 감량하고자 하는 사람들은 대부분 특정 형식의 다이어트를 자신의 전략으로 삼는다. 다이어트 전략은 체중감량을 시도하지 않는 사람들에 비해 무언가 더 극단적인 행위를 함으로써 체중감량을 하는 것이다(그 중 흔한 방식은 의도적으로 칼로리 결핍을 유도하는 것이다). 하지만 이런 극단적인 변화는 우리의 생물학적 및 신경학적 순리에 어긋나며 이는 통제를 할 수도 없는 부분이다. 따라서 서장 부분에서 언급했던 것처럼 이런 계획을 통해 체중감량에 성공한다 하더라도 궁극적인 목표달성에는 실패할 확률이 높다. 그래서 이 전략이 끔찍하다는 것이다. 완벽하게 수행하더라도 결과적으로 실패하게 만들기 때문이다. 극단적인 변화는 체중감량에 불필요하다. 아니, 오히려 역효과를 낳는다.

반대로 우리가 여태까지 다룬 체중감량에 대한 새로운 관점은 '체중감량 및 행동 변화는 점진적으로 해나갈 때 가장 효과적'이라는 사실에 주목한다. 우리의 뇌는 급작스런 변화와 달리 점진적인 변화는 받아들일 수 있기 때문에 요요현상을 일으켜서 체중감량 이전의 모습으로 돌아가게 만들거나(혹은 전보다 더 살이 찌거나) 우리를 예전 습관으로 되돌아가게 만들지 않는다. 따라서 우리는 급작스런 변화를 추구하는 대신 점차적으로 행동 및 식단을 변화시키며(습관을 통해) 몸이 지방량을 유지하는 기준점을 조금씩 낮춰야 할 것이다.

같은 맥락에서, 나는 이 책을 통해 체중감량이라는 목표를 달성하기 위해서는 탄수화물이나 지방, 또는 칼로리 섭취를 조절할 것이 아니라 양질의 음식을 섭취해야 한다는 것을 강조했다. 특정한 요소 하나를 분리하는 것은 매우 인기 있는 다이어트 전략이지만 전체적인 것을 간과하고 지나치게 단순화시킨 것이라고 볼 수 있다. 같은 주요 영양소에 속하더라도 이는 다양한 형태로 존재하며, 종류에 따라 몸에 끼치는 영향도 매우 다르다. 올리브유와 코코넛 오일은 몸에 좋은 지방이다. 하지만 트랜스 지방이나 식물성 식용유는 그렇지 않다. 과일 및 채소는 몸에 좋은 탄수화물이다. 하지만 감자 칩, 소다크래커, 감자튀김 같은 음식들은 몸에 좋지 않은 탄수화물이다. 사람들은 때로 건강에 좋지 않은 지방이나 탄수화물로 이루어진 식품을 가리키며, "그것 봐! 탄수화물(혹은 지방) 때문에 살이 찌는 거야!"라고 말한다. 이것은 마치 한 명의 못 된 사람을 만난 후 사람들은 전부 못됐다고 판단하는 것과 같다. 분명 착한 사람도 있는데 말이다! 수많은 관찰 과학 연구는 일관적으로 지방, 탄수화물, 칼로리 등은 모두 그 원천의 성질에 따라서 몸에 좋을 때도 있고 나쁠 때도 있다는 것을 주장한다.

어떤 사람들은 우리가 음식 자체를 너무 많이 섭취하고 있다고 주장한다. 이 말 또한 사실일 수 있다. 하지만 만약에 그렇다면, 우리는 대체 왜 그토록 많은 음식을 섭취하고 있는 걸까? 우리의 조상들은 과연 우리보다 더 칼로리를 잘 계산하고 무설탕 컵케이크를 선호했을까? 진짜 중요한 개념은 포만감, 만족감, 다량 영양소, 식물성 생리활성 물질 같은 것들이다. 만약 똑같이 100 칼로리인 음식 2가지가 있다고 하자. 하지만 같은 칼로리임에도 불구하고 한 쪽의 무게가 14배 더 무겁고 칼로리 당 포만감이 더 높다면, 어떻게 총 섭취 칼로리만이 중요하다고 할 수 있겠는가? 딸기는 같은 칼로리의 감자 칩보다 14배 무게가 너 나간다. 체중감량을 위해서는 칼로리 계산이 가장 중요하다고 생각하는 사람이 있다면, 딸기 감자 칩 도전을 해보는 것을 추천한다!

딸기 감자 칩 도전

이 도전은 어느 정도의 위험을 감수하고 실시하라. 굳이 추천하지는 않겠다.

　하루 날을 정해서 약 200g짜리 감자 칩 한 봉지를 얼마나 먹을 수 있는지 시험해보라. 아마 나라면 앉은 자리에서 한 봉지를 해치울 수 있을 것이다. 또 날을 정해서 한 3kg 정도 되는 딸기를 얼마나 먹을 수 있는지 시험해 보라. 200g짜리 감자 칩 한 봉지와 딸기 3kg의 칼로리는 같다. 그렇다 감자 칩을 먹건 딸기를 먹건 칼로리는 같을 것이다. 그렇지 않은가? 그런데, 딸기 3kg을 전부 먹으려하니 배가 터져 버릴 것 같았다고?

　권고사항 : 집에서.… 사실 될 수 있으면 그 어디에서도 이 도전을 실시하지 않는 편이 좋다.

　만약 누군가가 당신에게 체중을 감량하는데 중요한 것은 오직 칼로리 뿐이라고 말한다면 이 도전을 권해 보자. 만약 그 사람이 이 도전을 거부하거나 '감자 칩 같은 것은 적당히 먹어야지.'와 같은 핑계를 댄다면, 칼로리 자체보다는 칼로리 당 포만감이 더 중요하다는 것을 알려주어라(다량 영양소 역시 중요하지만 그것은 딸기가 3kg이나 있는 것에 비하면 아무것도 아니므로 일단 단순하게 생각하겠다). 만약 칼로리에만 초점을 맞춘다면, 때로는 정해진 칼로리를 섭취했음에도 불구하고 배가 고픈 상황이 발생할 수도 있으며 신진대사에도 해를 끼칠 것이다. 허기와 영양을 제대로 채워주는 건강에 좋은 음식을 먹도록 하라. 그것만이 옳바른 답이다. 이 책에서 소개하는 새로운 관점을 한마디로 정리하면 다음과 같다. 탄수화물, 지방, 단백질, 칼로리 같은 것에 집착하지 말라. 섭취하는 음식의 품질에만 신경 쓰면 된다. 양질의 음식을 섭취하면 그런 부수적인 것들의 균형은 절로 따라오게 될 것이다. 가공식품에 사로잡힌 이 세상에서 양질의 음식을 섭취하기란 말처럼 쉬운 일이 아니다. 하지만 일일이 칼로리나 탄수화물, 혹은 지방의 양을 계산하는 것보다는 쉽다. 음식 섭취를 수학으로 만들지 말라. 물론 개인적으로는 수학을 무척 좋아하지만 칼로리를 계산하는 것은 거부하겠다.

체중감량을 위한 사소한 습관의 신성한 법칙 8가지

이 법칙을 절대 어기지 말라. 만약에 어기게 된다면, 성공 확률이 급격하게 떨어지고 말 것이다.

1. 다이어트 금지

다이어트를 하면서 그것을 사소한 습관이라는 명칭으로 부르지 말라. 사소한 습관은 말 그대로 사소하면서 쉬운 변화이지, '미안하지만, 그건 먹을 수 없어. 나는 체중 관리 때문에 샐러드만 먹을 수 있거든.'이라고 말하는 것이 아니다. 다이어트는 건강에 좋은 음식을 먹도록 당신에게 강요하지만, 사소한 습관은 당신이 몸에 좋은 음식을 진심으로 즐길 수 있도록 친절하게 지도해 줄 것이다.

2. 건강에 좋지 않은 음식에 대한 제한이 없다면, 음식에 대한 박탈감도 없다.

당신의 몸은 특정한 음식 섭취 방식에 이미 익숙하다. 만약 당신이 그 방식을 위협한다면 체중과의 싸움에서 패배할 확률이 95%나

된다(이는 몇몇 연구에 근거한 전체 다이어트의 실패 확률이다). 만약에 햄버거를 먹고픈 욕망이 강하게 든다면, 이 책에 소개된 유혹 전략을 실시해 보고 그 생각이 변하는지를 지켜보아라. 하지만 여전히 햄버거를 먹고 싶은 욕망이 강하게 든다면, **그 햄버거를 먹는 편이 좋다!** 먹을 때는 맛있게 먹도록 하라.

체중감량이라는 목표에 더 다가가고 싶고, 무언가 진척이 보였으면 하는데 음식에 대한 갈망이 이를 방해해서 답답한 마음이 들 수도 있다. 하지만 먹고 싶은 음식을 먹으면서도 앞으로 한 발짝 나아갈 수 있다. 한 입 베어 물 때마다 30번씩 씹거나, 물을 마시거나, 혹시 빵 대신에 양상추에 싸서 먹는 방법도 고려해 봐라. 결정 안에는 또 다른 작은 결정들이 있으며, 꼭 극단적인 결정을 해야 하는 것이 아니다. 전투에서는 패했다 하더라도, 전체 전쟁에서는 승리할 수 있다. 눈앞이 가려진 채로 이리저리 흔들리는 것은 이제 그만둬야 한다. 현명한 모습으로 이길 수 있는 전투에만 임하라. 침착하고 정교한 전략은 당신을 승리로 이끌어 줄 것이다.

정크 푸드를 덜 섭취하는 방법은 오히려 섭취에 전혀 제한을 두지 않는 한편, 더 건강에 좋은 결정을 내릴 수 있도록 도와주는 전략을 실시하는 것이다. 박탈감을 느끼는 것은 다이어트를 하는 사람들의 이야기이다. 만약 '체중감량을 위한 사소한 습관'에 소개된 전략을 따르면서 박탈감을 느낀다면, 무언가를 잘못하고 있거나 자신에게 알맞게 더 조정을 할 필요가 있다는 뜻이다.

이것은 건강에 좋지 않은 음식을 먹고 싶은 마음이 들 때마다 그것을 먹어도 좋다는 뜻은 절대 아니다. 만약 버거도 먹고 싶지만, 동시에 연어와 채소구이를 먹는 것도 그리 나쁘지 않은 선택 같다면 연어를 선택하라. 감당할 수 없는 갈망을 억지로 제한해서 박탈감을 유발할 것이 아니라, 두 가지의 선택지 중 더 나은 선택을 하라.

3. 수치심을 느끼지 말라.

당신의 체중으로 인해, 혹은 무엇을 먹었는 지로 인해 수치심을 느낄 필요는 전혀 없다. 만약에 피자 한 조각을 단 두 입에 먹어치웠다 하더라도 괜찮다. 범죄를 저지른 것도 아니고, 체중을 감량할 수 있는 기회를 영영 없애버린 것도 아니다. 무언가 '잘못'을 한 것은 더더욱 아니다. 음식은 도덕적 관념과 전혀 관계없다(물론, 종교와 관련된 경우를 제외하고. 하지만 그런 경우라면 어차피 본인이 더 잘 알고 있을 것이다).

버거, 탄산음료, 감자튀김, 사탕, 방울 양배추, 프렌치 어니언 수프, 베이컨, 또는 그 어떤 음식을 먹든 자신에 대한 평가에 영향을 끼칠 일이 전혀 아니라는 것이다. 한 번 생각해보라. 대부분의 사람들은 온갖 종류의 음식을 먹어봤을 것이다. 다른 사람들도 먹는 음식을 먹는 것뿐인데 어째서 부끄럽거나 비참한 기분을 느낄 필요가 있는가? 말이 안 되는 일이다. 나 같은 건강광도 최악이라고 불리는 가공식품을 전부 먹어봤다. 1990년대에 '서지(Surge)'라는 이름의 음료가 반짝 인기를 끌었던 적이 있는데, 나는 그걸 마시면 초능력이라도 생기는 것처럼 아주 열심히 그 음료를 마셔댔다. 사실 그 서지라는 음료는 다른 탄산음료에 비해 설탕도 더 많이 들고 카페인도 더 많이 들어 있어서, 마치 초능력이 생긴 것처럼 순간적으로 에너지가 넘치는 기분이 들기도 했었다.

음식은 우리가 생존하기 위해 반드시 섭취해야 하는 것이다. 음식을 먹는 것은 무척 즐거운 일이다. 아, 예전에 태국에서 먹어봤던 귀뚜라미는 제외하고 말이다. 당신의 이웃이 방금 먹은 튀긴 음식도 생명 보존에 도움이 되는 에너지를 제공한다는 뜻이다.

당신은 음식 섭취에 대해 수치심을 느끼지 않고도 음식이 몸에 주는 영향에 대해 충분히 의식할 수 있다. 우리는 다이어트를 하는 것이 아니므로 수치심을 느끼지 않아도 된다. 하지만 가끔 과거의 '다이어트' 본능이 스멀스멀 올라오면 정신을 차리고 이 사실을 명심해야 한다. 어쩌면 건강에 좋지 않은 음식을 먹는 것이 범죄가 아니라는 사실을 자신에게 일깨워주기 위해 의도적으로, 그리고 자신감을 가지고 건강에 좋지 않은 음식을 먹어야 할 수도 있다. 이 책에서 소개하는 체중 감량 방식은 전혀 효과가 없었던 기존 방식들과는 전혀 다르다. 이 방식은 개인적 자유, 자율성, 그리고 권한 부여와 그 맥락을 같이 한다. 금지된 음식은 아무것도 없다.

지금 당장 자신의 체중, 그리고 자신이 섭취하는 음식에 대한 수치심을 전부 버려라! 수치심을 벗어버리는 것만으로도 한 50kg은 감량한 것 같은 기분이 들 것이다. 벗어던지면 후련할 것이다!

4. 갑판원이 아니라 선장이 되어라.

이 법칙은 매우 중요하다. 전략 관련된 책을 읽을 때 많은 사람들은 '성공을 위한 단계를 따라가려고' 노력한다. 하지만 이 전략에서는 자신이 주도권을 잡는 것이 매우 중요하다. 리더가 되고, 이 책을 자신이 주도하는 변화를 위한 안내서로 이용하라. 최고의 리더들은 조언자가 있기 마련이다. 이 책이 당신의 조언자가 될 수는 있지만, 결국 결정권을 쥐고 있는 것은 당신이다. 바로 당신의 인생이기 때문이다.

만약에 자신을 갑판원으로 강등시키면 말 그대로 지시 사항만을 따라야 한다. 그러면 이 전략을 효과적으로 만들어주는 개념들을 놓치게 될 수도 있다. 이 전략을 통해 가장 큰 성공을 맛보는 사람들은 이 책에서 소개한 개념들을 진정으로 '이해하는' 사람들일 것이다. 그들은 너무 작고 사소해서 뇌가 지각할 수 없는 변화는 몸이나 잠재의식의 대응 조치를 유발시키지 않는다는 것을, 작은 성공은 우리를 격려시키지만 수치심은 우리를 파괴한다는 것을 알고 있다. 또한 자율성은 우리를 더 높은 단계로 올라갈 수 있게 하지만 규칙은 우리를 억압시켜서 반란을 일으키게 한다는 것을, 그리고 지속성은 습관을 형성하기 때문에 그 무엇보다 중요하다는 것을 명확히 이해하고 있다.

선장과 갑판원의 차이를 가장 잘 설명할 수 있는 것은 아마 이것이 아닐까? 선장은 필요한 경우 상황을 변경하지만, 갑판원은 그저 시키는 대로 할 뿐이다. 선장은 일반적으로 좀 더 적극적인 태도를 가지고 보너스 운동을 더 자주 실시할 것이다(보너스 운동은 이 전략에서 가장 흥미로운 부분 중에 하나다).

자신만의 삶의 방식을 가져도 좋다. 이 책의 목적은 단지 좀 더 나은 방향으로 가는 것을 도와줄 강력한 전략들로 당신을 무장시켜주는 것이다. 이 전략은 자유로움을 포기할 필요가 전혀 없으므로 평생 지속할 수 있다. 또한 결과를 얻기 위해 지시사항을 따르고 자신에게 박탈감을 유발하는 것이 아니라 오히려 더욱 많은 권한을 쥐어줄 것이다. 선장님, 운전대를 잡고 원하는 곳으로 가시죠!(괜찮다면 하와이를 추천해도 될까요?)

5. 자기 협상과 전략을 절대로 멈추지 말라.(완전한 반란을 허용하지 말라.)

'에잇, 망했다!'라고 외치고 폭식을 하는 것은 곧 패배의 순간이다. 당신이 치즈케이크 한 판을 먹어치워서가 아니다. 당신의 '엄격한' 부분, 즉 체중감량을 원하는 부분이 치즈케이크를 좋아하는 당신의 육

욕적인 부분을 오랫동안 지배하게 만들었다는 증거이기 때문이다. 체중감량을 위한 이 여정이 성공으로 끝나기를 바란다면, 당신이 내리는 결정에 대해 의식적으로도, 그리고 잠재의식적으로도 만족스러워야 한다. 더 건강한 삶에 도움을 주면서도 어느 정도는 당신의 욕망을 충족시키는 결정을 해야 하는 것이다.

잘 이해가 되지 않을 수도 있겠지만, 반란을 잠재울 방법은 무력적인 전술(의지력)이 아니다. 오히려 반란을 일으키는 것을 어리석은 생각으로 보이게 만들어야 한다. **사람들은 좋아하는 것에 대해서는 반란을 일으키지 않는다.** 자신이 내리는 결정에 대해 반드시 만족해야 한다. 사소한 습관을 이용한 전략은 이미 매우 유연하지만, 자신에게 더욱 알맞게 만들기 위해서라면 얼마든지 수정을 가해도 좋다. 하지만 규칙과 제한으로 가득한 전형적인 다이어트 체계로 '맞춤 제작'하지는 않도록 조심하라. 성공을 위해서는 근본적인 개념을 이해하는 것이 필수적이라는 것을 명심하라.

6. 건강을 지켜주는 자신만의 영웅 음식에 의존하라.

자신이 좋아하는 음식 중, 건강에 좋은 음식에 주목하라. 그 음식이 당신의 영웅이며, 그 음식에 의지하면 성공을 향해 더 멀리 나아갈 수 있을 것이다. 만약 당신이 채소를 그다지 즐겨 먹는 사람은 아니지만, 이상하게도 브로콜리만은 무척 좋아한다면 브로콜리를 아주 많이 섭취하라. 간식으로 무를 즐겨먹는 사람이라면 무를 많이 섭취하라. 아스파라거스 특유의 맛을 즐기는 사람이라면 늘 충분한 양의 아스파라거스를 구비해 두도록 하라.

다이어트를 하는 사람들은 좋아하지도 않는 음식을 억지로 먹으려고 한다. 물론 먹다보면 좋아지는 음식도 있으므로 가끔은 좋아하지 않는 음식을 먹어보는 것도 꽤 추천할만한 일이다. 하지만 그런 전략을 우선시하는 것은 좋지 않다. 좋아하는 음식을 고르면 '체중감량을 위해서는 고통을 견뎌야 해'라고 생각하는 관점에서 벗어날 수 있다. 만약 건강에 좋은 음식 중에 좋아하는 것이 단 한 가지도 없다면 계속 이것저것 시도해보는 수밖에 없다. 건강에 좋은 음식을 좋아하지 않는 이유는 이를 가공식품과 비교하고 있기 때문일 수도 있다. 가공되지 않은 음식과 가공식품은 매우 다르기 때문에 만약 당신이 가공식품에 무척 익숙한 사람이라는 처음에는 건강에 좋은 음식이 그다지 끌리지 않을 수도 있다. 그럴 때는 건강에 좋은 음식으로 식사를 대체한다고 생각하지 말고, 그냥 연습을 위해 추가적으로 먹어보는 것으로 생각하라. 건강에 좋은 음식을 지속적으로 섭취하면 점점 더 맛있게 느껴질 것이다.

7. 노력하라.

사소한 습관들은 매우 강력한 작은 행동들이다. 그리고 그 행동은 당신의 삶을 바꿀 수 있다. 하지만, 마법이라고 생각해서는 안 된다. 즉, 그 효과는 거의 마법과 같을 수 있지만, '음, 방금 팔굽혀펴기를 한 개했는데, 아무 일도 일어나지 않았어.' 라고 생각해서는 안 된다는 것이다. 이렇게 말하는 것은 성공에 무관심한 것이며, 노력도 없이 성취하기만을 바라는 것이다. 사소한 습관은 매우 쉽기는 하지만, 다른 전략들과 마찬가지로 당신의 노력을 필요로 한다. 그 노력의 크기가 기존 전략에 비하면 작기는 하지만 절대 노력을 간과해서는 안 된다.

8. 목표와 전략을 헷갈리지 말고, 2가지 모두를 적절히 사용하라.

목표는 당신이 도달하고 싶은 곳이다. 전략은 그 곳에 도달하기 위해 택하는 방법이다.

가공 식품은 끔찍하다. 이는 체중감량을 방해하는 요소이다. 따라서 우리의 목표는 가공 식품을 섭취하지 않는 것이다. 하지만 최선의 전략은 '가공 식품을 먹지 않는 것'이 아니다. 왜냐하면 '정크 푸드를 금지'하면 그것을 먹지 않을 경우 박탈감을 느끼게 만들고, 먹을 경우에는 수치심을 느끼게 만들기 때문이다.

목표는 전략과 일치하지 않는다. 하지만 여전히 이 2가지는 매우 중요하다. 최종 목표를 전략으로 이용하는 것만큼 좋지 않은 것이 또 있다. 바로 목표를 무시 한 채 생각 없이 전략에만 초점을 맞추는 것이다. 만약 '이 전략은 효과가 있다고 하니까' 그저 별 생각 없이 전략에 나와 있는 대로 당근 하나를 섭취한 후 수동적으로 무언가 결과가 나타나기를 기다리는 것은 더욱 건강한 삶이라는 근본적인 목표를 잊어버린 것이라 할 수 있다.

목표를 알고, 그 목표를 달성하기 위해 현명한 전략을 이용한다면 당신은 반드시 성공할 수 있을 것이다. 당신의 목표는 방향과 욕구를 제공하며, 당신의 전략은 목표에 도달할 수 있는 가장 효과적인 방식을 제시한다. 몇 가지 예시를 살펴보도록 하자.

실수(목표를 전략으로 이용): '나는 탄산음료를 끊고 싶기 때문에 더 이상 탄산음료를 마시지 않을 것이다.'

옳은 방식: '나는 탄산음료를 끊고 싶다. 내 전략은 탄산음료를 마시는 것을 금지하는 것이 아니다. 대신 더 몸에 좋은 대체 음료를 많이 준비해두고 탄산음료를 먹고 싶은 생각이 들 때마다 라임으로 맛을 가미한 상쾌한 물을 한 잔 마시는 것을 포함해 미리 설정해둔 작은 장애물 코스를 완료하는 것이다.'

실수(목표를 무시하고 생각 없이 전략을 실시): '이 책의 저자인 스티븐이 그러라고 했으니까 오후 3시마다 당근을 먹겠어.'(이 방법도 효과가 있을 수는 있지만, 이상적인 방법은 아니다.)

옳은 방식: '나는 채소를 더 많이 섭취하면서 체중감량을 하고 싶어. 이 목표를 위해 나는 매일 오후 3시에 당근을 하나 먹는 것으로 점차적으로 채소 섭취에 대한 저항감을 감소시켜 보겠어. 또한 탄력을 받는 날에는 당근을 두어 개 더 먹거나 다른 채소도 먹어 보겠어. 아니면 채소를 먹는 것이 건강에 좋은 다른 행동을 하도록 만들 수도 있지. 내가 건강에 좋은 행동을 하는 것에 대해 저항감이 있다는 것은 부정할 수 없지만, 첫 발을 내딛는 순간 그 저항감은 약해지고 올바른 길을 걷게 될 거야. 그리고 매일 같은 시간에 당근을 먹다보면 그것은 습관이 될 거야.'

체중감량을 위한 사소한 습관 전략 요약

이 책에서는 굉장히 많은 정보를 다루었기 때문에 머릿속에서 정리가 잘 안 될 수도 있다. 따라서 마지막으로 지금까지 다룬 전략들을 요약해보도록 하겠다.

체중감량을 위한 사소한 습관 전략은 총 4가지 부분으로 구성되어 있다. 이 중 3가지 부분은 선택적이고, 다른 1가지는 매일 실시해야 하는 필수적인 부분이다. 각 부분은 이미 자세히 다루었으니 이제 전체적으로는 어떻게 실시하면 좋을지를 다시 한 번 요약해보도록 하겠다.

매일의 사소한 습관(필수) : 매일 실시할 사소한 습관을 1~4가지 선택하고 자신의 성격과 생활방식에 맞도록 계획하고 삶에 적용하라('사소한 습관 계획' 부분에서 언급한 대로). 체중감량에 성공하기 위해서는 매일 하는 사소한 습관이 가장 중요하다. 왜냐하면 이 습관이 지속적인 진척의 '기초'이기 때문이다. 이 습관들은 컨디션이 좋지 않은 날에도 거뜬히 해 낼 수 있을 정도로 매우 쉽다. 우리는 이 전략을 통해 놀라운 지속력을 갖게 될 수 있다. 그 가능성 또한 매우 높다. 매일의 사소한 습관은 사소한 습관 전략 전체에서 유일하게 필수적인 구성 요소이다. 성공을 원한다면 이 습관을 매일 실시해야만 한다. 단, '필수' 요소이기 때문에 자기 자신에게 이 습관이 매우 쉽다는 것을 계속 상기시켜주지 않으면 통제 당하는 기분이 들고 반란을 일으킬 가능성이 있다. 만약 작은 습관을 실시하는 데 저항감이 느껴진다면 아래의 팁을 고려해보라.

1. 아주 작은 목표이기 때문에 수행하기가 굉장히 쉬울 것이라는 걸 상상하라. 머릿속으로 구체적으로 그 모습을 떠올려 보라.
2. 목표를 다른 일과 비교하지 말라.
3. 그 크기에 상관없이 진척되기를 열망하라.
4. 당신이 처한 상황이 어떻든 그것에 상관없이 습관을 실시하는 선례를 만들어라. 당신이 진심으로 진척되기를 원한다면 편리한 상황에서만 행동해서는 안 된다.
5. 아주 사소한 결정이 단기적으로, 그리고 장기적으로 당신의 삶을 변화시키는 힘이 된다는 것을 과소평가하지 말라.

만약 이 관점을 내면화시킬 수 있다면 당신은 반드시 성공할 것이다. 사소한 습관을 제외한 나머지 전략들은 선택적으로 실시하면 된다. 체중감량에 대한 관점을 변화시킨 후, 때에 따라 선택적인 전략을 이용해 목표에 한 걸음 더 나아가면 된다.

유혹 전략(선택적): '전략별 상황'을 다룬 장에 소개한 유혹 전략은 유혹을 느끼는 경우를 대비한 광범위한 전천후 전략이다. 유혹 전략은 수치심을 감소시키고, 갈망의 크기를 줄이며 현재와 미래에 더 나은 결정을 할 수 있도록 당신에게 권한을 부여한다. 이 3가지는 간단한 '작은 장애물 코스'를 거쳐 성취할 수 있다. 이 전략이 현명한 이유는 갈망에 못 이겨 음식을 탐닉하는 '패배자'처럼 보이는 상황에서도 당신을 강하게 만들어주기 때문이다. 어차피 남은 평생 동안 가공식품 섭취를 완전히 중단할 수는 없다. 따라서 그것을 염두에 둔 전략은 형편없는 전략일 수밖에 없다(아마 당신이 읽어본 체중감량 관련 책의 대부분이 여기에 해당될 것이다).

유혹 전략은 선택적이다. 즉, 음식을 먹고 싶은 마음이 들 때마다 이 전략을 반드시 이용할 필요는 없다는 것이다. 당신의 목표는 더 건강한 선택을 하는 것이고, 이 전략은 그 목표에 도달하는 것을 돕기 위한 도구에 불과하다. 이 전략을 필수 사항으로 만들어버리는 것은 사소한 습관 전략을 위배하는 일이다. 만약 당신이 음식을 먹고 싶은 유혹이 생길 때마다 이 전략을 실시하고자 했지만 그러지 못했다고 하자. 그러면 당신은 자신이 실패했다고 느끼거나 사소한 습관 전략이 사실 그다지 효과가 없다고 느낄 수도 있다. 그럼 매일의 사소한 습관까지 그만 둘 가능성이 있다. 우리에게 있어서 가장 중요한 것은 매일의 사소한 습관이므로 위와 같은 경우는 반드시 피해야 할 상황이다. 따라서 유혹 전략은 해도 좋고 안 해도 좋은 보너스 전략으로 생각하는 편이 좋다.

하지만 이 전략의 힘은 매우 강력하다. 따라서 가능한 범위에서 최대한 많이 시도하기를 추천한다. 하지만 유혹 전략을 시도하지 않고 먹고 싶은 음식을 그냥 먹어 버렸다하더라도 실패했다고 생각하거나 '망쳐버렸다'는 생각은 하지 않기를 바란다. 유혹 전략은 선택적인 전략 중에서는 가장 우선순위로 두는 것이 좋다. 왜냐하면 음식에 대한 갈망이나 유혹은 식습관 중에서도 굉장히 큰 부분을 차지하기 때문이다.

상황별 전략(선택적): 체중감량을 시도하면 갑자기 삶의 다양한 요소가 그 목적을 방해하는 것처럼 느껴질 것이다. 다양한 상황들이 건강에 좋은 선택을 하려는 당신을 방해할 것이다. 이 때 대부분의 사람들은 자신의 의지력을 이용해서 이런 상황에서 벗어나려 한다. 하지만 우리의 의지력에는 한계가 있다. 따라서 의지력이나 동기 낮은 상황에서도 효과가 있는 전략을 선택하는 것이 현명하다.

'상황별 전략'을 다룬 장에서 우리는 일반적인 유혹 상황, 삶에서 흔하게 발생하는 6가지 상황, 그리고 각 상황에 따른 이상적인 전략을 살펴보았다. 필요할 때 마다 그 부분을 참고하라. 예를 들어, 파티에 참석하기 전에 '파티 및 연휴' 전략을 다시 한 번 살펴보는 것이다. 각 상황에 알맞은 다양한 전략을 갖추는 것은 실제의 삶을 무시하고 '어떤 상황에도 불구하고'라는 최후통첩을 내리는 경향이 있는 기존 다이어트 관점에 비하면 훨씬 더 구체적인 맞춤형 전략이라 할 수 있다.

작은 도전(선택적): 이 재미있고 쉬운 도전 역시 상황에 따라 선택적으로 실시하면 된다. 작은 도전은 상황별 전략과 비슷하지만, 식생활이 아니라 운동과 관련이 있는 전략이다.

만약 원한다면 이 도전 중 하나를 매일 반드시 실시하는 어떤 행동과 결합시켜 매일의 사소한 습관으로 삼을 수도 있다. 예를 들어, 당신이 매일 TV를 보는 사람이라면, 'TV 도전', 혹은 'TV 광고 도전'을 매일 실시할 수 있다. 하지만 이것은 다른 사소한 습관보다는 조금 더 어려울 수 있다. 왜냐하면 하루에 여러 번 실시하게 될 수도 있기 때문이다. 만약 하루에 TV를 3시간 본다면, 광고를 약 24개 시청하게 될 것이다. 그럼 하루에 24번이나 일어나서 움직여야 한다. 매일 지속적으로 실시하기에는 좀 어려운 양이다. 물론 한 번 일어나서 잠시 몸을 움직이는 것이 어려운 일이라고 할 수는 없지만, 그렇게 많은 **횟수**를 해야 한다면 부담스러울 수밖에 없다. 그래서 선택적으로 실시하는 것을 추천하는 것이다.

만약 회사에서 계단 vs. 엘리베이터의 상황을 매일 맞닥뜨린다면, 특정한 신호를 설정함으로써 작은 도전을 습관으로 만들 수 있다. 예를 들어 출근 혹은 퇴근을 할 때는 계단을 이용하지만 점심시간에는 엘리베이터를 이용할 수도 있다. 이와 비슷하게 TV를 보기 전에는 1가지 작은 운동을 하고 광고가 나올 때는 움직이지 않기로 할 수도 있다. 이런 행동을 필수적으로 만들지 아니면 선택적으로 실시할지는 그 구체적인 상황을 얼마나 자주 맞닥뜨리는지, 그리고 당신이 현재 가지고 있는 '사소한 습관'의 양이 얼마나 되는지에 따라 달라질 것이다. 다시 한 번 말하지만, 한꺼번에 너무 많은 사소한 습관을 가지고 있는 것도 그다지 좋지 않다.

매일 실시하는 필수적인 습관들과 선택적인 활동은 전체적으로 편해야 한다. 약간은 도전 의식을 느끼게 하는 계획도 좋지만 '자신을 시험하는 것'보다는 매일 지속적인 성공을 하는 것이 훨씬 더 중요하다. 왜냐하면 지속적으로 실시해야 습관이 형성되고, 습관이 형성되어야 실패할 위험 없이 더 큰 도전을 더 많이 할 수 있기 때문이다.

습관은 최악의 상태인 날에도 실시할 수 있는 최소한의 것, 즉 최저점을 설정해준다. 예를 들어, 내 글쓰기 습관의 경우 하루에 50단어가 최저점의 기준이다. 하지만 그렇게 설정했을 뿐, 글이 잘 써지지 않는 날이라 하더라도 실제로 50단어만 쓰는 경우는 드물다. 이 사소한 습관은 실시한지 2년이 넘었으며 나의 글쓰기 습관은 매우 강력하다. 그래서 최악의 상태인 날에도 1,000 단어는 쓰는 것 같다. 다른 사람들은 보통 하루에 1,000 단어 쓰기 같은 어려운 목표를 잡은 후 그 목표치를 달성하는 데 실패하거나 또는 지쳐서 아예 포기해버린다. 역시도 사소한 습관을 실시하기 전에는 똑같은 행동을 되풀이했다. 다른 무엇보다도 지속성을 목표로 하고 글을 쓰는 습관을 들였기 때문에 하루에 1,000단어를 쓰는 것은 이제 나에게 평균적인 일, 아니 어쩌면 평균보다도 더 쉬운 일이 되었다. 분명 예전이었다면 '엄청난 성취'였을 일인데도 말이다. 습관의 힘은 이렇게 강력한 것이다. 이것을 절대 잊지 말라.

이 작은 도전(그리고 매일의 사소한 습관)이 재미있는 이유는 아무리 작은 행동을 하더라도 자기 자신에게 만족감을 주기 때문이다. 이것은 성공에 있어서 매우 중요한 일이다. 아파트에서 엘리베이터 대신 계단을 이용할 때면 나는 나 자신에게 엄청난 만족감을 느낀다. 물론 누군가는 나를 찰싹 때리면서, '이봐, 그냥 계단을 좀 이용한 것뿐이잖아. 좀 진정해.'라고 말하고 싶을지도 모르겠다. 약간 바보같이 들리는 말이라는 것은 나도 잘 알고 있다. 하지만 직접 해보면 내 말을 이해할 수 있을 것이다. 작은 승리를 축적하게 되면 큰 보상감을 얻게 되고 그 행동에 중독되게 된다. 이 책에서 소개한 전략은 결국 이 작지만 강력한 힘을 이용하는 것이다.

맺음말

이제 당신은 당신을 좀 더 멀리 도달할 수 있게 해주는 전략으로 무장했다. 만약 당신이 오늘 이 전략을 실시했다면 지금으로부터 7년 뒤에도 이 전략을 실시할 수 있을 것이다. 왜냐하면 이 전략은 평생 동안 지속 가능한 성공을 위해 고안된 것이기 때문이다. 당신은 이미 단기간의 체중감량을 위해 동기부여라는 추진력으로 정신없이 달려가는 다이어트를 시도해보았을 것이다. 그리고 그 결과는 어땠는가? 하루 아침에 식단을 바꾸려는 시도도 해보았을 것이다. 그 결과는 어땠는가? 이제 이 방법을 한 번 시도해 보라. 그럼 이전과는 확연히 다른 행복한 결과를 얻게 될 것이다.

지속적이고 진정한 진전을 꿈꾼다면 지속가능한 변화를 해야 한다. 그리고 이 변화는 시간이 갈수록 점점 더 어려워지는 것이 아니라 뇌가 변화에 익숙해지면서 점점 더 쉬워질 것이다. 마침내 습관이 형성되면 우리는 새로운 기회를 얻게 된다. 그러면 체중감량을 위해 계획을 짤 필요도 없게 된다. 그저 새로운 삶의 방식대로 살면 되는 것이다.

체중감량을 하고 그것을 지속하는 것은 누구나 충분히 할 수 있다. 하지만 이는 다이어트를 통해서가 아니라 당신의 몸과 뇌가 선호하는 사소하지만 지속적인 변화를 통해서 달성할 수 있다. 만약 어떤 행동이 '워낙 사소해서' 최악의 상태인 날에도 해낼 수 있다면, 무엇이 당신을 막을 수 있겠는가? 사소한 습관과 함께라면 행동을 변화시키고 더 건강한 삶을 살고자 하는 당신을 막을 수 있는 것은 아무것도 없다.

'체중감량을 위한 사소한 습관'은 성공 및 연습 중심으로 구성되어있다. 많은 사람들은 달성하기 어려운 목표를 설정한다. 그리고 결국 아무것도 얻지 못한다. 표적을 맞추려면 연습을 해야 한다. 표적을 너무 먼 곳에 두면 계속 실패할 수밖에 없을 것이다. 동기부여가 넘칠 때 뿐 아니라 하루도 빠짐없이 지속적으로 성공한다고 생각해보라. 매일 자신감이 향상된다고 생각해보라. 강압적이고, 잠재의식을 무시하며, 의지력을 소진시키고, 외적인 것에만 초점을 맞추는 다이어트 프로그램이 아니라, 내면으로부터의 근본적인 변화를 토대로 요요현상에 대한 걱정 없이 체중감량을 한다고 생각해보라.

   이 책에서 소개하는 전략은 분명 장기적으로 효과가 있을 것이다. 지금이 바로 체중감량을 할 기회이다. 당신의 눈앞에 놓인 이 기회를 반드시 잡을 수 있기를 바란다. 한번 사소한 습관에 발을 들이면 다시는 예전으로 돌아갈 수 없을 것이다. 체중감량을 위한 여정, 그리고 당신의 삶에 행운이 가득하기를 바란다.

감사를 전하며,
스티븐 기즈

감사의 말

'체중감량을 위한 사소한 습관'을 읽어주신 독자 여러분들에게 감사의 말을 전한다. 부디 유익한 시간이었기를 바란다.

만약 이 책이 전하는 메시지가 의미 있다고 생각한다면 아마존에 서평을 남겨주기를 바란다. 사람들은 서평이나 평점을 통해 책에 대한 정보를 많이 얻는다. 만약 이 책에 소개된 전략을 통해 체중감량에 진전이 있었다면 다른 독자들(그리고 나에게도)에게 그 경험을 공유해주기를 바란다!

서평은 책을 읽으려고 하는 다른 사람들에게 큰 영향을 끼친다. 그리고 만약 이 책에 소개된 전략이 당신의 삶을 변화시켰다면, 당신은 이 책을 다른 이들에게 소개하는 것으로 다른 사람의 삶을 변화시킬 수 있다. 이 책이 이 세상에 얼마나 많은 영향을 끼칠 수 있을지는 당신에게 달려있다. 습관의 재발견이 바로 그 증거이다. 많은 독자들이 그 책을 읽고 서평을 쓰고 다른 사람들에게 공유했기 때문에 이제 전 세계적으로 사랑받는 책이 된 것이다! 체중감량을 위한 사소한 습관이 전하는 메시지를 퍼뜨리는 데 동참해주지 않겠는가? 이건 세상 사람들이 꼭 들어야 하는 메시지이다.

추가적인 내용 : http://minihabits.com
스티븐에게 연락하기 : sguise@deepexistence.com

주석

1) 쥐들의 첫 다이어트 기간은 21일이었다. 이후 두 번째 다이어트는 첫 번째 다이어트 때와 똑같은 양의 살이 빠질 때까지 총 46일이 걸렸다. 음식에 대한 신체의 에너지 효율성은 142% 늘었다. 두 다이어트 기간의 차이는 연구 결과 쥐들의 나이와 무관한 것으로 나타났다.

2) 21일은 막셀 말츠(Maxwell Maltz)의사의 아이디어였다. 그는 신체의 일부를 절단한 환자들을 관찰한 결과 환자들이 새로운 환경에 적응하기까지 최소 21일이 걸린다는 것을 알아냈다.

3) 아마존 영업 자료에 의하면 논픽션 분야에서 가장 인기 있는 다섯 개 카테고리 안에는 '동기부여'가 포함된다고 한다.

4) '욕구가 충분하지 않다'는 말이 왜 '640억 달러를 더 써라'로 이어지는지에 대해 의문을 가질 사람들도 분명 있을 것이다. 하지만 그들 역시 부족한 동기의 문제를 해결하기 위해 근본적인 해결책보다는 또 다른 다이어트 법을 찾아 나설 것이다. '동기가 부족하니까 새로운 다이어트를 찾아야한다'는 논리도 말이 안 되지 않는가?

5) 마이에미 주립대학교에서 진행한 메타분석 기법의 연구는 의지력이라는 신체 기능이 결코 한정적이지 않다는 결론을 내린 바가 있다.

6) 이와 같은 신체의 반응을 방지하면서 단식을 하기 위해 고안된 것이 간헐적 단식 기법이다. 매일 8시간에 한 번씩 식사를 하는 방식이 가장 인기가 좋다. 이 방법이 얼마나 효과가 있는지는 아직 증명되지 않았다.

7) 나는 책 전반에 걸쳐 체중감량에 있어 칼로리는 그다지 중요하지 않다는 주장을 펼친다. 하지만 칼로리가 중요하지 않다는 것은 '장기적인 체중감량'을 염두에 두었기 때문이다. 내가 참고한 여러 연

구들이 '칼로리의 단기적 영향력' 언급하고 있기 때문에 칼로리의 역할을 이해하는 것은 여전히 중요하다. 칼로리의 섭취량은 단기에 살을 뺄 때 고려해야하는 가장 중요한 요인이다. 단기간 동안 전혀 먹지 않는다면 몸무게는 분명 빠르게 줄어들 것이다. 하지만 이러한 전략은 장기적으로 봤을 땐 매우 무모한 짓이다.

8) 'ET 프로그램의 평균 총 에너지 소모 예상량은 120.4 메가줄, 히트 프로그램의 경우 57.9 메가줄이었다.'

9) 17명의 남성이 각기 다른 날에 각기 다른 4가지 운동 시나리오 아래 운동을 했다. 하루는 30분간 휴식을 취했다. 하루는 유산소 능력의 65% 수준에서(최적의 '지방 연소 영역'이라고 불리는 비율) 운동용 자전거를 탔다. 세 번째 운동 세션에서는 1분간 100% 수준에서 자전거를 탄 뒤 4분간 가볍게 자전거를 타는 것을 30분 동안 반복했다. 마지막 운동 세션에서는 유산소 능력의 170% 수준에서 15초간 자전거를 탄 뒤 1분간 가볍게 자전거를 타는 것을 30분 동안 반복했다. 각 운동 세션이 끝난 뒤, 그들은 약간만 단 맛을 추가한 담백한 죽을 섭취했다. 인터벌 운동 세션을 한 날의 경우, 그들은 적정 강도 운동을 한 날에 비해 훨씬 적은 양의 음식을 섭취했다.(15초 인터벌 운동 세션의 경우가 가장 낮은 섭취량을 보였다. 이것은 운동 강도와 식욕 사이에 역관계가 성립한다는 것을 암시한다.) 이 결과는 운동으로 인한 화학 물질의 변화로 인한 것으로 추정된다.

남성들의 혈액을 검사한 결과 인터벌 운동을 수행한 날의 경우 그렐린 수치는 더 낮고, 혈액 젖산 수치 및 혈당은 더 높았다. 이것은 모두 식욕 저하를 초래한다. 놀랍게도 이 효과는 다음날까지 이어져서 남성들은 운동 후 24시간 동안 평소보다 더 적은 양의 칼로리를 섭취했다. 이것은 운동을 쉰 날이나 적정 강도의 운동을 한 날과 확연한 차이를 보이는데, 이 날들의 경우 남성들은 게걸스럽게 죽을 먹어치웠기 때문이다.

이 연구는 수행 기간이 짧고 젊은 과체중 남성들만 대상으로 시행했다는 한계가 있었다. 하지만 고강도 운동에 대한 여타 연구와 함께 고려했을 때는 유의미한 결과라고 볼 수 있다. 나 역시 비슷한 경험을 한 일화가 있다. 내가 아직 10대 소년이었을 때, 나는 거의 6시간동안 풀코트 농구를 하곤 했다. 운동을 하는 동안 아무것도 섭취하지 않았고 운동을 마친 후에는 에너지 소모량이 커서 배가 무척 고팠음에도 불구하고 집에 돌아 온 뒤 한 두 시간 정도는 아무것도 먹지 못했다. 완전히 입맛이 사라졌기 때문이다!

습관의 재발견 : 다이어트

1판 1쇄 발행 | 2017년 6월 10일
지은이 | 스티븐 기즈
옮긴이 | 최민정
펴낸곳 | 북씽크
펴낸이 | 강나루
주　 소 | 서울시 서초구 명달로24길 46, 3층 302호
팩　 스 | 02 6209 8193
메　 일 | bookthink2@naver.com
등록번호 | 제 206-86-53244
ISBN 978-89-87390-07-9 13320
copyright©2017스티븐기즈

잘못 만들어진 책은 구입처에서 교환해 드립니다.

Memo

Memo

Memo

Memo

Memo

Memo